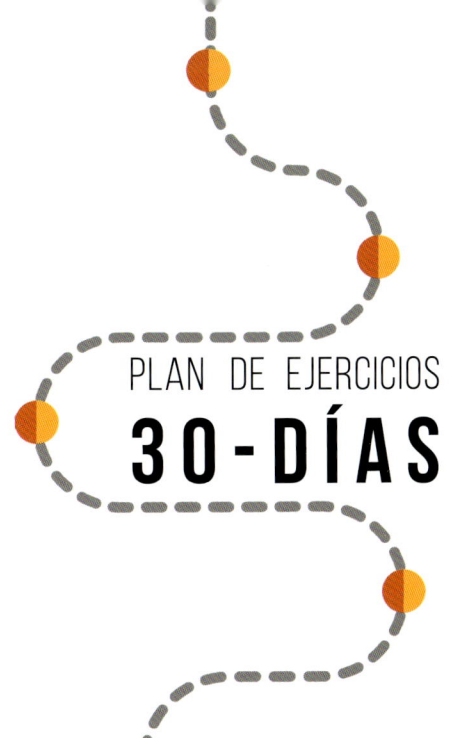

PLAN DE EJERCICIOS
30-DÍAS

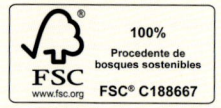

© 2026, Editorial LIBSA
C/ Puerto de Navacerrada, 88
28935 Móstoles. Madrid
Tel. (34) 91 657 25 80
e-mail: libsa@libsa.es
www.libsa.es

ISBN: 978-84-662-4490-9

Derechos exclusivos de edición
para todos los países de habla española.

Título original: *Yoga. 30 Day Exercise Plan*
Ilustraciones: Carol Wilmet
Textos originales: Linda Gaines

Traducción: Silvia Nieto Cortés

YOGA © Nextquisite Ltd 2018

DL: M-14580-2025

NOTA DEL EDITOR

Se recomienda encarecidamente consultar cualquier nuevo
régimen de ejercicios, incluido este, con su profesional sanitario
antes de empezar. Ni el autor ni el titular de los derechos de autor
serán responsables de ninguna pérdida o daño supuestamente
derivado de la información, ideas o procedimientos contenidos en
este libro.

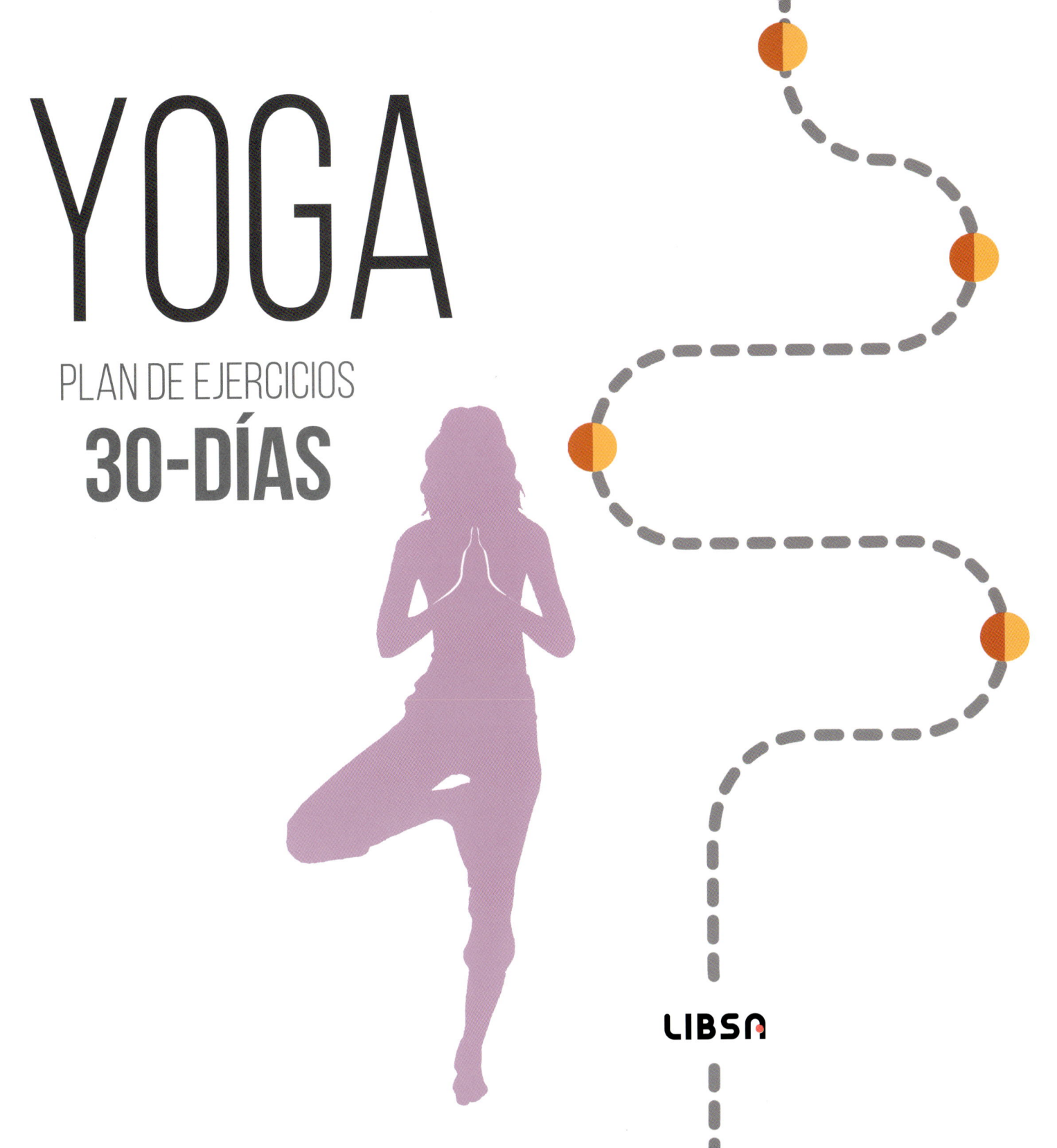

YOGA

PLAN DE EJERCICIOS
30-DÍAS

LIBSA

Introducción

El interés por el yoga no deja de crecer y cada vez más personas son conscientes de los beneficios que aporta tanto a la salud física como mental. En algunos casos, los médicos están recomendando el yoga a pacientes con baja forma física, sobrepeso o propensión a la depresión y la ansiedad, obteniendo a menudo resultados sorprendentes. Existen clases y retiros de yoga, páginas web y vídeos en internet, al igual que miles de libros y revistas.

Si te interesa el yoga, es probable que hayas explorado alguna de estas opciones sin llegar a dar el paso. Quizás no tengas tiempo para apuntarte a un curso, te sientas abrumada por la cantidad de información disponible en internet o te hayas desanimado con las publicaciones que muestran un sinfín de posturas de yoga sin explicarte cómo integrarlas en una práctica coherente. Entonces, ¿por dónde empiezas si nunca has practicado yoga o si lo dejaste hace años?

Este libro te ofrece un curso introductorio de 30 días para que puedas iniciarte. En poco más de cuatro semanas, aprenderás 50 asanas (posturas) básicas y descubrirás cómo fortalecer tu cuerpo

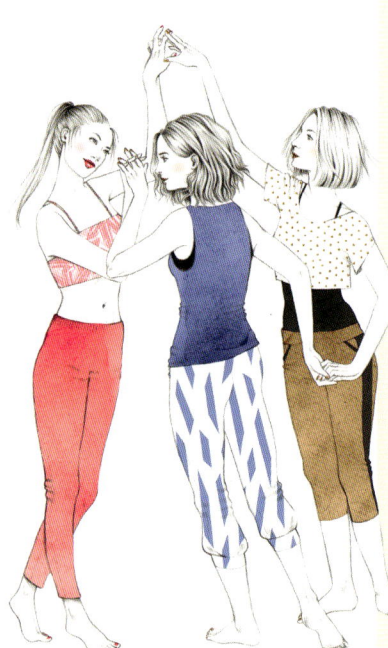

Alice
(veintipocos)

Becky
(treinta y tantos)

Chloe
(cincuenta y muchos)

Las tres Gracias
Las mujeres representan más del 75 % de quienes practican yoga. Les hemos dedicado este libro y, para mantenerlas como referentes, hemos elegido a estas tres mujeres de distintas edades para practicar las asanas. Conoce a Alice, Becky y Chloe.

y mejorar tu flexibilidad día a día. No necesitarás añadir más citas a tu ocupada agenda, ya que, si lo prefieres, podrás practicarlas en casa, en el jardín, en el parque o incluso en la playa. Tampoco tendrás que invertir en accesorios o ropa cara, aunque quizás te sientas tentada por algunos de los conjuntos de yoga más llamativos que hay en las tiendas. Esto es lo que necesitarás:

· Curiosidad para descubrir una filosofía milenaria de salud y ejercicio que puede transformar tu vida.

· Determinación y compromiso para aprender las asanas y las técnicas de respiración que mejorarán tu bienestar de muchas maneras.

· Unos 30 minutos al día durante un mes para dedicar a tu práctica.

· Un espacio tranquilo y bien ventilado con una superficie plana lo suficientemente amplia como para que puedas extender tus extremidades en todas direcciones. Además, una esterilla de yoga grande y limpia o una toalla especial o un trozo de tela para cubrirla.

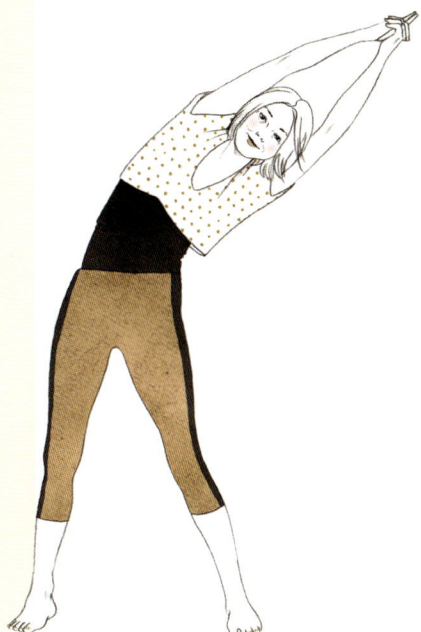

Aprovecha los beneficios
Para cada una de las asanas, te proporcionamos una breve lista de sus principales beneficios. Por ejemplo, la flexión lateral (arriba), o en sánscrito *Nitambasana*, aporta lo siguiente:

· **Estira la columna**

· **Trabaja los «michelines»**

· **Tonifica los brazos**

LO MÁS IMPORTANTE ES TU RESPIRACIÓN. UNA RESPIRACIÓN DEFICIENTE CONTRIBUYE AL ESTRÉS QUE SIENTE TANTA GENTE.

· Ropa cómoda que te permita moverte sin restricciones. No necesitas calzado.

· Un reloj o cronómetro a mano para medir los tiempos de algunas posturas.

· Un par de mantas o toallas, que podrás doblar y utilizar como soporte si algunas posturas te

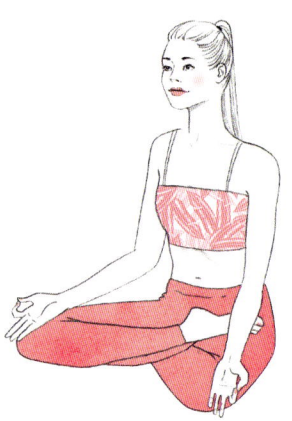

Meditación
El yoga tiene sus orígenes en textos y tradiciones de la antigua India que se remontan a más de 5000 años. En Occidente, solemos verlo como un conjunto de ejercicios físicos que tonifican el cuerpo y ayudan a aliviar el estrés y la ansiedad. Sin embargo, en su totalidad, el yoga es mucho más que eso, pues también incluye un profundo componente espiritual. No es una religión, aunque se desarrolló como un camino hacia la iluminación. Puedes integrar este aspecto del yoga tanto o tan poco como desees. En la página 130, encontrarás las instrucciones para comenzar con la práctica de la meditación.

resultan demasiado exigentes. Te enseñaremos cómo usarlas.

Las rutinas diarias están organizadas de manera que comenzamos con posturas de pie, luego sentadas y, finalmente, tumbadas o invertidas. La mayoría de los días terminaremos con 5-10 minutos en la profundamente relajante postura del cadáver.

Durante las dos primeras semanas, la curva de aprendizaje es pronunciada, ya que hay muchas nuevas asanas que memorizar y practicar cada vez. Por eso, hemos dividido cada sesión en dos partes. En la primera parte, te presentamos las posturas y las realizas una vez. Luego, te pedimos que las repitas todas varias veces en una secuencia que sea fluida y armoniosa. A partir del día 15, solo introducimos una o dos nuevas asanas al día, por lo que todas las asanas se repiten varias veces, pero esta vez en

---

EL YOGA ES UN 99 % PRÁCTICA Y UN 1 % TEORÍA.
PRACTICA Y TODO SERÁ POSIBLE.

---

una sola rutina. Al final de cada semana, se presenta una sesión de repaso, donde haremos un recorrido por bastantes posturas. Para las sesiones de repaso tienes que reservar 45 minutos, pero solo 15 minutos para el día siguiente, ya que estas sesiones son mucho más ligeras y se centran en la relajación, la respiración y la meditación.

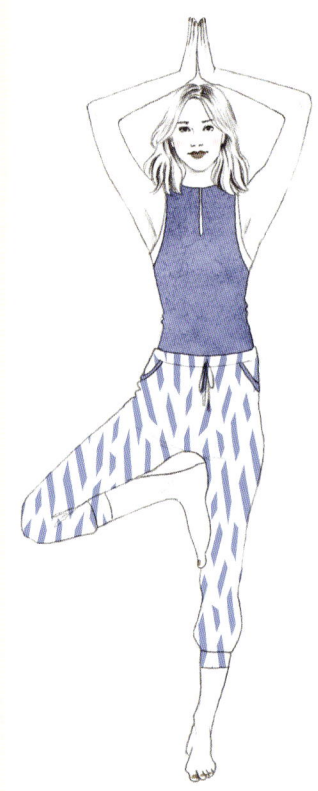

Postura
Mejorar la postura no solo te hace lucir más joven y atractiva, sino que también aporta verdaderos beneficios para la salud. Una postura incorrecta puede causar problemas en la espalda, el cuello y otros músculos y articulaciones, lo que puede llevar a dolores e incluso a artritis degenerativa de la columna.

Te recomendamos encarecidamente que practiques todos los días, ya que los ejercicios están diseñados para mejorar tu condición física y flexibilidad progresivamente. Sin embargo, si te saltas un día, no te preocupes, retoma desde donde lo dejaste y avanza. ¡Ahora, comienza!

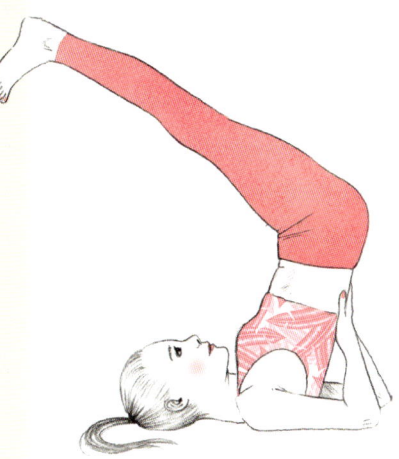

MENSAJE DE ADVERTENCIA

Este libro te guía en un estilo genérico de hatha yoga, con las posturas que se realizan de manera lenta y consciente. Aun así, estarás estirando y manipulando músculos y partes de tu cuerpo que tal vez no hayas trabajado en años. Para evitar cualquier posibilidad de lesión, lee con atención las instrucciones de cada asana y memorízalas antes de empezar. Entrar y salir de las posturas de manera brusca o torpe (por ejemplo, si te detienes a comprobar qué deberías estar haciendo) puede provocar lesiones. En nuestras indicaciones para cada postura, siempre te recordamos que no fuerces y que no lleves tu cuerpo más allá de lo que te resulte cómodo. Si tu cuerpo dice «¡ay!», eso significa que debes parar. No te preocupes, tu flexibilidad aumentará cada día, y pronto notarás que lo que parecía imposible al principio pronto lo consigues.

ADAPTACIÓN

Si te cuesta mantener el equilibrio, separa un poco más los pies. Asegúrate de posicionar los pies paralelamente para proteger tus rodillas.

No inclines la cabeza hacia atrás más de lo indicado, podrías lastimarte el cuello.

¿QUÉ SIGNIFICAN LOS CUADROS DE COLORES?

Este libro está diseñado para personas de todas las edades que no han practicado yoga antes o que han estado alejadas de la práctica por un tiempo. Dependiendo de tu edad y condición física, algunas asanas pueden resultarte difíciles al principio. Cada vez que introducimos una nueva postura que pueda representar un reto, te ofrecemos adaptaciones para facilitarla. Estas adaptaciones aparecen en los recuadros azules. Si alguna postura nueva puede ser problemática en general o está contraindicada para ciertos problemas médicos, como hipertensión, una lesión en la espalda o una prótesis de cadera, encontrarás estas advertencias en los cuadros rojos.

Posturas avanzadas
Hacia el final del plan, aprenderemos algunas asanas más avanzadas, como la postura de parada de cabeza con apoyo y el arado (arriba). Son posturas increíblemente revitalizantes, pero no deberías intentarlas hasta sentirte completamente segura y preparada.

Seguridad
Si tienes algún problema médico preexistente, una condición física baja, sobrepeso o tienes más de 40 años, es recomendable que consultes con un profesional de la salud antes de iniciar cualquier programa de ejercicio físico, incluido este. Las posturas en este libro no están diseñadas para mujeres embarazadas. No es recomendable comenzar una nueva rutina de ejercicios durante el embarazo, pero si deseas practicar yoga durante tu embarazo, hay muchos libros y cursos especializados disponibles.

Bienestar, elegancia y paz

DÍA

1

En este primer día aprenderemos cinco asanas sencillas, o posturas, que se enfocan en dos pilares fundamentales de la práctica del yoga: respirar correctamente por la nariz y fortalecer y flexibilizar la columna. La mayoría de las personas respiran de manera superficial, usando solo la parte superior del pecho. Aprender la respiración profunda y regular del yoga trae múltiples beneficios para la salud, desde mayor energía hasta una mejor presión arterial y una reducción del estrés y la ansiedad. Los beneficios de trabajar en una columna más sana y flexible te ayudarán a tener una postura más erguida y elegante, a prevenir los dolores de espalda y liberar tensiones acumuladas en el cuello y los hombros.

POSTURA DE LA MONTAÑA

La postura de la montaña, o Tadasana, es la base de todas las posturas de pie. Para comenzar, ponte de pie y empieza a ralentizar y profundizar tu respiración. Deja que tu mente se calme mientras empiezas a ser consciente de ti y de tu entorno.

- Mejora la postura y el equilibrio
- Tonifica las piernas
- Fortalece y estira la columna

RESPIRACIÓN PROFUNDA DE PIE

En este suave estiramiento, conectamos la respiración con el movimiento.

- Aumenta la energía y la concentración
- Fortalece la columna
- Tonifica los brazos y la parte superior del cuerpo
- Mejora el equilibrio y la postura

1 Mantente erguida con los pies paralelos y juntos, o un poco separados. Activa y estira los músculos de los muslos y permite que los brazos se relajen a los lados, con las palmas mirando hacia adentro. Presiona con firmeza las cuatro bases de tus pies, distribuyendo el peso equitativamente. Lleva los omóplatos con cuidado hacia atrás. Mantén la cabeza levantada, la columna estirada, el coxis ligeramente metido hacia adentro y el mentón paralelo al suelo.

Concéntrate en la respiración mientras comienzas a inhalar y exhalar por la nariz. Tu abdomen se expande con cada inhalación y se retrae con cada exhalación. Cierra los ojos si te sientes cómoda y haz 5–8 respiraciones profundas en esta posición.

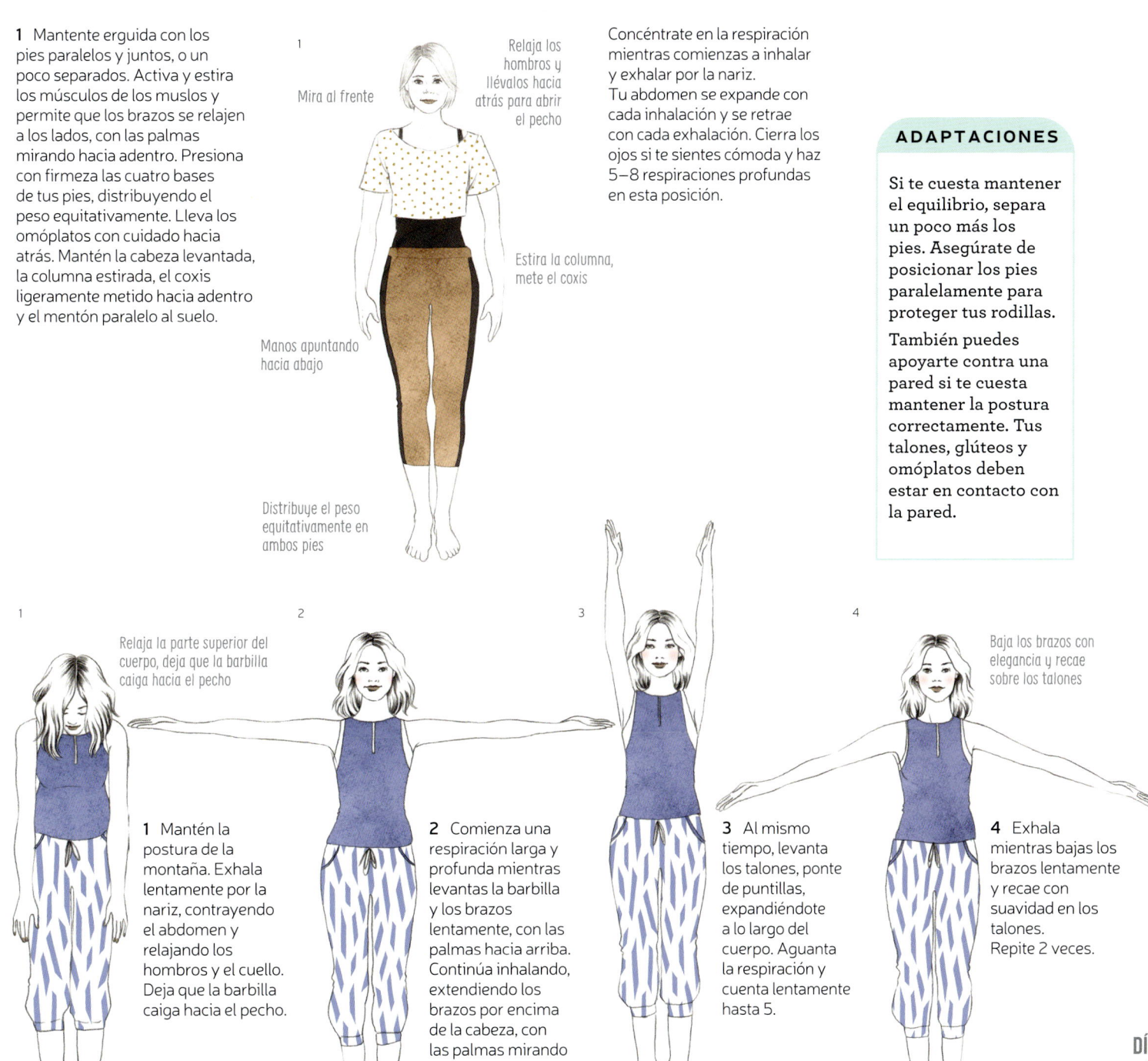

1

Mira al frente

Relaja los hombros y llévalos hacia atrás para abrir el pecho

Estira la columna, mete el coxis

Manos apuntando hacia abajo

Distribuye el peso equitativamente en ambos pies

ADAPTACIONES

Si te cuesta mantener el equilibrio, separa un poco más los pies. Asegúrate de posicionar los pies paralelamente para proteger tus rodillas.

También puedes apoyarte contra una pared si te cuesta mantener la postura correctamente. Tus talones, glúteos y omóplatos deben estar en contacto con la pared.

1

Relaja la parte superior del cuerpo, deja que la barbilla caiga hacia el pecho

2

3

Brazos al cielo de puntillas

4

Baja los brazos con elegancia y recae sobre los talones

1 Mantén la postura de la montaña. Exhala lentamente por la nariz, contrayendo el abdomen y relajando los hombros y el cuello. Deja que la barbilla caiga hacia el pecho.

2 Comienza una respiración larga y profunda mientras levantas la barbilla y los brazos lentamente, con las palmas hacia arriba. Continúa inhalando, extendiendo los brazos por encima de la cabeza, con las palmas mirando hacia adentro.

3 Al mismo tiempo, levanta los talones, ponte de puntillas, expandiéndote a lo largo del cuerpo. Aguanta la respiración y cuenta lentamente hasta 5.

4 Exhala mientras bajas los brazos lentamente y recae con suavidad en los talones. Repite 2 veces.

DÍA

1

9

POSTURA DEL BASTÓN

La postura del bastón, o *Dandasana*, es la base de muchas posturas sentadas. significa «bastón» (bastón de apoyo) en sánscrito, y hace referencia a la columna recta y fuerte.

- Fortalece la columna
- Estira los muslos, la lumbar y los músculos abdominales
- Tonifica los órganos digestivos y puede aliviar la acidez estomacal

1 Siéntate en el suelo, con las piernas extendidas. Coloca las manos en el suelo junto a las caderas, con los dedos hacia delante. Inhala mientras estiras la columna. Junta los omóplatos y mira hacia delante. Mantén los dedos de los pies apuntando hacia arriba. Mantén la posición durante 5 respiraciones.

2 Inhala y levanta los brazos por encima de la cabeza, con las palmas hacia adentro. Si sientes que la parte superior de la espalda se encorba al subir los brazos completamente, baja los brazos poco a poco hasta que puedas mantener la longitud en la parte superior de la espalda de nuevo. Aguanta durante 3–5 respiraciones.

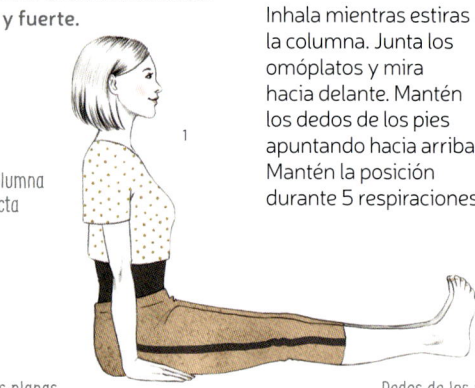

Columna recta

Manos planas sobre el suelo

Dedos de los pies hacia arriba

Brazos paralelos sobre la cabeza

POSTURA DE LA PINZA SENTADA

Esta flexión sentada hacia delante o *Paschimottanasana*, en sánscrito, es un estiramiento intenso para la espalda. Comenzaremos practicándola en una versión suave.

- Fortalece la columna
- Mejora la digestión
- Puede ayudar con la infertilidad, la presión arterial alta y el insomnio
- Alivia las molestias menstruales y los síntomas de la menopausia

1 Siéntate en el suelo, con los pies juntos, las piernas extendidas frente a ti y las manos en el suelo junto a las caderas.

Dedos de los pies hacia arriba

2 Inhala mientras elevas los brazos con armonia por encima de la cabeza. Levanta la mirada y arquea gradualmente el cuerpo hacia atrás. Aguanta durante 2–3 respiraciones.

Piernas rectas

No lo hagas si tienes una lesión de espalda. Esta postura presiona el abdomen. Si tienes molestias intestinales, hazlo con cuidado o espera a sentirte mejor.

3 Exhala mientras bajas lentamente los brazos y te inclinas hacia delante para agarrarte las rodillas.

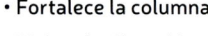
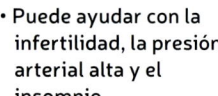
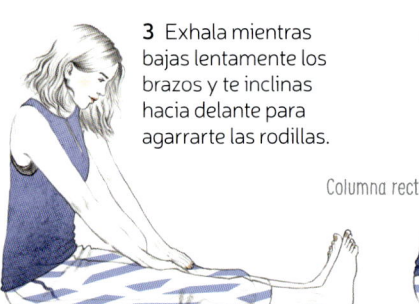

Columna recta

4 Dobla los codos hacia fuera mientras inclinas el torso hacia las rodillas. Cuenta hasta 10, con una respiración tranquila. Deberías sentir cómo se estira la columna. No fuerces más allá de lo que te resulte cómodo. Para salir de la postura, endereza la columna lentamente y regresa a la posición inicial.

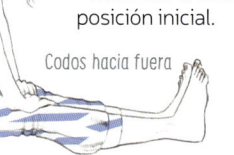

Codos hacia fuera

Dirige la frente hacia las rodillas hasta que sientas un ligero estiramiento en la espalda

POSTURA DE LA COBRA

5

La postura de la cobra, o *Bhujangasana*, recibe su nombre por la forma en que la serpiente levanta la cabeza. Esta flexión hacia atrás fortalece la espalda y aumenta la flexibilidad.

- Estira y fortalece la columna
- Estimula el cerebro
- Tonifica los sistemas respiratorio y digestivo
- Energiza las piernas

1 Acuéstate boca abajo con la cabeza girada hacia un lado y los brazos extendidos a lo largo de los costados.

2 Gira la cabeza y apoya la frente en el suelo. Coloca las manos con las palmas hacia abajo, a la altura de los hombros.

3 Al exhalar, presiona las manos contra el suelo y levanta el tronco lentamente hasta la posición ilustrada. No vayas más allá de esta posición hoy. Cuenta hasta 15, con una respiración tranquila.

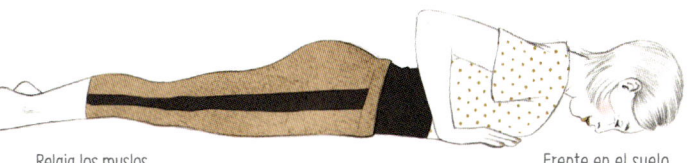

1

Palmas hacia arriba

2

Relaja los muslos — Frente en el suelo

3

Los muslos pueden estar tensos, relájalos. Levanta desde la espalda, no desde las piernas

Para si sientes alguna molestia

Pies presionados contra el suelo

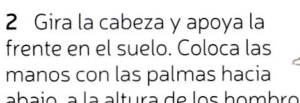

A medida que practiques, es posible que otros miembros de la familia quieran unirse. Aunque puede ser divertido compartir sesiones de yoga con mascotas o niños pequeños, también pueden convertirse en una distracción. Intenta reservar tu práctica de yoga como un momento especial solo para ti.

Si tienes una lesión en la espalda o síndrome del túnel carpiano, evita esta postura hasta que te hayas recuperado.

Si sientes dolor en las muñecas, puedes practicarla apoyándote sobre los antebrazos.

RUTINA DE HOY

Ahora que has aprendido estas cinco posturas básicas, te invitamos a practicarlas todas en una secuencia continua y armoniosa de movimientos.

1	POSTURA DE LA MONTAÑA	Haz 8–10 respiraciones
2	RESPIRACIÓN PROFUNDA DE PIE	Repite 3 veces
3	POSTURA DEL BASTÓN	Repite 3 veces
4	POSTURA DE LA PINZA SENTADA	Repite 3 veces
5	POSTURA DE LA COBRA	Repite 3 veces

DÍA

1

Gestión del estrés

DÍA 2

En los próximos 30 días descubrirás una de las razones principales por las que el yoga es tan popular: en pocas palabras, ¡te hace sentir bien! Muchas de las posturas tienen un efecto profundamente relajante en el cuerpo. La postura del niño (ver p. 65), la flexión sentada hacia delante (ver p. 10) o la postura del gato-vaca (ver p. 58), junto con muchas de las posturas invertidas, son especialmente efectivas en este sentido. Las técnicas de respiración que aprenderás te ayudarán a utilizar toda tu capacidad pulmonar. Al combinar la respiración con el movimiento, empezarás a escuchar tu cuerpo y serás más consciente de sus estados de ánimo. Para finalizar la mayoría de las sesiones, practicaremos la postura del cadáver, una profunda y relajante postura que te ayudará a relajar y enfocar tu mente, promoviendo una sensación de armonía y bienestar que te acompañará para el resto de tu vida.

RESPIRACIÓN PROFUNDA DE PIE

Este suave estiramiento es una excelente postura para calentar. También puedes utilizarla durante el día en cualquier momento que sientas la necesidad de calmarte y centrarte.

- Aumenta la energía y concentración
- Fortalece la columna
- Tonifica los brazos y la parte superior del cuerpo
- Mejora el equilibrio y la postura

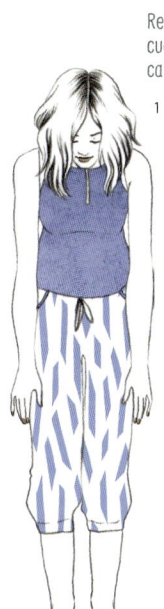

Relaja la parte superior del cuerpo, deja que el mentón caiga hacia el pecho

1 Ponte en la postura de la Montaña. Exhala lentamente por la nariz, contrae el abdomen y relaja los hombros y el cuello. Deja que el mentón caiga hacia el pecho.

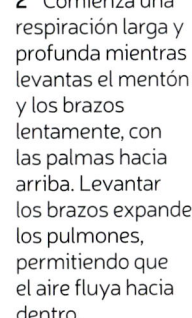

2 Comienza una respiración larga y profunda mientras levantas el mentón y los brazos lentamente, con las palmas hacia arriba. Levantar los brazos expande los pulmones, permitiendo que el aire fluya hacia dentro.

Brazos al cielo de puntillas

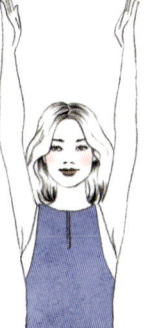

3 Al mismo tiempo, levanta los talones hasta ponerte de puntillas, extendiendo completamente los brazos y, si te sientes estable, junta las manos. Mantén la respiración y cuenta lentamente hasta 5.

Concéntrate en coordinar la respiración y el movimiento, inhalando mientras te pones de puntillas y exhalando mientras bajas los brazos y los talones regresan al suelo

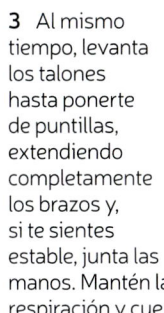

4 Exhala mientras bajas los brazos con armonía y recaes sobre los talones suavemente. Repite 2 veces.

Baja los brazos con armonía y recae sobre los talones

FLEXIÓN LATERAL

2

Esta flexión lateral, también conocida como *Nitambasana*, ayudará a reducir la flacidez en la cintura y las caderas.

- **Estira la columna**
- **Trabaja los «michelines»**
- **Tonifica los brazos**

Dedos en torre

1 Colócate en la postura de la montaña con las manos a los lados. Salta o da un paso para separar los pies medio metro e inhala al subir los brazos con elegancia. Entrecruza las manos sobre la cabeza, dejando los índices rectos en forma de «torre». Abraza con firmeza la cabeza con los biceps para fijar el torso.

Salta o da un paso para separar los pies medio metro

Mantén los codos rectos

2 Exhala e inclínate poco a poco hacia la derecha. Si sientes que te inclinas ligeramente hacia delante o hacia atrás, significa que estás llevando el estiramiento demasiado lejos. Aguanta hasta contar 5 y, luego, exhala para volver al centro. Repite del otro lado.

Inclínate hasta donde sea cómodo

Distribuye el peso equitativamente en ambos pies

ADAPTACIONES

Intenta hacer esta asana con la espalda contra la pared para asegurarte de que tu cuerpo mantenga la alineación correcta. Los talones, glúteos y hombros deben tocar la pared.

Entre las adaptaciones para esta postura, descansa los brazos a los lados del cuerpo y coloca las manos detrás de la cabeza, con los codos extendidos.

APERTURA DE PECHO

3

Esta intensa flexión hacia delante estira la columna vertebral y los isquiotibiales. Hoy aprenderemos una versión menos extrema de la postura clásica.

- Tonifica y reafirma los brazos
- Tonifica y reafirma el busto
- Alivia la tensión en cuello y hombros
- Realinea la columna

1 Mantén la postura de la montaña con los pies ligeramente separados. Levanta los brazos a la altura de los hombros frente a ti, luego llévalos hacia atrás y entrelaza las manos detrás de la espalda. Expande el pecho, arqueando suavemente la espalda hacia atrás. Cuenta hasta 10, con una respiración tranquila.

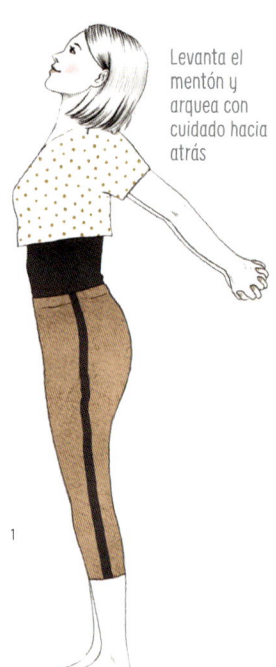

Levanta el mentón y arquea con cuidado hacia atrás

2 Exhala y flexiona lentamente el torso hacia delante, elevando los brazos detrás de la espalda. No te preocupes por cuánto te inclinas, simplemente siente el estiramiento y escucha a tu cuerpo para evitar sobrecargarlo. Cuenta hasta 15 mientras respiras y, luego, exhala al volver a la posición inicial.

El objetivo es llevar la cabeza hacia las rodillas. No te preocupes si no puedes doblarte tanto como se muestra en la ilustración

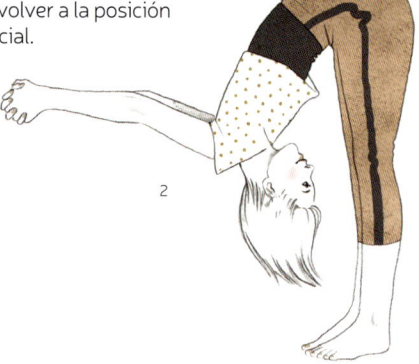

Piernas rectas

FLEXIÓN HACIA DELANTE DE PIE

4

La flexión hacia delante de pie, o *Uttanasana*, estira la columna y los isquiotibiales. Hoy practicaremos una versión menos extrema de esta clásica postura.

- Fortalece los músculos de la espalda
- Estira los isquiotibiales
- Tonifica los órganos digestivos
- Puede aliviar los dolores de cabeza

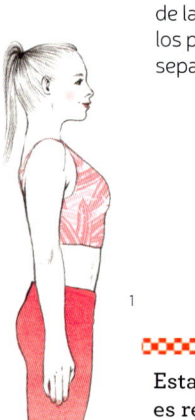

1 Mantén la postura de la montaña con los pies ligeramente separados.

Esta postura no es recomendable para personas con hipertensión o glaucoma.

Si tienes molestias en la zona lumbar, practícala con cuidado o espera a sentirte mejor.

2 Inhala mientras levantas los brazos por encima de la cabeza, paralelos entre sí, con las palmas hacia adentro.

Dóblate desde las caderas, como si fueras una bisagra, manteniendo la espalda recta. No te dobles más de lo que te resulte cómodo

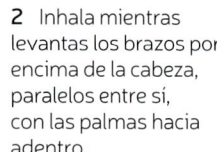

Mantén los pies paralelos

3 Exhala mientras te flexionas hacia delante desde las caderas. Dobla ligeramente las rodillas, sujeta los codos y acerca la nariz a las rodillas hasta donde te sea cómodo. Cuenta hasta 15, con una respiración tranquila.

Cuello relajado

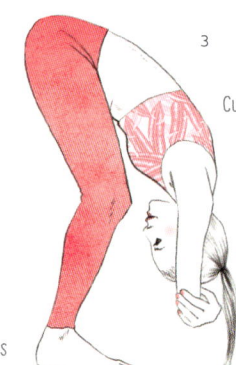

Para salir de la postura, coloca las manos sobre las caderas, exhala y levanta lentamente el torso hasta volver a la posición de pie.

POSTURA DE LA PINZA SENTADA

5

Hoy vamos a continuar con el trabajo de ayer, intensificando con cuidado el estiramiento un poco más.

- Fortalece la columna
- Mejora la digestión
- Puede ayudar con la infertilidad, la presión arterial alta y el insomnio
- Alivia molestias menstruales y síntomas de la menopausia

1

1 Siéntate en el suelo en la postura del bastón con los pies juntos, las piernas extendidas frente a ti y las manos en el suelo junto a las caderas.

2

Levanta el mentón y reclínate con cuidado hacia atrás

2 Inhala mientras levantas los brazos lentamente por encima de la cabeza. Mira hacia arriba y arquea gradualmente el cuerpo hacia atrás. Aguanta 2–3 respiraciones.

Dedos de los pies hacia arriba

3

3 Exhala mientras bajas lentamente los brazos y te inclinas hacia delante para agarrarte las rodillas.

Mantén las piernas rectas

4

Baja la cabeza con cuidado hacia las rodillas

Columna recta

4 Dobla los codos hacia fuera mientras flexionas el torso hacia las rodillas. Cuenta hasta 15. Si puedes, hoy inclínate un poco más hacia delante que ayer, sin forzar y endereza lentamente el cuerpo y regresa a la postura inicial.

Codos hacia fuera

MEDIA TORSIÓN

6

Esta media torsión suave, o *Ardha Matsyendrasana*, masajea tus órganos internos y ayuda a realinear la columna.

- Masajea los órganos digestivos, favoreciendo la evacuación
- Estimula el flujo linfático
- Fortalece el sistema inmunológico
- Calma el sistema nervioso

1 Siéntate en el suelo en la postura del bastón con los pies juntos y extendidos frente a ti y las manos apoyadas en el suelo junto a las caderas.

1

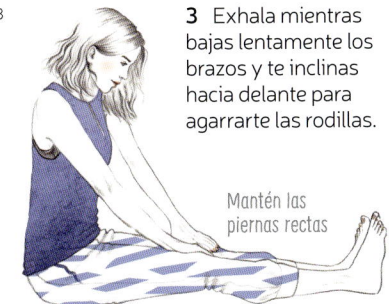

2 Inhala para estirar la columna y presiona los huesos de la pelvis contra el suelo. Exhala y dobla la rodilla derecha, acercándola al pecho. Coloca el pie derecho en el suelo, fuera de la rodilla izquierda.

2

Si has tenido una cirugía de cadera, evita cruzar el pie sobre la pierna extendida.

Practica con cuidado o omite el ejercicio si tienes lesiones en la espalda.

3 Apoya la mano derecha en el suelo detrás de ti y pasa la mano izquierda sobre la rodilla izquierda para sujetarla.

3

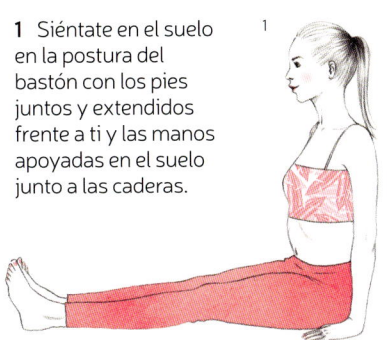

Dedos de los pies hacia arriba

Mira por encima del hombro derecho

4

4 Gira suavemente la cabeza y el cuello hacia la derecha tanto como sea posible, sin forzar. Cuenta hasta 10. Vuelve a la posición inicial y repite el movimiento hacia el otro lado.

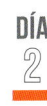

POSTURA DE LA PIERNA LEVANTADA

La postura de la pierna levantada, o *Uttanpadasana*, fortalece tanto los músculos abdominales como la zona lumbar.

1 Acuéstate sobre la espalda con las piernas y los brazos estirados. Los pies deben estar juntos y las manos en el suelo, junto al cuerpo, con las palmas hacia abajo.

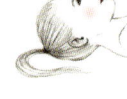

1

2 Levanta lentamente la pierna derecha hasta que forme un ángulo recto con tu cuerpo. Presiona las manos contra el suelo. Cuenta hasta 5 y, luego, baja la pierna. Repítelo con la pierna izquierda.

2

Presiona las manos contra el suelo

- **Tonifica los abdominales**
- **Mejora la digestión**
- **Fortalece los músculos de la espalda, caderas y muslos**
- **Energiza los órganos reproductivos**

3 Levanta lentamente ambas piernas del suelo sin doblar las rodillas hasta que estén en ángulo recto con tu cuerpo. Mantén la postura hasta contar 5.

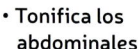

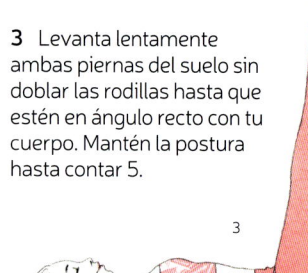

3

ADAPTACIONES

Si tu lumbar se eleva o duele al mover ambas piernas, puedes doblar ligeramente las rodillas para apoyar la zona lumbar o continuar levantando y bajando una pierna cada vez hasta que estés más fuerte.

4

Mantén las piernas rectas

4 Baja suavemente las piernas al suelo sin doblar las rodillas.

POSTURA DE LA COBRA

Hoy vamos a profundizar en este estiramiento de la espalda, aumentando gradualmente la intensidad.

1 Acuéstate boca abajo, con la cabeza girada hacia un lado y los brazos extendidos a los lados del cuerpo.

1

2 Gira la cabeza y apoya la frente en el suelo. Coloca las manos con las palmas hacia abajo a la altura de los hombros. Relaja los muslos.

2

Frente al suelo

- **Estira y fortalece la columna**
- **Estimula el cerebro**
- **Tonifica los sistemas respiratorio y digestivo**
- **Energiza las piernas**

3 Presiona con las manos y levanta el tronco lentamente hasta la posición ilustrada. Si te sientes muy cómoda, continúa con el estiramiento.

Relaja los muslos

3

4 Sigue levantando el tronco hasta donde te resulte cómodo. Inclina la cabeza hacia atrás con cuidado hasta que el mentón quede paralelo al suelo. Cuenta hasta 15, con una postura tranquila. Baja gradualmente el tronco hacia el suelo.

Para sí sientes alguna molestia

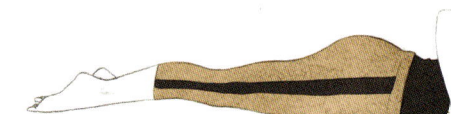

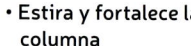

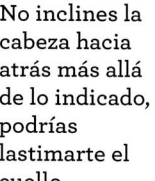

4

No inclines la cabeza hacia atrás más allá de lo indicado, podrías lastimarte el cuello.

POSTURA DEL CADÁVER

9

Shavasana, o postura del cadáver, es la forma clásica de finalizar una sesión de yoga. El objetivo es liberar por completo la tensión en la mente y el cuerpo y alcanzar un estado de relajación profunda.

- Relaja la mente y el cuerpo después del ejercicio físico
- Fomenta la relajación profunda
- Reduce el cansancio

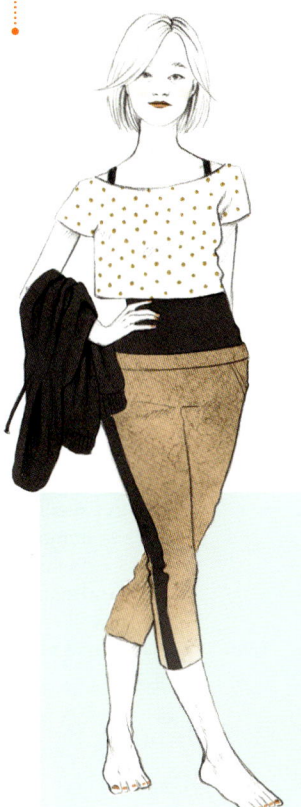

1 Siéntate en el suelo con los pies juntos, las piernas extendidas frente a ti y las manos en el suelo junto a las caderas.

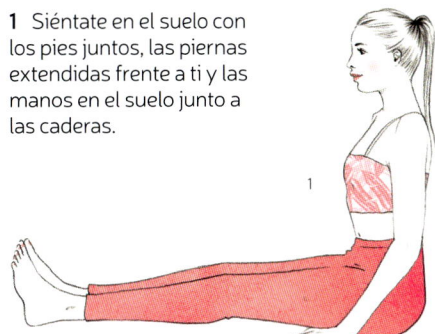

2 Recuéstate gradualmente en posición supina.

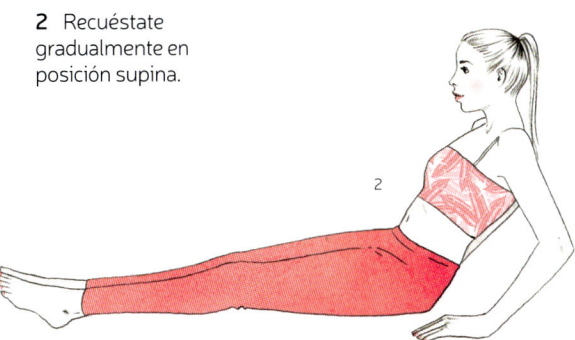

3 Acuéstate de espaldas con los brazos relajados a los lados, las palmas hacia arriba. Deja que los pies se abran hacia los lados. Cierra los ojos. Comienza en las plantas de los pies y recorre mentalmente todo tu cuerpo, liberando tensión en cada articulación y músculo a medida que avanzas. Concédele atención a tu respiración mientras te conciencias de cada rincón de tu cuerpo. Esto te ayudará a mantener la mente centrada y a estar presente. Invita la paz y el silencio a tu mente, cuerpo y alma. Descansa durante 5–10 minutos.

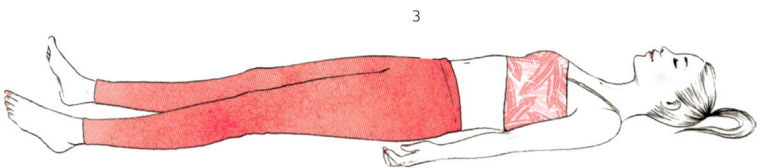

ADAPTACIONES

Si lo deseas, cúbrete los ojos con un paño.

Si sientes incomodidad en la zona lumbar, coloca una almohada o un cojín debajo de las rodillas (o simplemente eleva las rodillas ligeramente con los pies separados).

Si tienes frío, cúbrete con una manta ligera.

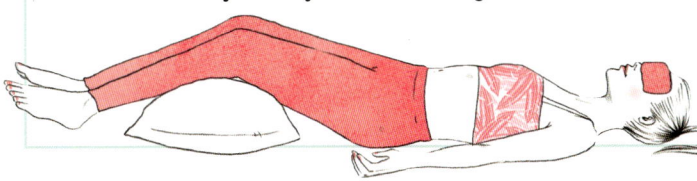

RUTINA DE HOY

Hoy hemos añadido seis nuevas posturas a nuestro repertorio. Practica todas ellas, excepto la última, en una secuencia continua y armoniosa de movimientos. Practica la postura del cadáver solo una vez al final de la rutina.

1	RESPIRACIÓN PROFUNDA DE PIE	Repite 3 veces
2	FLEXIÓN LATERAL	Repite 5 veces
3	APERTURA DE PECHO	Repite 3 veces
4	FLEXIÓN HACIA DELANTE DE PIE	Repite 3 veces
5	POSTURA DE LA PINZA SENTADA	Repite 3 veces
6	MEDIA TORSIÓN	Repite 3 veces
7	POSTURA DE LA PIERNA LEVANTADA	Repite 3 veces
8	POSTURA DE LA COBRA	Repite 3 veces
9	POSTURA DEL CADÁVER	5–10 minutos

Equilibrio

DÍA

3

Hay mucho que aprender en esta primera semana de nuestro curso de 30 días, y por eso dividimos cada sesión en dos partes. En la primera parte, te pedimos que aprendas nuevas asanas y te enfoques en perfeccionar las posturas que ya has aprendido. En la segunda parte de cada sesión, tenemos una rutina establecida, o secuencia de posturas, que se repiten en un solo flujo de movimiento. A medida que avanzas a través de las asanas en cada rutina, recuerda dirigir tus pensamientos hacia adentro, dejando a un lado las preocupaciones del día a día. Calma tu mente, concéntrate en tu cuerpo y en tu respiración, y realiza cada una de las posturas con un ritmo suave y una gracia intencionada. Con el paso de los días, notarás que comienzas a incorporar esta actitud en otras áreas de tu vida, adquiriendo gradualmente más elegancia y equilibrio en tus movimientos y postura.

FLEXIÓN LATERAL

Este estiramiento de cadera es un excelente ejercicio de calentamiento. Intenta aumentar un poco más tu inclinación hacia el lado en comparación con ayer.

- Estira la columna
- Trabaja los «michelines»
- Tonifica los brazos

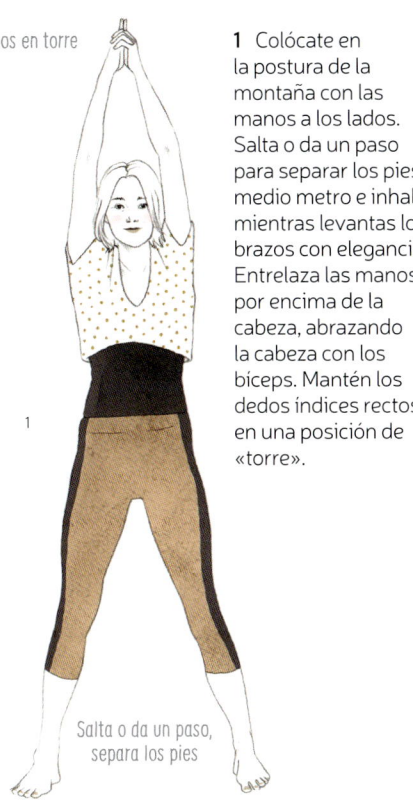

Dedos en torre

1 Colócate en la postura de la montaña con las manos a los lados. Salta o da un paso para separar los pies medio metro e inhala mientras levantas los brazos con elegancia. Entrelaza las manos por encima de la cabeza, abrazando la cabeza con los biceps. Mantén los dedos índices rectos en una posición de «torre».

Salta o da un paso, separa los pies

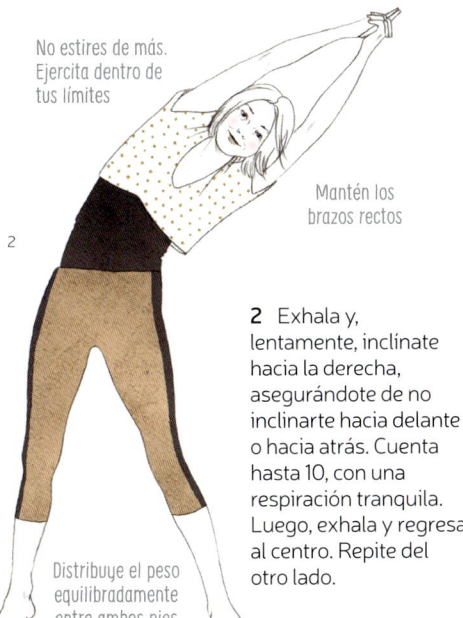

No estires de más. Ejercita dentro de tus límites

Mantén los brazos rectos

2 Exhala y, lentamente, inclínate hacia la derecha, asegurándote de no inclinarte hacia delante o hacia atrás. Cuenta hasta 10, con una respiración tranquila. Luego, exhala y regresa al centro. Repite del otro lado.

Distribuye el peso equilibradamente entre ambos pies

POSTURA DEL TRIÁNGULO

2

La postura del triángulo o *Trikosana*, es una asana poderosa que tonifica todo el cuerpo y desarrolla fuerza y resistencia. Hoy comenzamos con una versión suave.

- Estira y fortalece la columna
- Tonifica las piernas
- Estimula el hígado, el bazo y los riñones
- Desarrolla fuerza y determinación

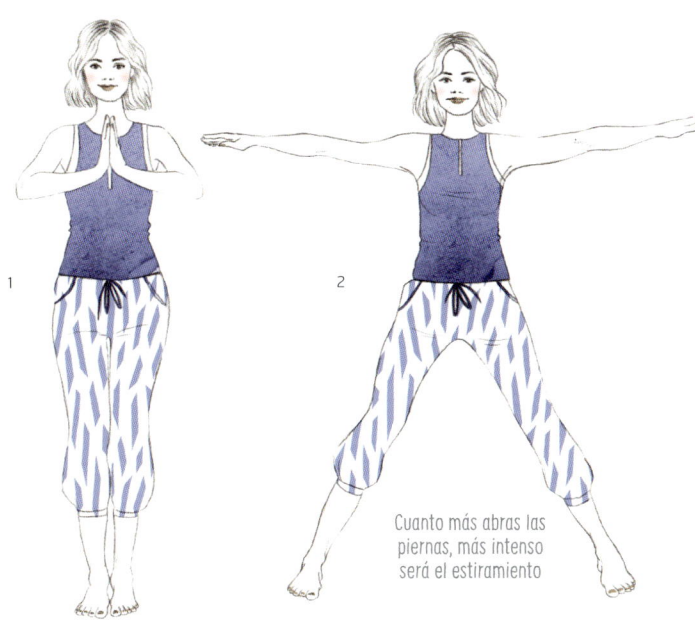

1 Mantén la postura de la montaña con las palmas unidas frente al pecho.

2 Separa los pies entre medio metro y un metro. Inhala mientras levantas los brazos a la altura de los hombros con las palmas mirando hacia abajo.

Cuanto más abras las piernas, más intenso será el estiramiento

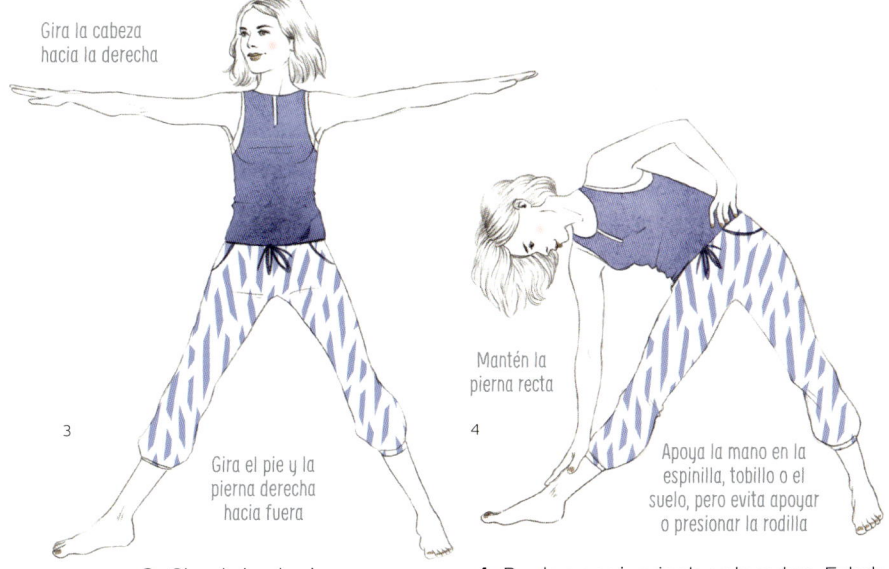

Gira la cabeza hacia la derecha

Gira el pie y la pierna derecha hacia fuera

Mantén la pierna recta

Apoya la mano en la espinilla, tobillo o el suelo, pero evita apoyar o presionar la rodilla

3 Gira el pie y la pierna derecha hacia fuera unos 90 grados. Gira ligeramente el pie izquierdo hacia el talón derecho.

4 Pon la mano izquierda en la cadera. Exhala mientras deslizas el brazo derecho por la pierna derecha, hasta donde llegues, sin forzar. Mantén el pecho abierto. Aguanta durante 3-5 respiraciones. Repite del otro lado.

FLEXIÓN HACIA DELANTE DE PIE

3

Volvemos de nuevo a este estiramiento intenso. Sin forzar, intenta acercar la nariz a las rodillas un poco más que ayer.

- Fortalece los músculos de la espalda
- Estira los isquiotibiales
- Tonifica los órganos digestivos
- Puede aliviar dolores de cabeza

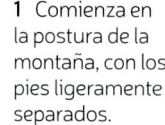

1 Comienza en la postura de la montaña, con los pies ligeramente separados.

2 Inhala mientras levantas los brazos paralelamente por encima de la cabeza, con las palmas hacia adentro.

3 Exhala mientras te inclinas hacia delante desde las caderas. Agárrate los codos y acerca la nariz a las rodillas tanto como te resulte cómodo. Si el estiramiento es demasiado intenso, puedes doblar ligeramente las rodillas. Cuenta hasta 20 con una respiración tranquila.

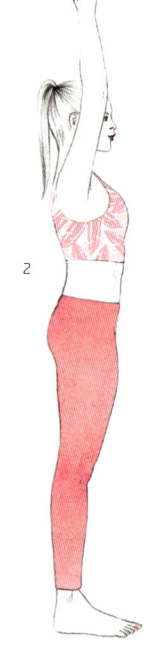

En la versión completa de la postura, las rodillas deben estar rectas. Mientras tanto, puedes doblarlas un poco

Para salir de la postura, coloca las manos en las caderas y exhala mientras levantas lentamente la parte superior de tu cuerpo hasta estar de pie.

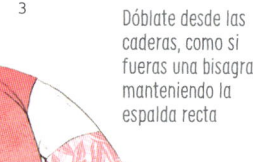

Dóblate desde las caderas, como si fueras una bisagra, manteniendo la espalda recta

GUERRERO II

4

El guerrero II, o *Virabhadrasana II*, es una zancada suave que expande el pecho, los hombros y las caderas, y tonifica las piernas.

- Fortalece las caderas
- Tonifica las piernas
- Expande y fortalece el pecho y los hombros
- Tonifica el abdomen

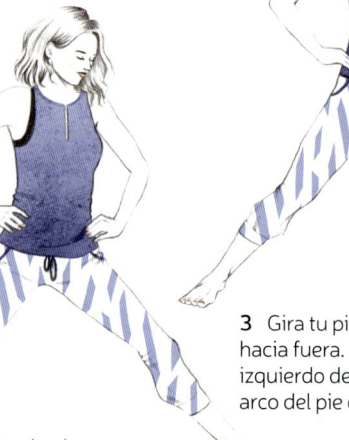

Sáltate esta postura si tienes lesiones o molestias en las rodillas.

1 Comienza en la postura de la montaña con las palmas unidas frente al pecho.

2 Da un paso amplio con los pies separados. Coloca las manos en las caderas.

Pie derecho mirando hacia delante

3 Gira tu pie izquierdo 90 grados hacia fuera. El talón del pie izquierdo debe alinearse con el arco del pie derecho.

Pie izquierdo girado hacia fuera

Mira hacia el brazo izquierdo

Mantén los brazos a la altura de los hombros, nivelados

4 Extiende los brazos paralelamente al suelo y dobla la rodilla izquierda. Lo ideal es que el muslo esté paralelo al suelo y la rodilla izquierda esté alineada sobre el tobillo izquierdo. Gira la cabeza para mirar a lo largo de tu brazo izquierdo. Cuenta hasta 10, con una respiración tranquila. Repite del otro lado.

Presiona con cuidado desde el centro del cuerpo

ESTIRAMIENTO DE CUELLO

5

Esta postura ayuda a aliviar la rigidez del cuello y los hombros.

- Libera la tensión en cuello y los hombros
- Alivia los dolores de cabeza
- Favorece la relajación

No gires la cabeza completamente, ya que podrías generar tensión innecesaria en la columna y el sistema nervioso.

1 Siéntate en el suelo con las piernas dobladas en la postura de medio loto o loto, o simplemente cruzadas. Mantén la columna recta y baja la cabeza suavemente hacia delante hasta que el mentón repose sobre el pecho.

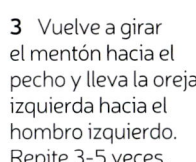

1

2 Gira la cabeza hacia la derecha, llevando tu oreja derecha hacia el hombro derecho.

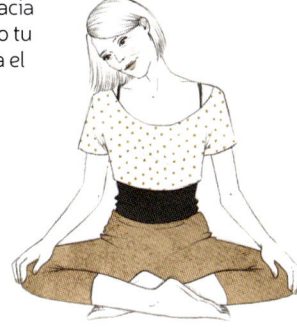

2

3 Vuelve a girar el mentón hacia el pecho y lleva la oreja izquierda hacia el hombro izquierdo. Repite 3-5 veces.

3

4 Deja caer el mentón hacia el pecho y luego levanta la cabeza para liberar la tensión en el cuello. Repite 3-5 veces.

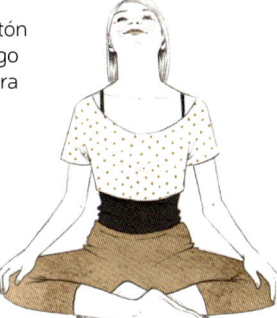

4

POSTURA DEL ÁNGULO ATADO

6

Esta postura, conocida en sánscrito como *Baddha Konasana*, abre las caderas y estira los músculos de los muslos internos.

- Mejora los órganos urinarios y reproductores
- Alivia las molestias menstruales
- Estira los muslos
- Alivia la depresión leve

No practiques esta asana si tienes problemas en la ingle, caderas o rodillas.

1 Siéntate con las piernas extendidas de frente, con las manos descansando en el suelo detrás de ti. Dobla con cuidado las rodillas y junta las plantas de los pies.

1

2 Lleva las manos al frente y agárrate los pies.

Mantén los hombros relajados

Estira la columna

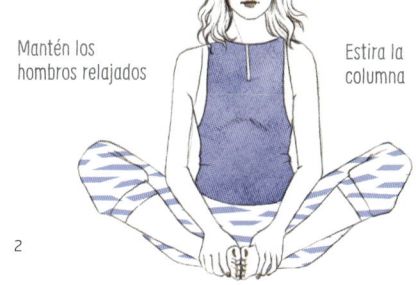

2

3 Exhala y lleva suavemente las rodillas hacia el suelo. Tus caderas se abrirán mientras estiras la columna.

Desplaza las rodillas hacia el suelo

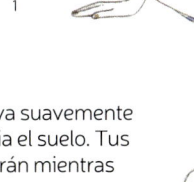

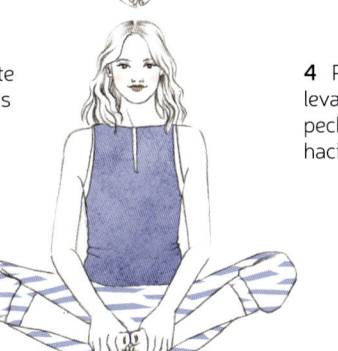

3

4 Para salir de la postura, levanta las rodillas hacia el pecho y desliza las manos hacia las rodillas.

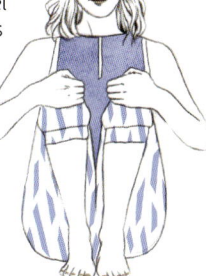

4

MEDIA TORSIÓN

7

Practica de nuevo esta media torsión suave, manteniendo la posición final un poco más si es posible.

- Masajea los órganos digestivos, favoreciendo la evacuación
- Estimula el flujo linfático
- Refuerza el sistema inmunitario
- Calma el sistema nervioso

1   Siéntate en el suelo con los pies juntos y las piernas extendidas frente a ti. Coloca las manos en el suelo, a los lados de las caderas.

2   Inhala para estirar la columna y presiona los huesos de la pelvis contra el suelo. Exhala y dobla la rodilla derecha, llevándola hacia tu pecho. Coloca el pie derecho en el suelo, justo fuera de la rodilla izquierda.

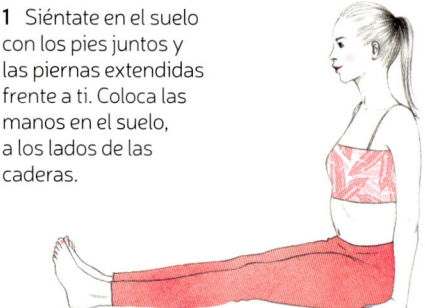

3   Coloca la mano derecha en el suelo detrás de ti y lleva la mano izquierda sobre la rodilla izquierda para abrazarla.

Dedos de los pies hacia arriba

4   Gira con cuidado la cabeza y el cuello hacia la derecha, mirando por encima del hombro si es posible. Cuenta hasta 15. Vuelve a la posición inicial y repite del otro lado.

Mira por encima del hombro

POSTURA DEL ARCO

8

La postura del arco, o *Dhanurasana*, es una potente flexión hacia atrás. Hoy comenzaremos con una adaptación menos intensa de la postura completa.

- Fortalece la columna
- Tonifica todo el cuerpo
- Expande los pulmones
- Mejora la circulación

Evita esta postura si tienes la presión arterial alta, problemas cardíacos o dolor en la zona lumbar.

1   Acuéstate boca abajo en el suelo, con la cabeza girada hacia un lado.

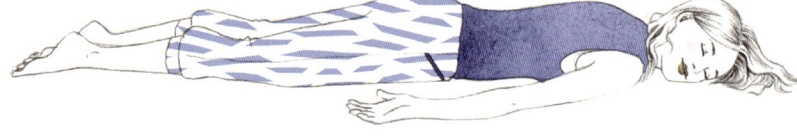

2   Gira la cabeza hacia el frente, inhala y levanta suavemente el pecho, la cabeza, los brazos y las piernas del suelo. Cuenta hasta 5, con una respiración tranquila, y luego deja que las piernas y la parte superior del cuerpo bajen al suelo.

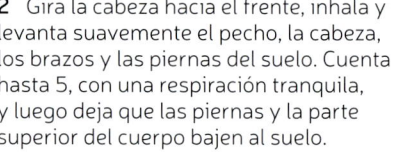

POSTURA DEL MEDIO PUENTE

9

La postura del medio puente, o *Setu Bandhasana*, es una flexión hacia atrás relativamente fácil. Hoy aprenderemos una versión sencilla de esta clásica postura.

- Expande el pecho
- Alivia los dolores menstruales
- Estimula la glándula tiroides
- Energiza, tonifica y fortalece glúteos y piernas

1 Acuéstate de espaldas, con las rodillas dobladas y los pies apoyados en el suelo. Coloca los brazos a los lados del cuerpo, con las palmas hacia abajo.

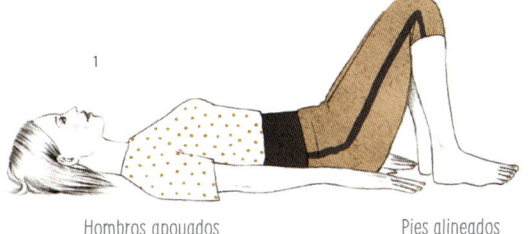

Hombros apoyados en el suelo

Pies alineados con las caderas

Mantén las rodillas separadas

2 Al exhalar, levanta suavemente las caderas y la lumbar del suelo. Si lo deseas, coloca las manos justo por encima de las caderas para dar soporte.

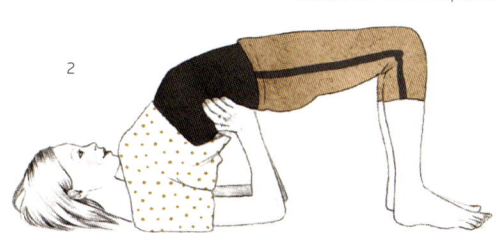

Evita esta asana si tienes problemas en el cuello.

No uses almohadas ni soportes en esta postura.

POSTURA DEL CADÁVER

10

Después de haber pasado por todas las posturas de la sesión de hoy y haberlas repetido como se indica a continuación, reserva entre 5-10 minutos para disfrutar de la completa relajación de la postura del cadáver.

- Relaja la mente y el cuerpo después del esfuerzo físico
- Favorece la relajación profunda
- Reduce el cansancio

1 Acuéstate sobre la espalda, con los brazos a los lados del cuerpo, las palmas hacia arriba. Deja que tus pies se abran hacia los lados. Cierra los ojos. Comienza desde las plantas de los pies y, poco a poco, haz un escaneo mental que suba hacia la coronilla, liberando la tensión en las articulaciones y músculos a lo largo del recorrido. Invita la paz a tu mente y cuerpo. Utiliza tu respiración como punto de enfoque para despejar la mente y mantenerte presente. Descansa durante 5-10 minutos.

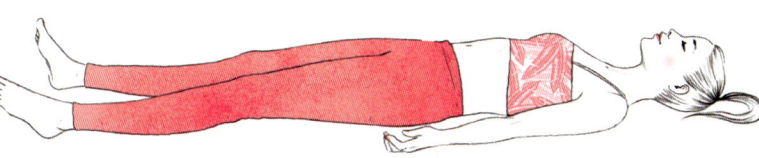

RUTINA DE HOY

Después de haber aprendido las posturas de hoy, practícalas todas en una secuencia fluida, como un baile. Practica la postura del cadáver solo una vez al final de la rutina.

1	FLEXIÓN LATERAL	Repite 3 veces
2	POSTURA DEL TRIÁNGULO	Repite 3 veces
3	FLEXIÓN HACIA DELANTE DE PIE	Repite 3 veces
4	GUERRERO II	Repite 3 veces
5	ESTIRAMIENTO DE CUELLO	Repite 3 veces
6	POSTURA DEL ÁNGULO ATADO	Repite 5 veces
7	MEDIA TORSIÓN	Repite 3 veces
8	POSTURA DEL ARCO	Repite 3 veces
9	POSTURA DEL MEDIO PUENTE	Repite 3 veces
10	POSTURA DEL CADÁVER	5–10 minutos

Sueño

DÍA 4

A medida que avances en este curso de 30 días, notarás otro de los beneficios más importantes del yoga: la mejora en la calidad del sueño. Los expertos en sueño recomiendan que los adultos duerman entre siete y nueve horas diarias, pero muchas de nosotras nos desvelamos o dormimos mal porque nuestras vidas diarias nos dejan estresadas, ansiosas e incapaces de relajarnos lo suficiente como para dormir bien. Las investigaciones muestran que el yoga es un tratamiento eficaz contra el insomnio porque aborda los problemas físicos y psicológicos que impiden un sueño reparador. A medida que pasen los días, notarás que tienes menos problemas para conciliar el sueño, duermes más tiempo sin interrupciones y te despiertas sintiéndote más descansada. Una noche de sueño reparador te deja con una sensación de calma pero alerta, más capaz de afrontar los problemas y abierta a las alegrías de la vida diaria.

RESPIRACIÓN PROFUNDA DE PIE

1

Volvemos a empezar hoy con este sencillo estiramiento que une respiración y movimiento.

- Aumenta la energía y la concentración
- Fortalece la columna vertebral
- Tonifica los brazos y la parte superior del cuerpo
- Mejora el equilibrio y la postura

Relaja la parte superior del cuerpo, dejando que el mentón caiga hacia el pecho

1 Comienza con la postura de la montaña. Exhala lentamente por la nariz, contrayendo el abdomen y relajando los hombros y el cuello. Deja que el mentón caiga hacia el pecho.

2 Comienza una respiración larga y profunda mientras levantas el mentón y los brazos lentamente, con las palmas hacia arriba. Levantar los brazos expande los pulmones, permitiendo que el aire fluya hacia adentro.

3 Al mismo tiempo, ponte de puntillas hasta que los brazos estén completamente extendidos por encima de la cabeza. Junta las manos si te ves capaz. Aguanta hasta contar 5.

Llega hasta el cielo de puntillas

4 Exhala mientras bajas los brazos con armonía y recaes sobre los talones. Repite 5 veces.

Baja los brazos con elegancia y baja los talones

APERTURA DE PECHO

Intenta profundizar un poco más en el estiramiento, tanto al arquear la espalda hacia atrás como al inclinarte hacia las rodillas.

Levanta el mentón, arquea con cuidado hacia atrás

- **Tonifica y reafirma los brazos**
- **Tonifica y reafirma el busto**
- **Alivia la tensión en cuello y hombros**
- **Alinea la columna**

1 Comienza con la postura de la montaña, con los pies ligeramente separados. Levanta los brazos a la altura de los hombros, luego llévalos por detrás de la espalda y entrelaza las manos. Arquea la espalda con cuidado hacia atrás para abrir el pecho. Cuenta hasta 10, con una respiración tranquila.

2 Inclínate suavemente hacia delante, levantando los brazos por detrás de la espalda. No te preocupes la extensión de la flexión, simplemente siente el estiramiento y escucha a tu cuerpo para evitar forzar demasiado. Aguanta hasta contar 20, con una respiración tranquila, y, al exhalar, vuelve lentamente a la posición erguida.

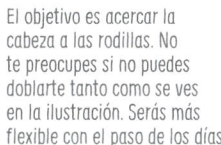

Mantén las piernas rectas

El objetivo es acercar la cabeza a las rodillas. No te preocupes si no puedes doblarte tanto como se ves en la ilustración. Serás más flexible con el paso de los días

DÍA

4

25

POSTURA DE LA DIOSA

3

La postura de la diosa, o *Utkata Konasana*, es una sentadilla profunda que fortalecerá tus caderas y muslos.

• Abre caderas e ingles
• Fortalece los muslos
• Aumenta la fuerza general del cuerpo

2 Exhala y desciende en una posición de sentadilla. Dobla los brazos en un ángulo de 90 grados, con las palmas mirando hacia delante.

Si has pasado por una operación de rodilla o cadera, haz esta postura solo con aprobación médica. Si dudas, mejor evítala.

3 Mantén las rodillas alineadas y activas para evitar lesiones. Tus caderas se abrirán a medida que estiras la columna. Si necesitas descansar los brazos, junta las palmas en posición de oración. Mantén la postura 20-30 segundos.

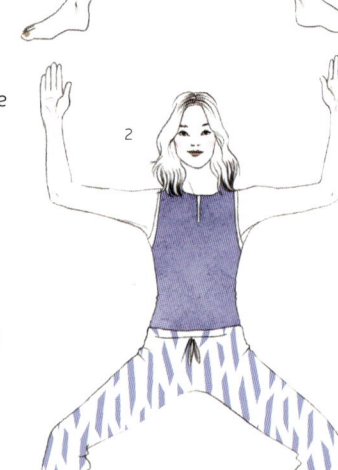

1 Ponte en la postura de la montaña.

Separa bien las piernas y gira los pies hacia fuera, hasta donde te resulte cómodo. Inhala y levanta los brazos a la altura de los hombros, con las palmas mirando hacia abajo.

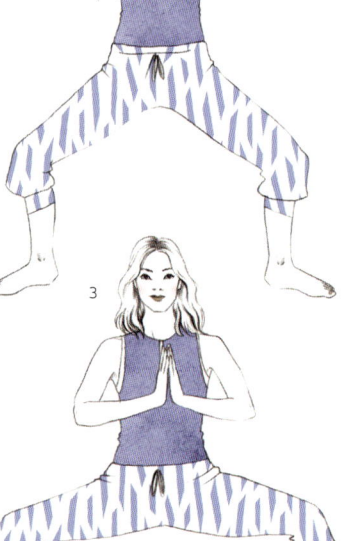

Si puedes, profundiza la sentadilla hasta que los muslos queden paralelos al suelo

FLEXIÓN HACIA DELANTE DE PIE

4

Volvemos a este estiramiento intenso. Sin forzar, intenta acercar la nariz a las rodillas un poco más que ayer.

• Fortalece los músculos de la espalda
• Estira los isquiotibiales
• Tonifica los órganos digestivos
• Alivia los dolores de cabeza

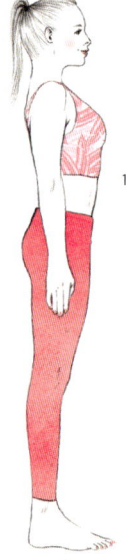

1 Comienza con la postura de la montaña, con los pies ligeramente separados.

Mantén los pies paralelos

2 Inhala mientras levantas los brazos paralelamente por encima de la cabeza, con las palmas enfrentadas.

3 Exhala y dóblate desde las caderas, manteniendo la espalda estirada. Sujétate los codos y lleva la nariz hacia las rodillas, hasta donde te resulte cómodo. Si el estiramiento es demasiado intenso, flexiona ligeramente las rodillas. Cuenta hasta 20, con una respiración tranquila.

Para salir de la postura, coloca las manos en las caderas y sube lentamente el torso a la posición de pie mientras exhalas.

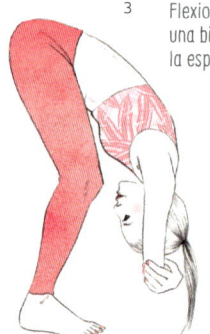

Flexiona las caderas, como una bisagra, manteniendo la espalda recta

En la postura completa, las rodillas están rectas. Mientras tanto, puedes doblarlas un poco

ESTIRAMIENTO DE CUELLO

5

Recuerda moverte lentamente y con suavidad en esta postura, permitiendo que la tensión acumulada en el cuello y los hombros se libere poco a poco.

- Libera la tensión del cuello y los hombros
- Alivia los dolores de cabeza
- Favorece la relajación

1 Siéntate en el suelo, con las piernas en posición de loto, medio loto o simplemente cruzadas. Mantén la espalda recta y deja caer la cabeza hacia delante, con el mentón descansando sobre el pecho.

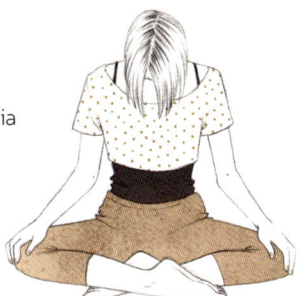

1

2 Gira con cuidado la cabeza hacia la derecha, acercando la oreja derecha al hombro derecho.

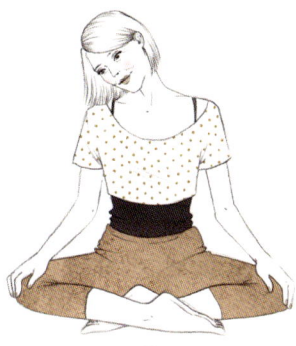

2

3 Vuelve a llevar el mentón al pecho y luego inclina la cabeza hacia el hombro izquierdo. Repite 3-5 veces.

3

4 Deja caer el mentón hacia el pecho y después levanta la cabeza para liberar la tensión del cuello. Repite 3–5 veces.

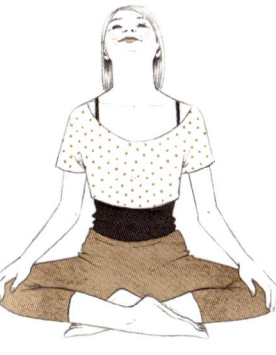

4

POSTURA DE LA PINZA SENTADA

6

Hoy volvemos a esta postura con el objetivo de profundizar un poco más en el estiramiento. Inclina la cabeza suavemente hacia las rodillas, hasta donde te resulte cómodo.

- Fortalece la columna
- Mejora la digestión
- Puede ayudar con la infertilidad, la hipertensión y el insomnio
- Alivia molestias menstruales y síntomas de la menopausia

1 Siéntate en el suelo con las piernas extendidas al frente, los pies juntos y las manos apoyadas a los lados de las caderas.

1

2 Inhala mientras levantas los brazos con armonía por encima de la cabeza. Eleva la mirada y arquea ligeramente la espalda hacia atrás. Aguanta durante 2-3 respiraciones.

Levanta el mentón e inclínate con cuidado hacia atrás

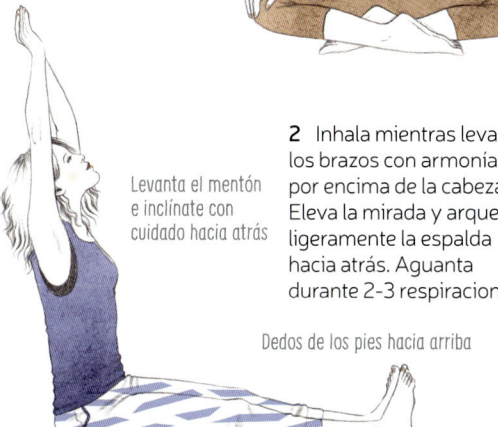

2

Dedos de los pies hacia arriba

3 Exhala mientras bajas los brazos lentamente e inclínate hacia delante para sujetarte las rodillas.

3

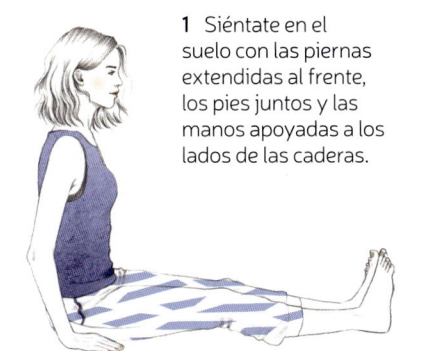

Mantén las piernas extendidas

4 Dobla los codos hacia fuera mientras flexionas el torso hacia las rodillas. Si puedes, profundiza un poco más la flexión, acercando lo que puedas la cabeza a las rodillas. Cuenta hasta 15. Inhala mientras enderezas lentamente el torso y regresas a la posición inicial.

Deja caer la cabeza hacia las rodillas

4

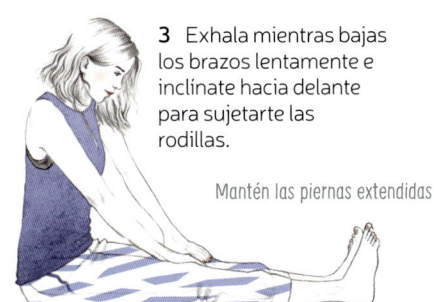

Codos hacia fuera

POSTURA DE LA PIERNA LEVANTADA

7

Esta postura trabaja de maravilla el abdomen mientras trabaja la zona lumbar.

1 Túmbate boca arriba con las piernas y los brazos estirados. Junta los pies y apoya las palmas de las manos en el suelo, a los lados del cuerpo.

2 Levanta lentamente la pierna derecha hasta formar un ángulo recto con el cuerpo. Presiona suavemente el suelo con las manos para mantener el equilibrio. Cuenta hasta 5, luego baja la pierna al suelo. Repite con la pierna izquierda.

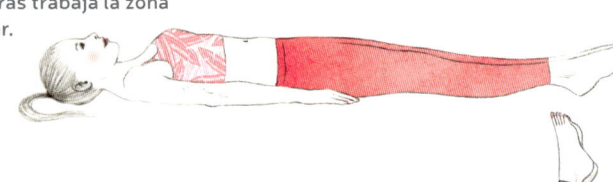

1

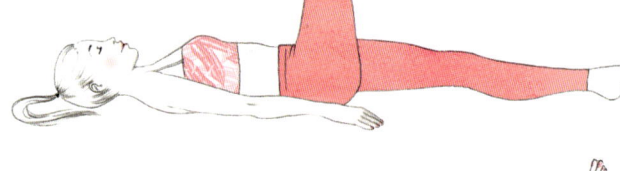

2

- **Tonifica los músculos del estómago**
- **Mejora la digestión**
- **Fortalece la espalda, las caderas y los muslos**
- **Energiza los órganos reproductivos**

3 Levanta ambas piernas juntas, sin doblar las rodillas, hasta formar un ángulo recto con el cuerpo. Mantén esta postura hasta contar 5.

3

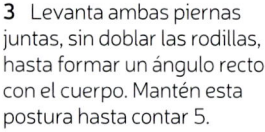
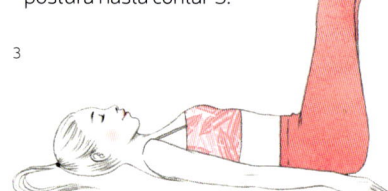

4 Baja las piernas suavemente hasta el suelo, sin doblar las rodillas.

Mantén las piernas rectas

4

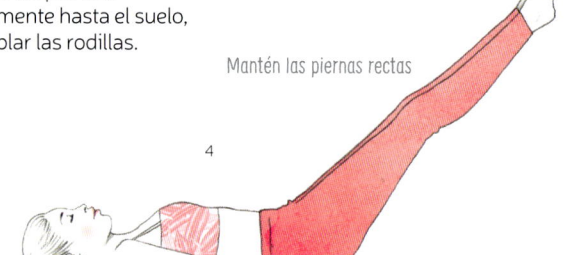

POSTURA DEL ARCO

8

Esta adaptación más ligera de la postura del arco preparará tu espalda para la postura completa, que aprenderemos en el día 9.

- **Fortalece la columna**
- **Tonifica todo el cuerpo**
- **Expande los pulmones**
- **Mejora la circulación**

1 Túmbate boca abajo en el suelo, con la cabeza girada hacia un lado.

1

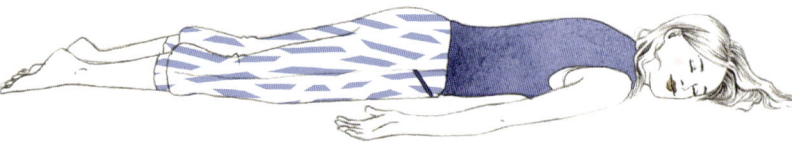

2 Gira la cabeza al frente, inhala y levanta suavemente el pecho, la cabeza, los brazos y las piernas del suelo. Cuenta hasta 5, respirando con calma. Luego, exhala y baja lentamente las piernas y la parte superior del cuerpo hasta volver a apoyarlos en el suelo.

2

POSTURA DE LA COBRA

9

Hoy vamos a aumentar gradualmente la intensidad de este estiramiento de espalda.

- **Estira y fortalece la columna**
- **Estimula el cerebro**
- **Tonifica los sistemas respiratorio y digestivo**
- **Energiza las piernas**

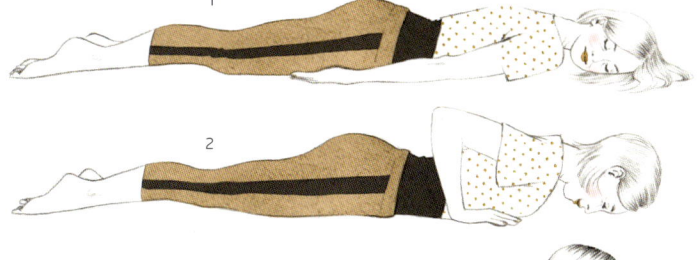

1

2

Los muslos pueden estar tensos, relájalos. Levanta desde la espalda, no desde las piernas

Pies presionados contra el suelo

3

Presta atención a la tensión en los hombros al adoptar esta posición. Haz un esfuerzo consciente por relajarlos al levantarte para evitar tensiones innecesarias.

4

Mentón paralelo al suelo

No inclines la cabeza más de lo que se muestra en la ilustración

1   Túmbate boca abajo, con la cabeza girada hacia un lado y los brazos extendidos a los lados del cuerpo.

2   Gira la cabeza y descansa la frente en el suelo. Coloca las manos, con las palmas hacia abajo, a la altura de los hombros. Relaja los muslos.

3   Mientras exhalas, presiona con las manos mientras levantas lentamente el tronco.

4   Sigue levantando el tronco hasta donde te sientas cómoda. Inclina suavemente la cabeza hacia atrás, hasta que el mentón quede paralelo al suelo. Cuenta hasta 15, con una respiración tranquila. Baja gradualmente el tronco hasta volver al suelo.

POSTURA DEL CADÁVER

10

Después de haber realizado todas las posturas de la sesión de hoy y haberlas repetido según lo indicado a continuación, reserva de 5-10 minutos para disfrutar de la relajación completa de la postura del cadáver.

- **Relaja mente y cuerpo después del esfuerzo físico**
- **Favorece la relajación profunda**
- **Reduce el cansancio**

1   Acuéstate sobre la espalda, con los brazos a los lados del cuerpo, las palmas hacia arriba. Deja que tus pies se abran hacia los lados. Cierra los ojos. Comienza desde las plantas de los pies y, poco a poco, haz un escaneo mental que suba hacia la coronilla, liberando la tensión en las articulaciones y músculos a lo largo del recorrido. Invita la paz a tu mente y cuerpo. Utiliza tu respiración como punto de enfoque para despejar la mente y mantenerte presente. Descansa durante 5-10 minutos.

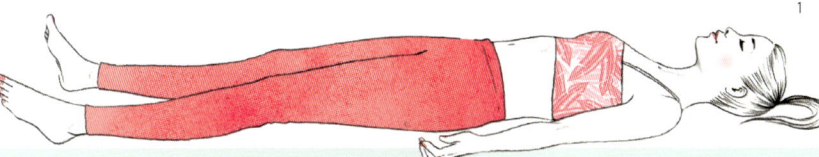

1

RUTINA DE HOY

Después de haber aprendido las posturas de hoy, practícalas todas en una secuencia fluida, como un baile. Practica la postura del cadáver solo una vez al final de la rutina.

1	RESPIRACIÓN PROFUNDA DE PIE	Repite 3 veces
2	APERTURA DE PECHO	Repite 3 veces
3	POSTURA DE LA DIOSA	Repite 5 veces
4	FLEXIÓN HACIA DELANTE DE PIE	Repite 3 veces
5	ESTIRAMIENTO DE CUELLO	Repite 3 veces
6	POSTURA DE LA PINZA SENTADA	Repite 3 veces
7	POSTURA DE LA PIERNA LEVANTADA	Repite 3 veces
8	POSTURA DEL ARCO	Repite 5 veces
9	POSTURA DE LA COBRA	Repite 3 veces
10	POSTURA DEL CADÁVER	5–10 minutos

Enfoque consciente

DÍA 5

A diferencia del entrenamiento habitual en el gimnasio, donde el enfoque se centra en el cuerpo físico y los objetivos suelen conseguirse a través de exigentes pruebas de resistencia, los ejercicios que encontrarás en este libro están diseñados para que los practiques de forma tranquila y consciente. Al comenzar cada sesión, despeja tu mente de pensamientos y preocupaciones diarias y céntrate en las asanas mientras las haces. Trata de sentir cada estiramiento en su totalidad, prestando atención a los músculos a medida que se estiran y se extienden para ejecutar las posturas. Entrena tu mente para reconocer la liberación de tensión y experimenta la energía que surge a medida que ejercitas tu cuerpo. Antes de cada práctica, recuerda que en el yoga la mente y el cuerpo trabajan en armonía para conseguir un cuerpo esbelto, tonificado y flexible, y una mente tranquila pero enfocada.

POSTURA DE LA MONTAÑA

 Como hemos visto, la postura de la montaña es el punto de partida de todas las posturas de pie. Vamos a tomarnos un momento hoy para enfocarnos de nuevo en hacerla correctamente.

- Mejora el equilibrio
- Tonifica las piernas
- Fortalece la columna y los músculos abdominales

GUERRERO I

 Guerrero I, o *Virabhadrasana*, es una zancada hacia delante. Reafirmará y fortalecerá las piernas y te abrirá el pecho y el corazón.

- Fortalece las piernas, especialmente los muslos
- Fortalece la columna
- Estabiliza caderas, rodillas y tobillos
- Aumenta la capacidad pulmonar

1 Mantente de pie con los pies paralelos y los dedos gordos de los pies juntos. Activa y estira los músculos de los muslos, y permite que los brazos cuelguen relajadamente a los lados del cuerpo, con las palmas hacia adentro. Presiona en las cuatro bases de tus pies, distribuyendo el peso de manera uniforme. Alinea los omóplatos hacia atrás con cuidado. Mantén la cabeza levantada, la columna estirada, el coxis metido hacia adentro y el mentón paralelo al suelo.

Concéntrate en la respiración mientras comienzas a inhalar y exhalar por la nariz. Siente cómo el abdomen se expande con cada inhalación y se contrae con cada exhalación. Cierra los ojos si te es cómodo y haz 5–8 respiraciones profundas en esta postura.

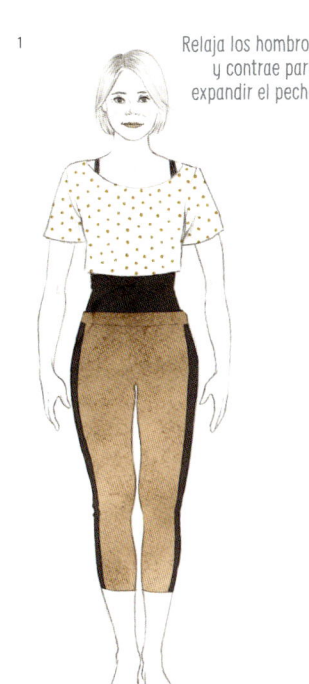

Relaja los hombros y contrae para expandir el pecho

ADAPTACIÓN

Junta las manos delante del pecho en el *Anjali Mudra*, o postura de oración. Presiona los talones de las manos y las yemas de los diez dedos mientras bajas las manos hacia la cintura. Respira profundamente entre 5-8 veces en esta postura.

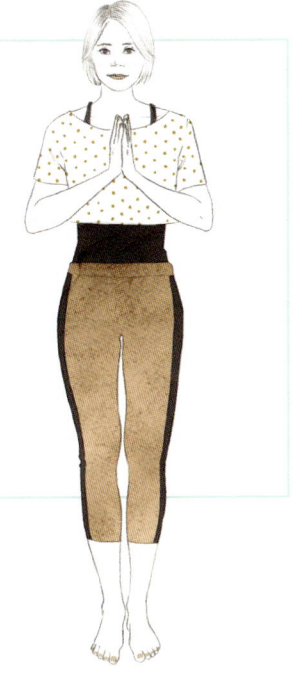

1 Comienza con la postura de la montaña, con los brazos a los lados.

2 Exhala, da un gran paso hacia delante con el pie izquierdo. Gira el pie derecho hacia fuera unos 45 grados. Coloca las manos en las caderas.

3 Inhala y flexiona la rodilla izquierda, asegurándote de que esté directamente sobre el tobillo izquierdo. Levanta los brazos por encima de la cabeza, uniendo las palmas de las manos. Mantén el talón del pie derecho apoyado en el suelo. Inclina ligeramente la cabeza hacia atrás y mírate las manos en el aire. Aguanta 5 respiraciones. Exhala y regresa a la postura de la montaña. Repite del otro lado.

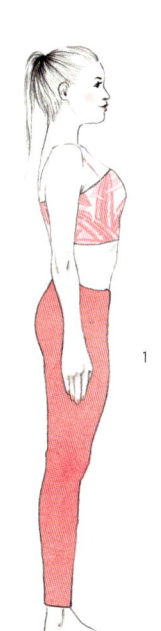

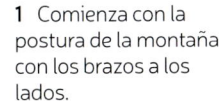

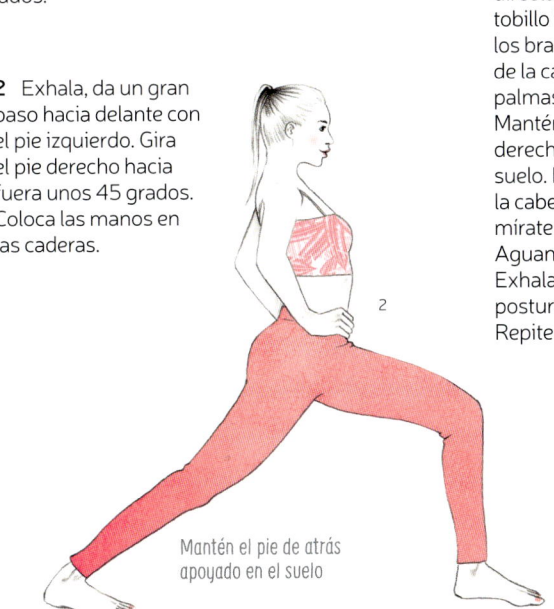

Mantén el pie de atrás apoyado en el suelo

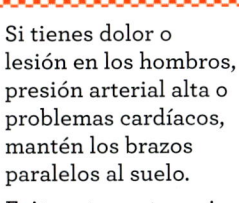

Inclina la cabeza para mirarte las manos

Si tienes dolor o lesión en los hombros, presión arterial alta o problemas cardíacos, mantén los brazos paralelos al suelo.

Evita esta postura si tienes dolor o lesión en las rodillas hasta que te mejores.

Alinea la rodilla izquierda y el tobillo

DÍA
5

POSTURA DEL TRIÁNGULO

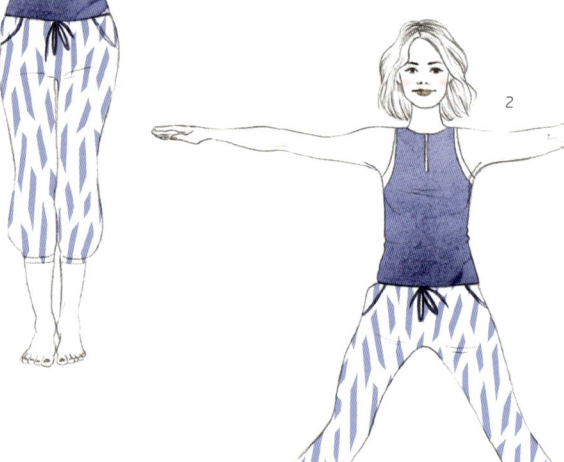

Hoy vamos un paso más allá en la práctica de este intenso estiramiento.

- Estira y fortalece la columna
- Tonifica las piernas

- Estimula el hígado, el bazo y los riñones
- Desarrolla fuerza y determinación

1 Comienza en la postura de la montaña, con las palmas juntas frente al pecho.

2 Separa los pies aproximadamente medio metro o un metro. Levanta los brazos a la altura de los hombros al inhalar, con las palmas hacia abajo.

3 Gira el pie y la pierna derecha en un ángulo de 90 grados. Gira ligeramente el pie izquierdo hacia el talón derecho.

Cuanto más abras las piernas, más intenso será el estiramiento

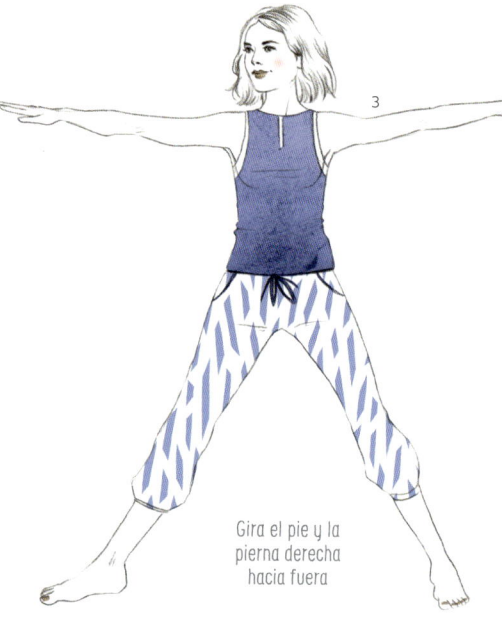

Gira el pie y la pierna derecha hacia fuera

Si tienes problemas cardíacos o presión arterial alta, no vayas más allá del paso 4. Repite ambos lados.

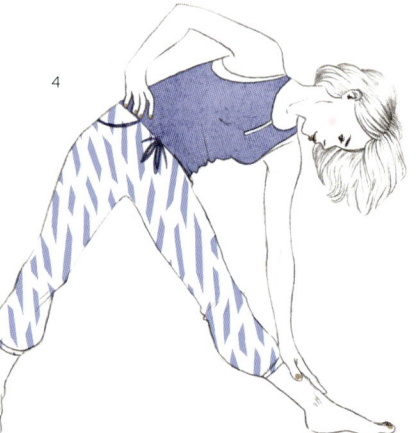

4 Coloca la mano izquierda en la cadera. Exhala mientras deslizas el brazo derecho por la pierna derecha hasta donde puedas, sin forzar. Mantén el pecho abierto.

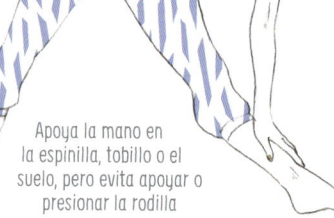

Apoya la mano en la espinilla, tobillo o el suelo, pero evita apoyar o presionar la rodilla

5 Extiende el brazo izquierdo cerca de la oreja, manteniendo el codo recto. Mira al frente. Cuenta hasta 10 con una respiración tranquila. Repite del otro lado.

POSTURA DEL ÁNGULO ATADO

4

Presiona un poco más las rodillas hacia abajo hoy, sin forzar.

- Beneficia los órganos urinarios y reproductivos
- Alivia molestias menstruales
- Estira los músculos de los muslos
- Alivia la depresión leve

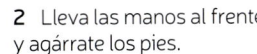

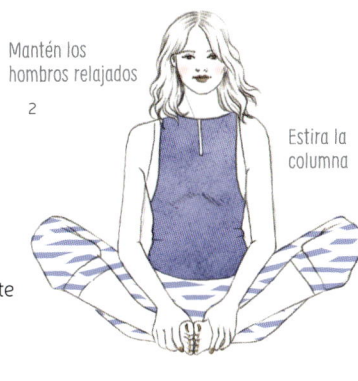

1 Siéntate con las piernas extendidas y las manos descansando en el suelo, detrás de ti. Dobla suavemente las rodillas y junta las plantas de los pies.

Mantén los hombros relajados

Estira la columna

2 Lleva las manos al frente y agárrate los pies.

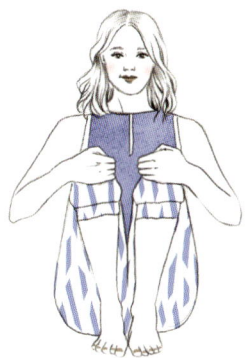

3 Exhala y, suavemente, baja las rodillas hacia el suelo. Aguanta en la postura más produnda hasta contar 20, con una respiración tranquila.

4 Libera la postura levantando las rodillas hacia el pecho y deslizando las manos hacia las rodillas.

Presiona las rodillas hacia el suelo

MEDIA TORSIÓN

5

Esta suave torsión no solo realinea la columna, también tonifica la cintura.

- Masajea los órganos digestivos, facilitando la evacuación
- Estimula el flujo linfático
- Fortalece el sistema inmunológico
- Calma el sistema nervioso

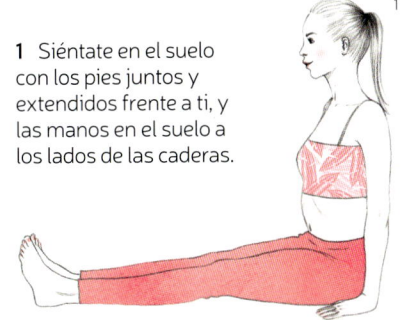

1 Siéntate en el suelo con los pies juntos y extendidos frente a ti, y las manos en el suelo a los lados de las caderas.

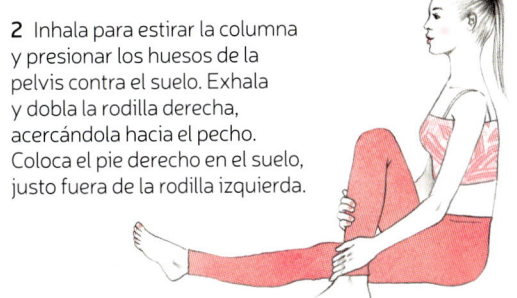

2 Inhala para estirar la columna y presionar los huesos de la pelvis contra el suelo. Exhala y dobla la rodilla derecha, acercándola hacia el pecho. Coloca el pie derecho en el suelo, justo fuera de la rodilla izquierda.

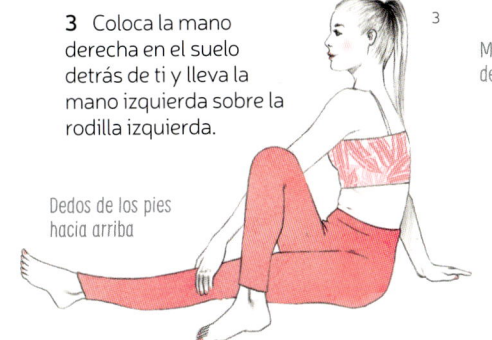

3 Coloca la mano derecha en el suelo detrás de ti y lleva la mano izquierda sobre la rodilla izquierda.

Dedos de los pies hacia arriba

Mira por encima del hombro derecho

4 Gira con cuidado la cabeza y el cuello hacia la derecha, sin forzar. Aguanta 5 respiraciones completas. Vuelve a la posición inicial y repite del otro lado.

POSTURA DE LA PIERNA LEVANTADA

6

Esta postura fortalecerá y tonificará tus abdominales, así como la zona lumbar, caderas y muslos.

- **Fortalece la columna**
- **Estimula el cerebro**
- **Tonifica los sistemas respiratorio y digestivo**
- **Energiza las piernas**

1 Acuéstate de espaldas con las piernas y los brazos rectos. Los pies deben estar juntos y las palmas mirando hacia abajo sobre el suelo, a los lados del cuerpo.

2 Lentamente, levanta la pierna derecha hasta que forme un ángulo recto con tu cuerpo. Presiona las manos contra el suelo. Cuenta hasta 5 y luego baja la pierna. Repítelo con la pierna izquierda.

3 Levanta despacio ambas piernas del suelo, sin doblar las rodillas, hasta que estén en ángulo recto con tu cuerpo. Aguanta hasta contar 5.

4 Aumenta la intensidad de este estiramiento levantando las piernas al menos medio metro del suelo hasta contar 5 y luego baja con cuidado las piernas al suelo.

Piernas rectas

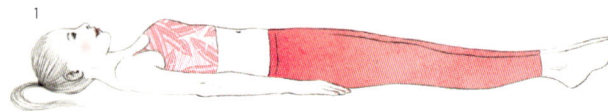
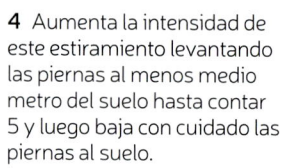
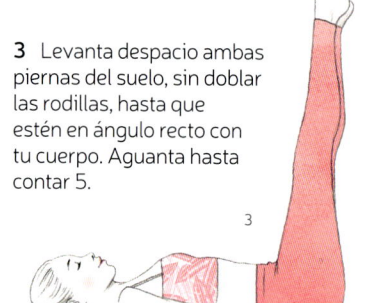
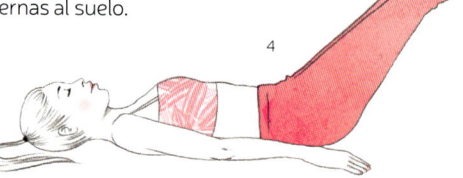

POSTURA DE LA COBRA

7

Hoy volvemos a este estiramiento de espalda, aumentando gradualmente la intensidad.

- **Estira y fortalece la columna**
- **Estimula el cerebro**
- **Tonifica los sistemas respiratorio y digestivo**
- **Energiza las piernas**

1 Acuéstate boca abajo, con la cabeza girada hacia un lado, con los brazos extendidos a ambos lados.

2 Gira la cabeza y apoya la frente en el suelo. Coloca las manos, con las palmas hacia abajo, a la altura de los hombros. Relaja los muslos.

3 Al exhalar, presiona con las manos y levanta lentamente el tronco.

4 Sigue levantando el tronco hasta donde te resulte cómodo. Inclina suavemente la cabeza hacia atrás hasta que el mentón quede paralelo al suelo. Cuenta hasta 15, respirando en esta postura. Baja gradualmente el tronco al suelo, vértebra por vértebra.

Los muslos pueden estar tensos; relájalos. Levanta desde la espalda, no desde las piernas

No inclines más la cabeza de lo indicado

Dedos de los pies presionados contra el suelo

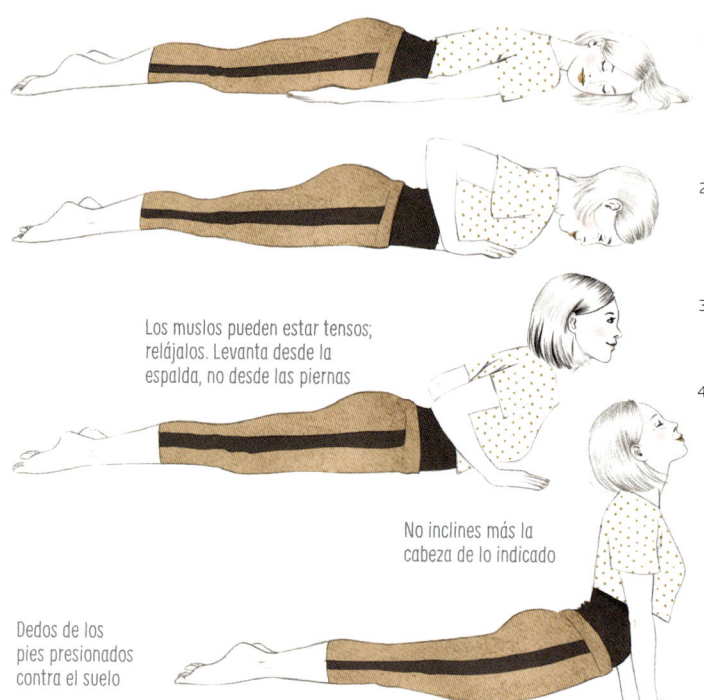

POSTURA DEL MEDIO PUENTE

8

La postura de medio puente estira la columna y también ayuda a reducir el estrés y el cansancio.

- Expande el pecho
- Alivia el dolor menstrual
- Estimula la glándula tiroides
- Energiza, tonifica y fortalece los glúteos y las piernas

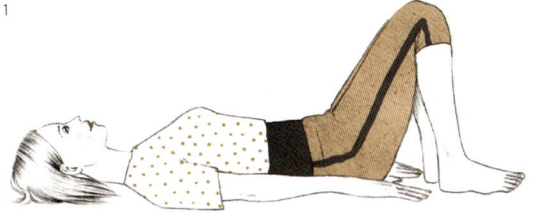

1 Acuéstate de espaldas, con las rodillas dobladas y los pies planos sobre el suelo. Coloca los brazos a los lados, con las palmas hacia abajo.

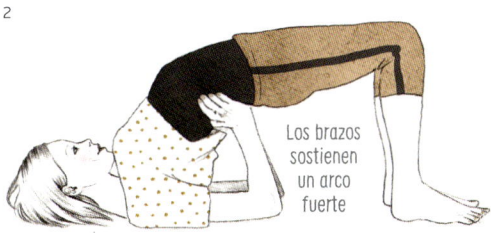

Los brazos sostienen un arco fuerte

2 Al exhalar, levanta suavemente las caderas y la zona lumbar del suelo. Coloca las manos justo encima de las caderas y eleva el cuerpo.

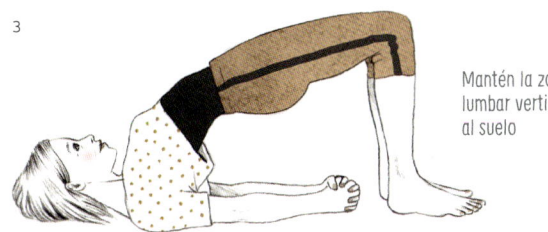

Mantén la zona lumbar vertical al suelo

3 Enlaza los brazos debajo de tu cuerpo y mantén la postura hasta contar 5 mientras respiras. Para salir de la postura, vuelve a poner las manos a los lados y baja la columna vértebra por vértebra.

POSTURA DEL CADÁVER

9

Después de haber realizado todas las posturas de la sesión de hoy y haberlas repetido según lo indicado a continuación, reserva de 5-10 minutos para disfrutar de la relajación completa de la postura del cadáver.

- Relaja la mente y el cuerpo después del esfuerzo físico
- Favorece la relajación profunda
- Reduce el cansancio

1 Acuéstate sobre la espalda, con los brazos a los lados del cuerpo, las palmas hacia arriba. Deja que tus pies se abran hacia los lados. Cierra los ojos. Comienza desde las plantas de los pies y, poco a poco, haz un escaneo mental que suba hacia la coronilla, liberando la tensión en las articulaciones y músculos a lo largo del recorrido. Invita la paz a tu mente y cuerpo. Utiliza tu respiración como punto de enfoque para despejar la mente y mantenerte presente. Descansa durante 5-10 minutos.

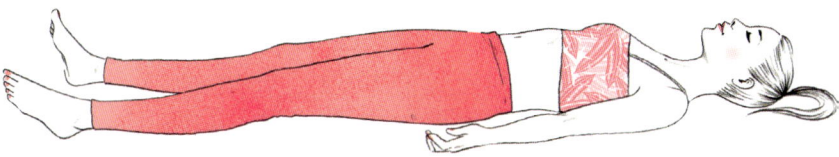

1

RUTINA DE HOY

Repite las posturas en una secuencia fluida, como un baile. Practica la postura del cadáver una sola vez al final de la rutina.

1	POSTURA DE LA MONTAÑA	Aguanta 2-3 minutos
2	GUERRERO I	Repite 3 veces
3	POSTURA DEL TRIÁNGULO	Repite 3 veces
4	POSTURA DEL ÁNGULO ATADO	Repite 5 veces
5	MEDIA TORSIÓN	Repite 3 veces
6	POSTURA DE LA PIERNA LEVANTADA	Repite 3 veces
7	POSTURA DE LA COBRA	Repite 3 veces
8	POSTURA DEL MEDIO PUENTE	Repite 3 veces
9	POSTURA DEL CADÁVER	5–10 minutos

Alimentación y yoga

DÍA

6

Además del aire que respiramos, el agua, la luz del sol y el descanso, la alimentación es una fuente esencial de *prana,* o «energía vital». Lo que comemos no solo impacta en nuestra salud física y mental, sino que también refleja nuestro nivel de conciencia y nuestra relación con el mundo. La dieta clásica del yoga es pura (ética), basada en alimentos veganos que no están implicados en el daño ni la muerte de animales. Seguir esta alimentación favorece el desarrollo de la *sattva* (pureza, en sánscrito), nutriendo el cuerpo, la mente y el espíritu. Los alimentos sáttvicos son naturales, se cultivan en armonía con el entorno y promueven un estado de conciencia, amor, paz y conexión con todos los seres vivos. Exploraremos esta dieta con más detalle en el día 9.

RESPIRACIÓN PROFUNDA DE PIE

Hoy volvemos a esta respiración energizante. Coordina tu respiración con el movimiento: inhala al elevarte sobre la punta de los pies y exhala al bajar los brazos y los talones al suelo.

- Aumenta la energía y la concentración
- Fortalece la columna
- Tonifica brazos y parte superior del cuerpo
- Mejora el equilibrio y la postura

1

Relaja la parte superior del cuerpo, deja que el mentón baje al pecho

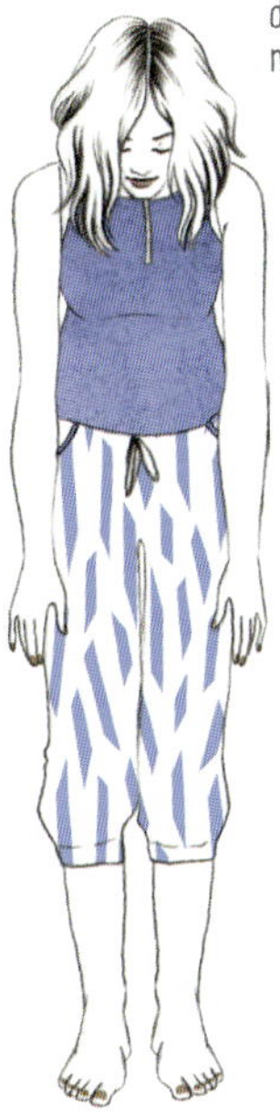

1 Comienza en la postura de la montaña. Exhala lentamente por la nariz, contrae el abdomen y relaja hombros y cuello. Deja que el mentón baje al pecho.

2

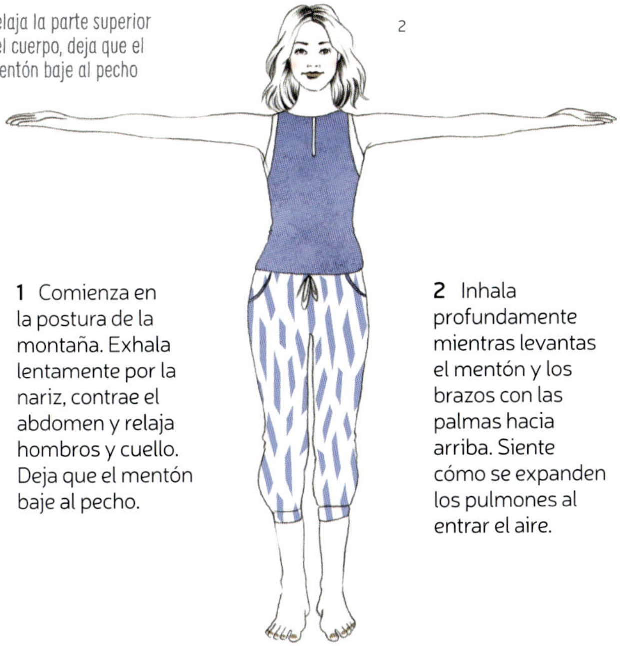

2 Inhala profundamente mientras levantas el mentón y los brazos con las palmas hacia arriba. Siente cómo se expanden los pulmones al entrar el aire.

Llega hasta el cielo de puntillas

3

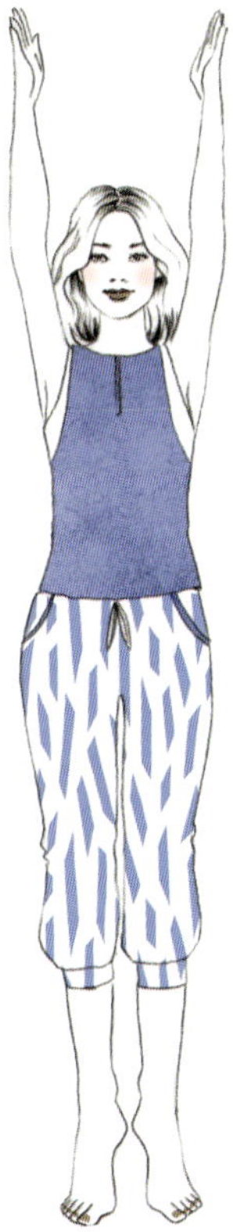

3 Al mismo tiempo, ponte de puntillas hasta que los brazos estén completamente extendidos. Si te sientes estable, junta las manos. Mantén la respiración y cuenta despacio hasta 5.

4

Concéntrate en coordinar la respiración con el movimiento: inhala al ponerte de puntillas y exhala al bajar los brazos y los talones al suelo

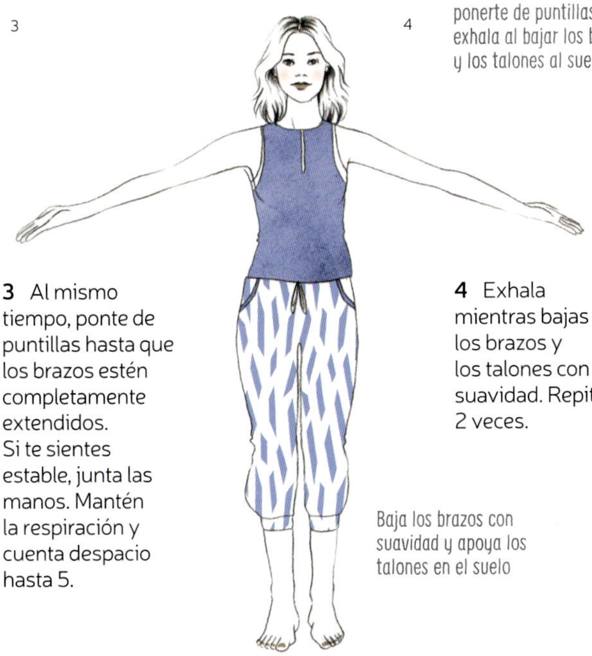

4 Exhala mientras bajas los brazos y los talones con suavidad. Repite 2 veces.

Baja los brazos con suavidad y apoya los talones en el suelo

FLEXIÓN LATERAL ₁

2

A medida que ganes flexibilidad, cambia la posición de las manos a namasté, con las palmas juntas.

- **Estira la columna**
- **Trabaja los «michelines»**
- **Tonifica los brazos**

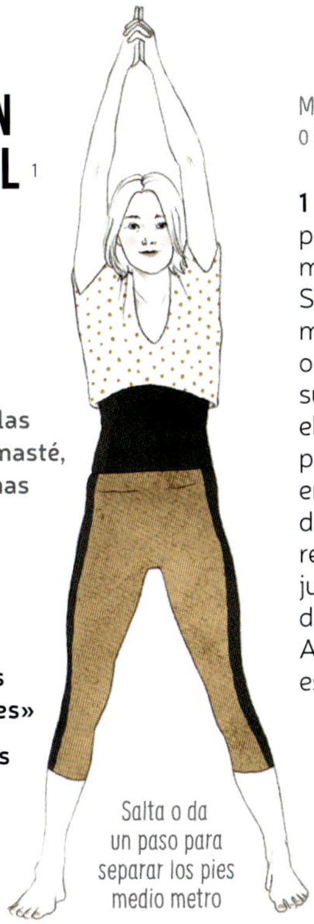

Manos en torre o namasté

1 Comienza en la postura de la montaña, manos a los lados. Separa los pies medio metro con un salto o un paso. Inhala y sube los brazos con elegancia. Junta las palmas en namasté o entrelaza los dedos, dejando los indices rectos en «torre», juntando las palmas de las manosposition. Aumentará el estiramiento un poco.

Salta o da un paso para separar los pies medio metro

2 Exhala e inclínate poco a poco a la derecha. Si notas que te inclinas ligeramente hacia delante o hacia atrás, estás llevando el estiramiento demasiado lejos. Cuenta hasta 5 y vuelve al centro. Repite del otro lado.

Mantén los brazos rectos

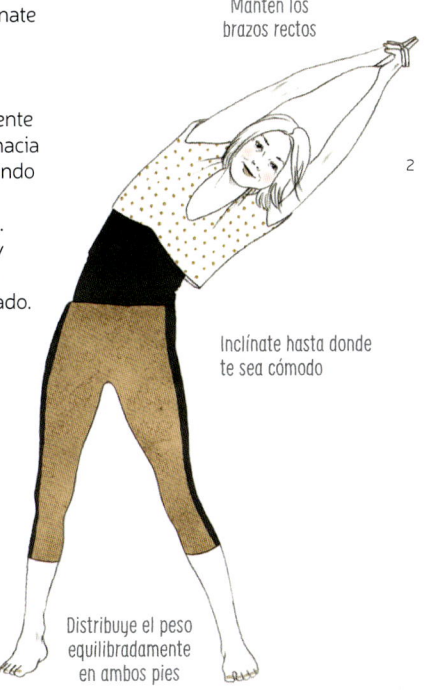

2

Inclínate hasta donde te sea cómodo

Distribuye el peso equilibradamente en ambos pies

APERTURA DE PECHO

3

Profundiza un poco más en el estiramiento, tanto al arquear la espalda como al inclinarte hacia las rodillas.

- Tonifica y reafirma los brazos
- Tonifica y reafirma el busto
- Alivia tensión en cuello y hombros
- Realinea la columna

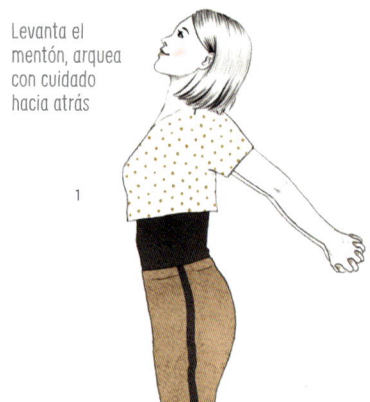

Levanta el mentón, arquea con cuidado hacia atrás

1

1 Comienza en la postura de la montaña, con los pies ligeramente separados. Levanta los brazos al frente, a la altura de los hombros, y luego llévalos atrás, entrelazando las manos. Arquea la espalda para abrir el pecho. Cuenta hasta 10 con una respiración tranquila.

2 Inclínate suavemente hacia delante, elevando los brazos detrás de la espalda. No te preocupes por la distancia que consigues doblarte, solo siente el estiramente y escucha a tu cuerpo para no sobreforzarlo. Cuenta hasta 20, respira y exhala al volver a la posición inicial.

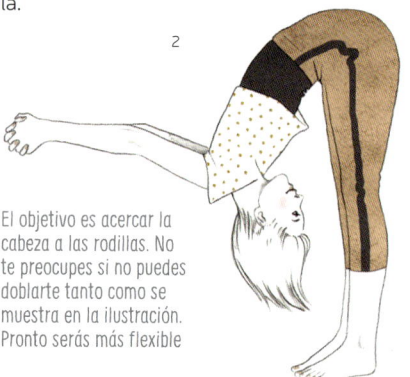

2

El objetivo es acercar la cabeza a las rodillas. No te preocupes si no puedes doblarte tanto como se muestra en la ilustración. Pronto serás más flexible

Mantén las piernas rectas

FLEXIÓN HACIA DELANTE DE PIE

4

Volvemos a este estiramiento intenso. Sin forzar, intenta acercar la nariz a las rodillas un poco más que antes.

- Fortalece los músculos de la espalda
- Estira isquiotibiales
- Tonifica los órganos digestivos
- Puede aliviar dolores de cabeza

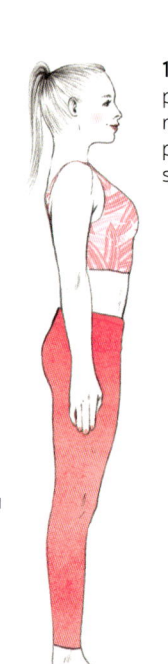

1

1 De pie en postura de la montaña, con los pies ligeramente separados.

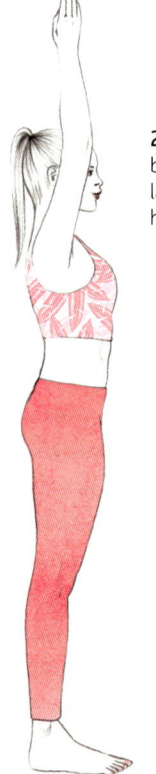

2

2 Inhala y eleva los brazos paralelos sobre la cabeza, palmas hacia adentro.

Flexiona las caderas, como una bisagra, manteniendo la espalda recta

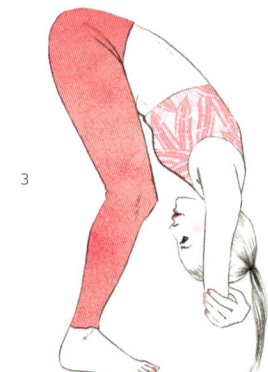

3

3 Exhala y flexiona el torso desde las caderas. Sujeta los codos y acerca la nariz a las rodillas, sin forzar. Si es muy intenso, dobla ligeramente las rodillas. Cuenta hasta 20 con una respiración calmada.

En la postura completa las piernas están rectas. Mientras tanto, puedes doblarlas un poco

Para salir de esta postura, coloca las manos en las caderas y eleva el torso lentamente al exhalar.

GUERRERO II

El guerrero II es una zancada suave que expande el pecho, los hombros y las caderas, además de tonificar las piernas.

- **Fortalece las caderas**
- **Tonifica las piernas**
- **Expande y fortalece el pecho y los hombros**
- **Tonifica el abdomen**

1 Empieza de pie en postura de la montaña, con las palmas juntas frente al pecho.

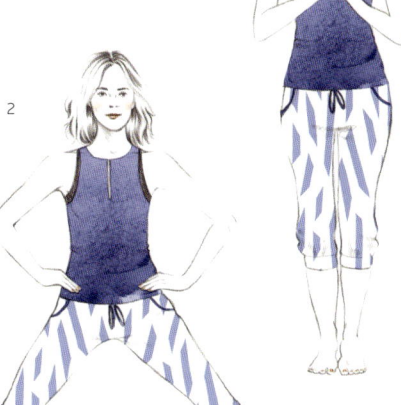

2 Separa los pies ampliamente y coloca las manos en las caderas.

3 Gira el pie izquierdo 90 grados. El talón debe alinearse con el arco del pie derecho.

Pie derecho hacia delante

Pie izquierdo gira hacia fuera

4 Extiende los brazos paralelos al suelo y flexiona la rodilla izquierda, alineándola con el tobillo. Lo ideal es que el muslo quede paralelo al suelo. Cuenta hasta 10, con respiración tranquila. Repite del otro lado.

Mira a lo largo del brazo izquierdo

Mantén los brazos nivelados

Presiona suavemente hacia abajo desde el centro del cuerpo

ESTIRAMIENTO DE CUELLO

Esta postura alivia la rigidez del cuello y los hombros.

- **Libera la tensión del cuello y los hombros**
- **Alivia los dolores de cabeza**
- **Favorece la relajación**

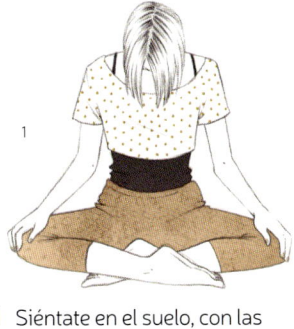

1 Siéntate en el suelo, con las piernas cruzadas. Mantén la espalda recta y deja caer la cabeza hacia delante, con el mentón descansando sobre el pecho.

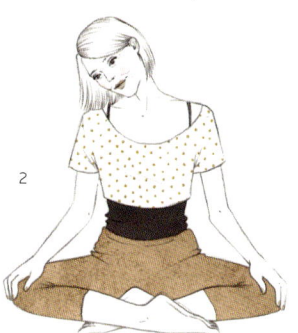

2 Gira con cuidado la cabeza hacia la derecha, acercando la oreja derecha al hombro derecho.

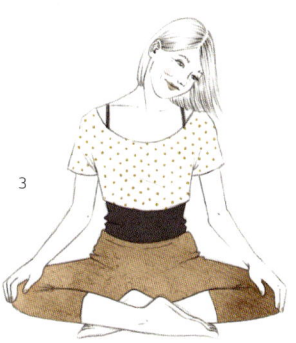

3 Vuelve a llevar el mentón al pecho y luego inclina la cabeza hacia el hombro izquierdo. Repite 3-5 veces.

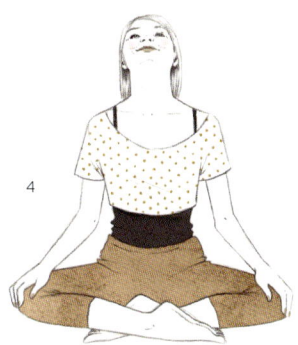

4 Deja caer el mentón hacia el pecho y después levanta la cabeza para liberar la tensión del cuello. Repite 3–5 veces.

DÍA
6

POSTURA DE LA PINZA SENTADA

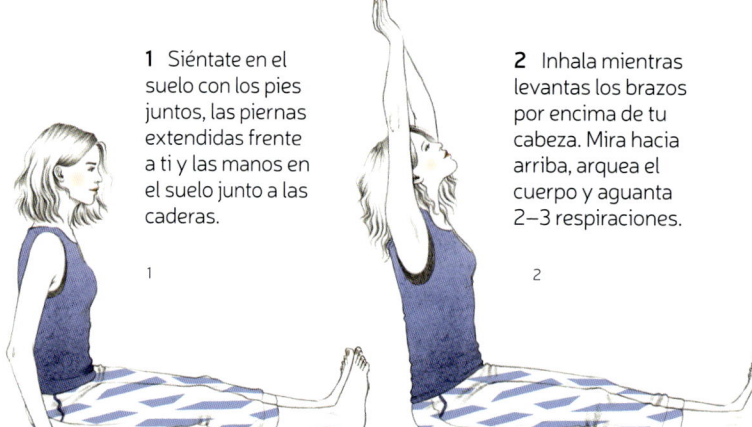

Hoy daremos un paso más en esta intensa flexión hacia delante.

- Fortalece la columna
- Mejora la digestión
- Puede ayudar con la infertilidad, la presión arterial alta y el insomnio
- Alivia molestias menstruales y síntomas de la menopausia

1 Siéntate en el suelo con los pies juntos, las piernas extendidas frente a ti y las manos en el suelo junto a las caderas.

2 Inhala mientras levantas los brazos por encima de tu cabeza. Mira hacia arriba, arquea el cuerpo y aguanta 2–3 respiraciones.

3 Exhala mientras bajas los brazos y te agarras las rodillas. Dobla los codos hacia fuera mientras te inclinas hacia las rodillas. Cuenta hasta 15. Regresa a la postura inicial.

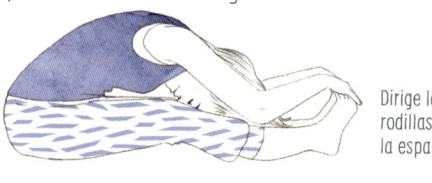

4 Inhala mientras arqueas la espalda hacia atrás, como en el paso 2. Exhala al bajar los brazos e inclínate hacia delante para sujetarte los dedos de los pies. Si no llegas, agarra los tobillos o las espinillas.

5 Baja la frente lo más cerca posible de las rodillas. Cuenta hasta 10.

Dirige la frente hacia las rodillas. Siente cómo se estira la espalda, pero sin forzarla

POSTURA DE LA PLANCHA

La postura de la plancha, o *Phalakasana*, se asemeja a una flexión de brazos en toda su extensión. Fortalece los músculos centrales, así como los brazos, la espalda y los glúteos.

- Fortalece brazos, hombros, espalda y piernas
- Tonifica abdominales y glúteos

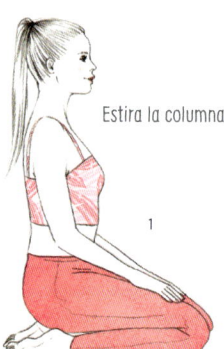

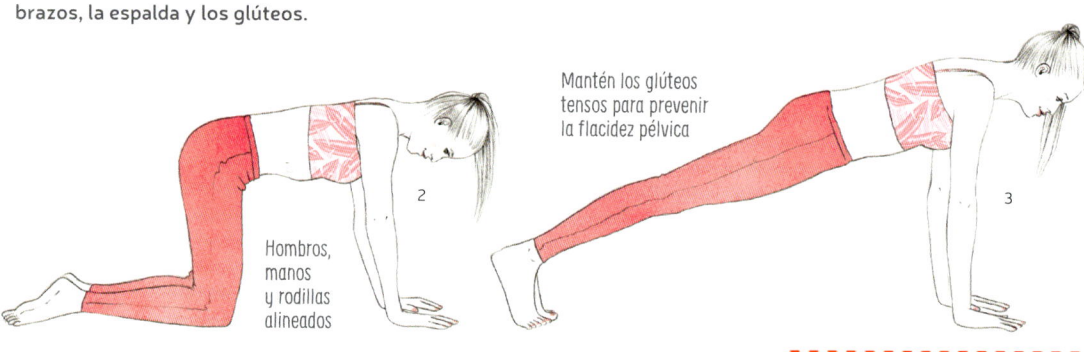

Estira la columna

Hombros, manos y rodillas alineados

Mantén los glúteos tensos para prevenir la flacidez pélvica

1 Siéntate sobre las rodillas. Coloca las manos sobre los muslos y estira la columna.

2 Ponte en posición de cuatro apoyos y mete las caderas, como si llevaras la pelvis hacia las costillas. Alinea tus hombros y rodillas con las caderas.

3 Inhala y extiende las piernas, sube desde la punta de los pies, bloquea las rodillas y los codos, manteniendo el cuerpo lo más recto posible. Cuenta hasta 15 con una respiración tranquila.

Si tienes las muñecas debilitadas o doloridas, utiliza los antebrazos en lugar de las palmas como punto de apoyo delantero.

POSTURA DE RODILLAS AL PECHO

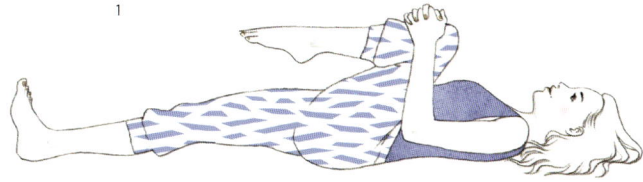

9

El nómbre en sáncrito para esta postura, *Apanasana*, tiene como objetivo mejorar la eliminación de impurezas en el cuerpo a través de los sistemas respiratorio y excretor.

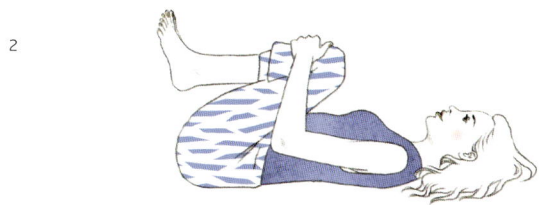

- Alivia la indigestión, hinchazón, reflujo ácido, flatulencia y estreñimiento
- Mejora los síntomas del síndrome del intestino irritable

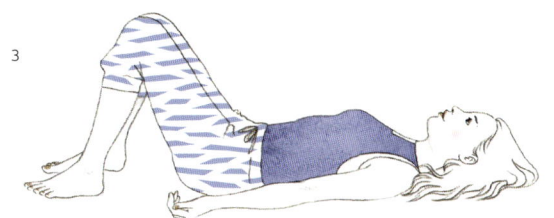

1 Acuéstate sobre la espalda con las piernas extendidas. Lleva la rodilla izquierda hacia el pecho y entrelaza las manos alrededor de la rodilla. Siente el estiramiento y lleva la pierna hacia ti suavemente. Repite con la otra pierna.

2 Regresa a la posición inicial, recostada sobre la espalda. Luego, lleva ambas rodillas hacia el pecho y entrelaza las manos alrededor de ellas. Siente el estiramiento y lleva las piernas hacia ti.

3 Deja caer las piernas suavemente hacia el suelo, manteniendo las rodillas dobladas a medio metro de distancia. Relájate en el suelo y haz 2-3 respiraciones completas.

POSTURA DEL CADÁVER

10

Después de haber realizado todas las posturas de la sesión de hoy y haberlas repetido según lo indicado a continuación, reserva de 5-10 minutos para disfrutar de la relajación completa de la postura del cadáver.

- Relaja la mente y el cuerpo despúes del esfuerzo físico
- Favorece la relajación profunda
- Reduce el cansancio

1 Acuéstate sobre la espalda, con los brazos a los lados del cuerpo, las palmas hacia arriba. Deja que tus pies se abran hacia los lados. Cierra los ojos. Comienza desde las plantas de los pies y, poco a poco, haz un escaneo mental que suba hacia la coronilla, liberando la tensión en las articulaciones y músculos a lo largo del recorrido. Invita la paz a tu mente y cuerpo. Utiliza tu respiración como punto de enfoque para despejar la mente y mantenerte presente. Descansa durante 5-10 minutos.

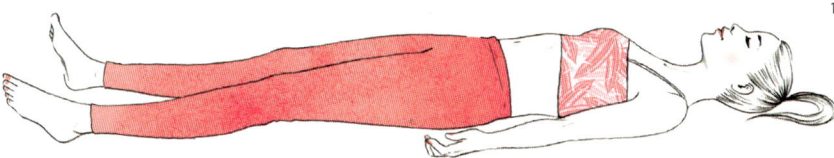

RUTINA DE HOY

Repite las posturas de hoy en una secuencia fluida, como un baile. Practica la postura del cadáver solo una vez al final de la rutina.

1	RESPIRACIÓN PROFUNDA DE PIE	Repite 3 veces
2	FLEXIÓN LATERAL	Repite 3 veces
3	APERTURA DE PECHO	Repite 3 veces
4	FLEXIÓN HACIA DELANTE DE PIE	Repite 3 veces
5	GUERRERO II	Repite 3 veces
6	ESTIRAMIENTO DE CUELLO	Repite 3 veces
7	POSTURA DE LA PINZA SENTADA	Repite 2 veces
8	POSTURA DE LA PLANCHA	Repite 3 veces
9	POSTURA DE RODILLAS AL PECHO	Repite 3 veces
10	POSTURA DEL CADÁVER	5–10 minutos

Repaso

DÍA 7

Nuestra sesión de repaso incluye todas las asanas aprendidas en los últimos siete días. Hoy las practicarás de nuevo, repitiendo cada una, dos o tres veces. Durante esta semana, has aprendido un total de 21 asanas fundamentales, muchas de ellas trabajan músculos que, tal vez, no habías ejercitado en años o que movilizan el cuerpo de formas totalmente nuevas para ti. Tómate un momento hoy para reflexionar sobre el progreso que has conseguido. Ningún cuerpo es igual, y es posible que algunas posturas sigan siendo difíciles. También habrás notado que algunos días te sientes más flexible que otros, así que un ejercicio que ayer te salió bien, hoy podría costarte un poco más. Esto es completamente normal. Lo importante es que has avanzado y que nuestro enfoque gradual, día a día, está dando resultados que puedes notar y apreciar.

POSTURA DE LA MONTAÑA

La postura de la montaña se realiza al inicio de una sesión de yoga porque enfoca tu atención hacia adentro. También es muy importante una postura fuerte y equilibrada.

- Mejora el equilibrio y la postura
- Tonifica las piernas
- Fortalece la columna y los abdominales

RESPIRACIÓN PROFUNDA DE PIE

Esta energética postura de calentamiento combina el movimiento con la respiración.

- Aumenta la energía y la concentración
- Fortalece la columna
- Tonifica brazos y parte superior del cuerpo
- Mejora el equilibrio y la postura

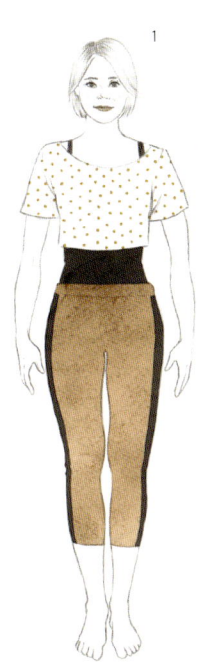

Lleva los omóplatos hacia atrás, abriendo el pecho

1 Ponte de pie con los pies paralelos, lo más juntos que te resulte cómodo. Respira lenta y profundamente por la nariz. Activa y estira los músculos de los muslos. Junta ligeramente los omóplatos. Mantén el mentón paralelo al suelo. Respira lentamente y profundamente 5 veces.

FLEXIÓN LATERAL

Este estiramiento de cadera ayudará a reducir la flacidez en la cintura y las caderas.

- Estira la columna
- Trabaja los «michelines»
- Tonifica los brazos

Brazos rectos

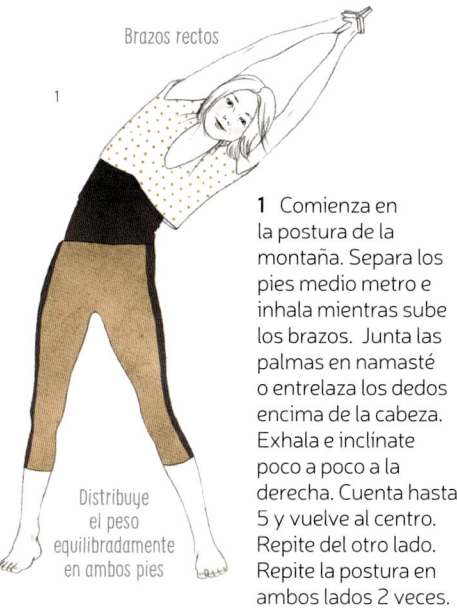

1 Comienza en la postura de la montaña. Separa los pies medio metro e inhala mientras sube los brazos. Junta las palmas en namasté o entrelaza los dedos encima de la cabeza. Exhala e inclínate poco a poco a la derecha. Cuenta hasta 5 y vuelve al centro. Repite del otro lado. Repite la postura en ambos lados 2 veces.

Distribuye el peso equilibradamente en ambos pies

1 Comienza en la postura de la montaña. Exhala y deja que tu mentón caiga hacia el pecho. Inhala mientras levantas los brazos. Sube a las puntas de tus pies hasta que tus brazos estén completamente extendidos por encima de tu cabeza.

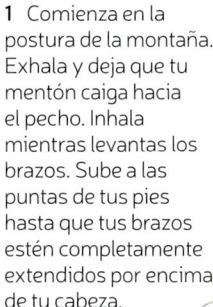

Mantén la respiración y cuenta despacio hasta 5.

2 Exhala mientras bajas los brazos con suavidad y apoyas los talones. Repite 5 veces.

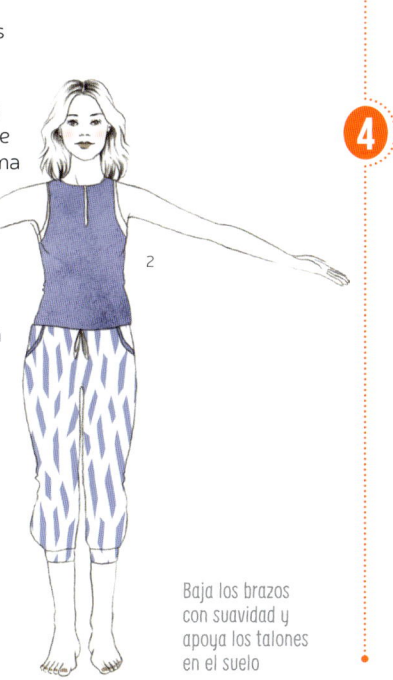

Ponte de puntillas

Baja los brazos con suavidad y apoya los talones en el suelo

APERTURA DE PECHO

Esta intensa flexión hacia delante estira la columna vertebral y los isquiotibiales.

- Tonifica y reafirma los brazos
- Tonifica y reafirma el busto
- Alivia la tensión en cuello y hombros
- Alinea la columna

Levanta el mentón, arquea con cuidado hacia atrás

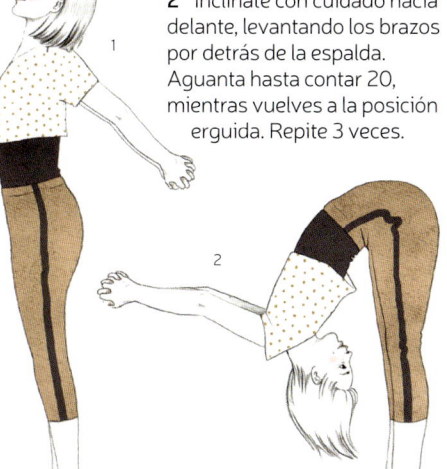

1 Comienza con la postura de la montaña, con los pies ligeramente separados. Entrelaza los dedos detrás de la espalda y cuenta hasta 10 con una respiración tranquila.

2 Inclínate con cuidado hacia delante, levantando los brazos por detrás de la espalda. Aguanta hasta contar 20, mientras vuelves a la posición erguida. Repite 3 veces.

Mantén las piernas rectas

GUERRERO II

Guerrero II es una zancada suave que fortalece todo el cuerpo.

- **Fortalece las caderas**
- **Tonifica las piernas**
- **Expande y fortalece el pecho y los hombros**
- **Tonifica el abdomen**

5

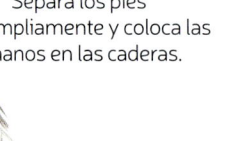

1 De pie en postura de la montaña, con las palmas juntas frente al pecho.

2 Separa los pies ampliamente y coloca las manos en las caderas.

3 Gira el pie izquierdo 90 grados. El talón debe alinearse con el arco del pie derecho.

Pie derecho mirando hacia delante

4 Extiende los brazos paralelos al suelo y flexiona la rodilla izquierda, alineándola con el tobillo. Lo ideal es que el muslo quede paralelo al suelo. Cuenta hasta 10 con una respiración tranquila. Repite en ambos lados 2 veces.

Mira hacia el brazo izquierdo

Mantén los brazos nivelados

Presiona con cuidado desde el centro del cuerpo

POSTURA DE LA DIOSA

6

La postura de la diosa es una sentadilla profunda que fortalecerá tus caderas y muslos.

- **Abre caderas e ingles**
- **Fortalece los muslos**
- **Aumenta la fuerza general del cuerpo**

1 Comienza en la postura de la montaña. Separa las piernas al dar un paso amplio. Inhala y levanta los brazos a la altura de los hombros, con las palmas hacia abajo. Exhala y baja lentamente hasta la postura de sentadilla. Flexiona los brazos desde los codos para que las manos estén una frente a la otra o adopta la postura de oración. Aguanta 20–30 segundos. Repite 2 veces.

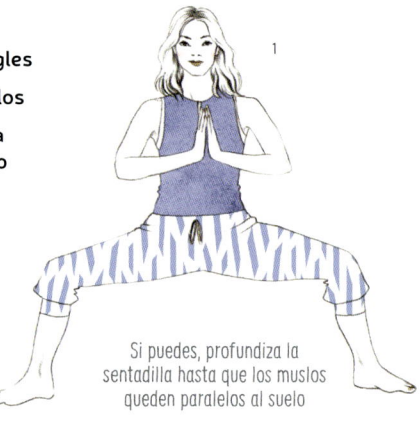

Si puedes, profundiza la sentadilla hasta que los muslos queden paralelos al suelo

FLEXIÓN HACIA DELANTE DE PIE

7

Volvemos de nuevo a este estiramiento intenso. Sin forzar, acerca lo máximo que puedas la nariz a las rodillas.

- **Fortalece los músculos de la espalda**
- **Estira los isquiotibiales**
- **Tonifica los órganos digestivos**
- **Puede aliviar dolores de cabeza**

1 Comienza en la postura de la montaña. Inhala mientras levantas los brazos paralelos por encima de la cabeza, con las palmas hacia adentro.

2 Exhala mientras te inclinas hacia delante desde las caderas. Agárrate los codos y acerca la nariz a las rodillas tanto como te resulte cómodo. Cuenta hasta 20 con una respiración tranquila. Repítelo 2 veces.

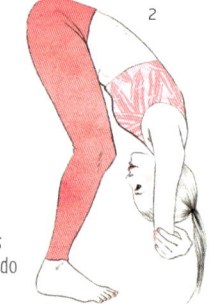

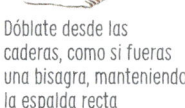

Dóblate desde las caderas, como sí fueras una bisagra, manteniendo la espalda recta

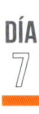

POSTURA DEL TRIÁNGULO

Retomamos este intenso estiramiento.

- **Estira y fortalece la columna**
- **Tonifica las piernas**
- **Estimula el hígado, el bazo y los riñones**
- **Desarrolla fuerza y determinación**

8

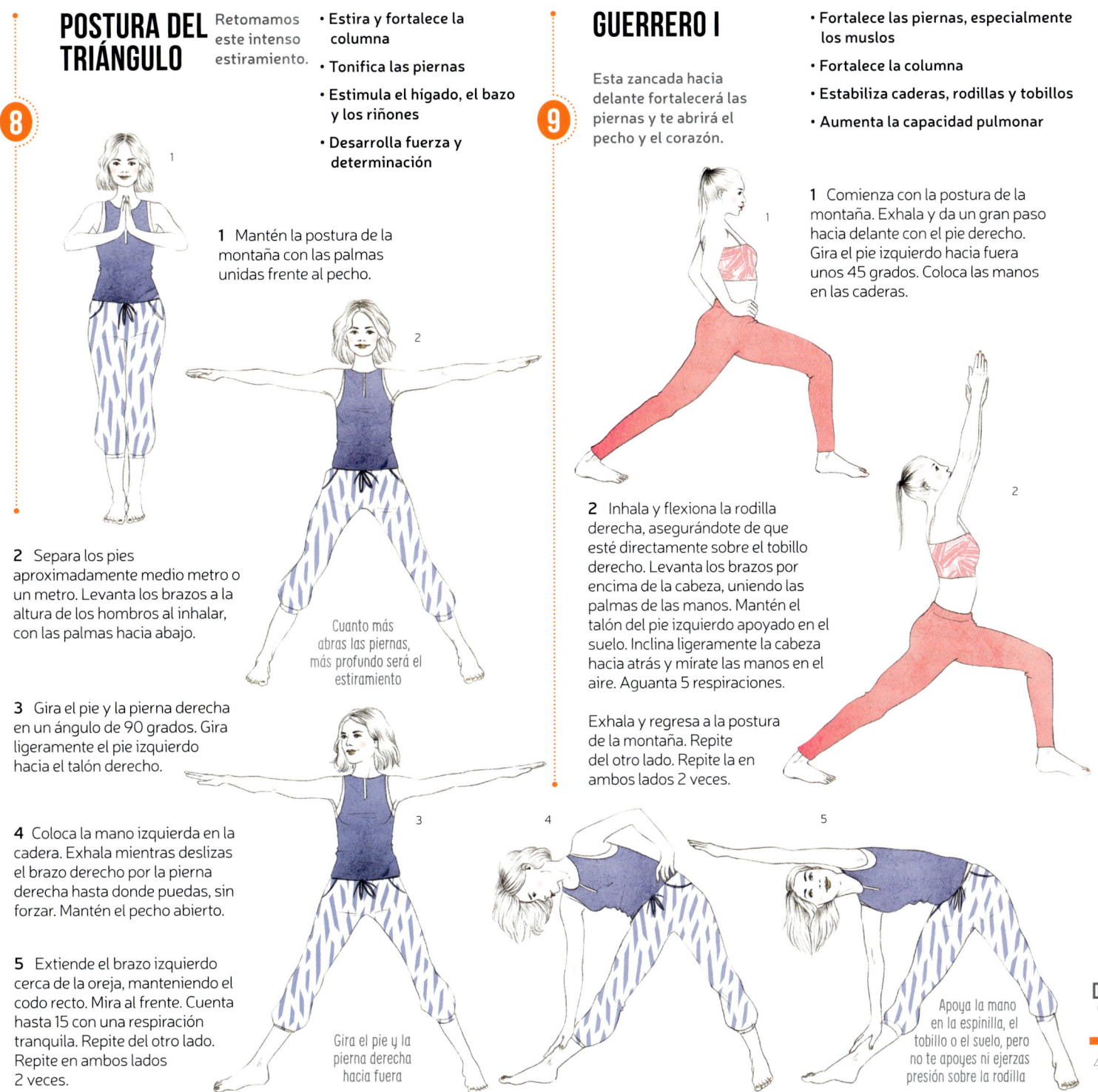

1 Mantén la postura de la montaña con las palmas unidas frente al pecho.

2 Separa los pies aproximadamente medio metro o un metro. Levanta los brazos a la altura de los hombros al inhalar, con las palmas hacia abajo.

Cuanto más abras las piernas, más profundo será el estiramiento

3 Gira el pie y la pierna derecha en un ángulo de 90 grados. Gira ligeramente el pie izquierdo hacia el talón derecho.

4 Coloca la mano izquierda en la cadera. Exhala mientras deslizas el brazo derecho por la pierna derecha hasta donde puedas, sin forzar. Mantén el pecho abierto.

5 Extiende el brazo izquierdo cerca de la oreja, manteniendo el codo recto. Mira al frente. Cuenta hasta 15 con una respiración tranquila. Repite del otro lado. Repite en ambos lados 2 veces.

Gira el pie y la pierna derecha hacia fuera

GUERRERO I

Esta zancada hacia delante fortalecerá las piernas y te abrirá el pecho y el corazón.

- **Fortalece las piernas, especialmente los muslos**
- **Fortalece la columna**
- **Estabiliza caderas, rodillas y tobillos**
- **Aumenta la capacidad pulmonar**

9

1 Comienza con la postura de la montaña. Exhala y da un gran paso hacia delante con el pie derecho. Gira el pie izquierdo hacia fuera unos 45 grados. Coloca las manos en las caderas.

2 Inhala y flexiona la rodilla derecha, asegurándote de que esté directamente sobre el tobillo derecho. Levanta los brazos por encima de la cabeza, uniendo las palmas de las manos. Mantén el talón del pie izquierdo apoyado en el suelo. Inclina ligeramente la cabeza hacia atrás y mírate las manos en el aire. Aguanta 5 respiraciones.

Exhala y regresa a la postura de la montaña. Repite del otro lado. Repite la en ambos lados 2 veces.

Apoya la mano en la espinilla, el tobillo o el suelo, pero no te apoyes ni ejerzas presión sobre la rodilla

DÍA

7

45

POSTURA DEL BASTÓN

La postura del bastón es la base de muchas posturas sentadas.

- **Fortalece la columna**
- **Estira los muslos, la lumbar y los músculos abdominales**
- **Tonifica los órganos digestivos y puede aliviar la acidez estomacal**

1 Siéntate con las piernas extendidas. Coloca las manos junto a las caderas, con los dedos hacia delante. Inhala mientras estiras la columna. Junta los omóplatos y mira hacia delante. Mantén los pies apuntando hacia arriba. Mantén la posición durante 5 respiraciones.

Columna recta

Dedos de los pies hacia arriba

Manos planas sobre el suelo

Brazos paralelos sobre la cabeza

2 Inhala y levanta los brazos por encima de la cabeza, con las palmas hacia adentro. Aguanta durante 3–5 respiraciones.

POSTURA DEL ÁNGULO ATADO

Esta postura abre las caderas y estira los músculos de los muslos internos.

- **Mejora los órganos urinarios y reproductores**
- **Alivia las molestias menstruales**
- **Estira los muslos**
- **Alivia la depresión leve**

1 Siéntate con las piernas extendidas de frente, con las manos descansando en el suelo detrás de ti. Dobla las rodillas y junta las plantas de los pies.

2 Exhala y lleva suavemente las rodillas hacia el suelo. Cuenta hasta 20 mientras respiras con calma. Repite 3 veces.

Presiona las rodillas hacia el suelo

ESTIRAMIENTO DE CUELLO

Esta postura ayuda a aliviar la rigidez del cuello y los hombros.

- **Libera la tensión en cuello y los hombros**
- **Alivia los dolores de cabeza**
- **Favorece la relajación**

No gires la cabeza completamente, ya que podrías generar una tensión innecesaria en la columna y el sistema nervioso.

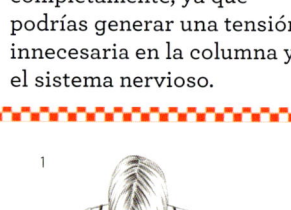

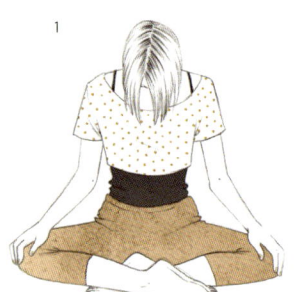

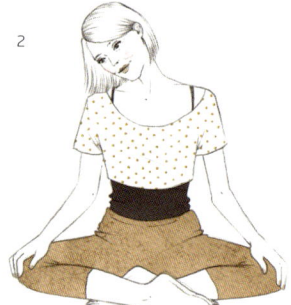

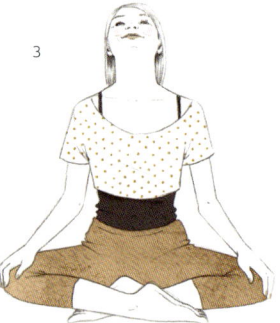

1 Siéntate en el suelo con las piernas cruzadas. Mantén la columna recta y baja la cabeza suavemente hacia delante hasta que el mentón repose sobre el pecho.

2 Gira la cabeza hacia la derecha, llevando tu oreja derecha hacia el hombro derecho. Vuelve a girar el mentón hacia el pecho y lleva tu oreja izquierda hacia el hombro izquierdo. Repite 3-5 veces.

3 Deja caer el mentón hacia el pecho y luego levanta la cabeza para liberar la tensión en el cuello. Repite 3-5 veces.

POSTURA DE LA PINZA SENTADA

13

Intenta inclinarte un poco más hacia delante cada vez que practiques este estiramiento.

- Fortalece la columna
- Mejora la digestión
- Puede ayudar con la infertilidad, la hipertensión y el insomnio
- Alivia molestias menstruales y síntomas de la menopausia

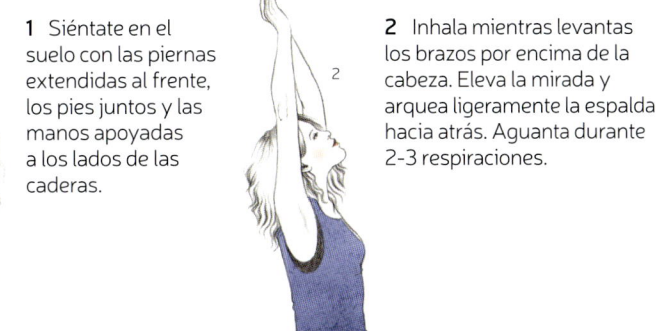
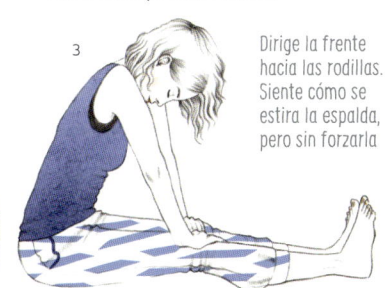

1 Siéntate en el suelo con las piernas extendidas al frente, los pies juntos y las manos apoyadas a los lados de las caderas.

2 Inhala mientras levantas los brazos por encima de la cabeza. Eleva la mirada y arquea ligeramente la espalda hacia atrás. Aguanta durante 2-3 respiraciones.

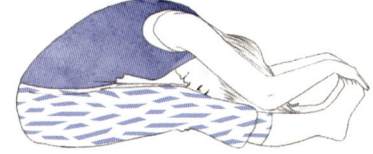

3 Exhala mientras bajas los brazos y te sujetas las rodillas. Dobla los codos hacia fuera mientras flexionas el torso hacia las rodillas. Cuenta hasta 15. Vuelve a la postura inicial.

Dirige la frente hacia las rodillas. Siente cómo se estira la espalda, pero sin forzarla

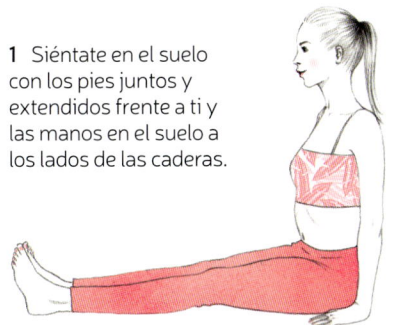

4 Inhala mientras arqueas la espalda hacia atrás, como en el paso 2. Exhala al bajar los brazos y al inclinarte hacia delante para sujetar tus dedos de los pies. Si no llegas a los dedos, sujétate los tobillos o las espinillas.

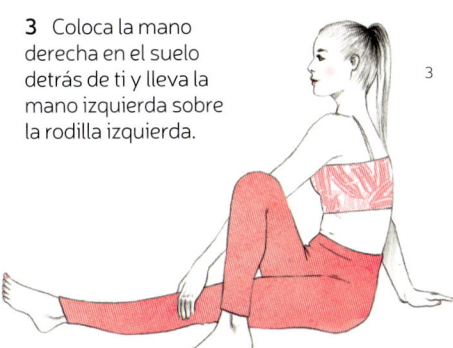

5 Baja la frente lo más cerca posible de las rodillas. Mantén la postura hasta contar 10. Repite ambas posturas 2 veces más.

MEDIA TORSIÓN

14

Esta suave torsión no solo realinea la columna, también tonifica la cintura.

- Masajea los órganos digestivos, facilitando la evacuación
- Estimula el flujo linfático
- Fortalece el sistema inmunológico
- Calma el sistema nervioso

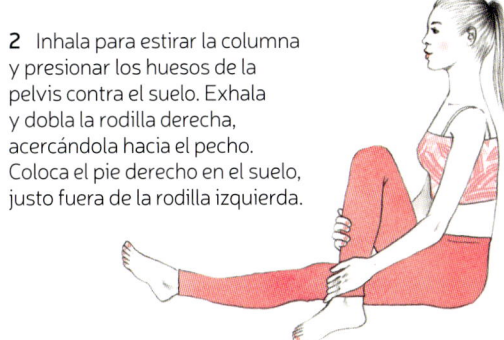

1 Siéntate en el suelo con los pies juntos y extendidos frente a ti y las manos en el suelo a los lados de las caderas.

2 Inhala para estirar la columna y presionar los huesos de la pelvis contra el suelo. Exhala y dobla la rodilla derecha, acercándola hacia el pecho. Coloca el pie derecho en el suelo, justo fuera de la rodilla izquierda.

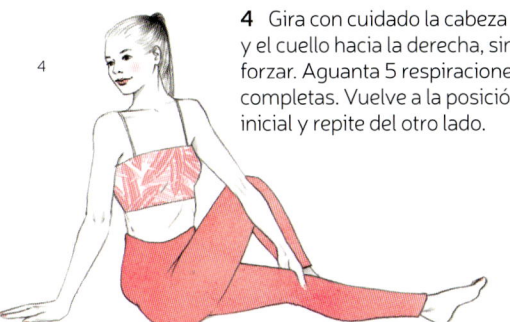

3 Coloca la mano derecha en el suelo detrás de ti y lleva la mano izquierda sobre la rodilla izquierda.

4 Gira con cuidado la cabeza y el cuello hacia la derecha, sin forzar. Aguanta 5 respiraciones completas. Vuelve a la posición inicial y repite del otro lado.

POSTURA DE LA PLANCHA

La postura de la plancha fortalece los músculos centrales, así como los brazos, la espalda y los glúteos.

- Fortalece brazos, hombros, espalda y piernas
- Tonifica abdominales y glúteos

15

1 Siéntate sobre las rodillas. Coloca las manos sobre los muslos y estira la columna.

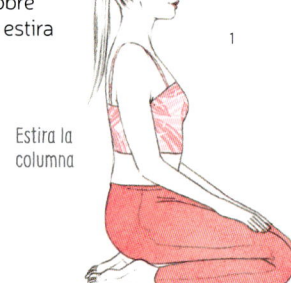

1

Estira la columna

3 Inhala y extiende las piernas, sube desde la punta de los pies, bloquea las rodillas y los codos, manteniendo el cuerpo lo más recto posible. Cuenta hasta 20 con una respiración tranquila. Repite 2 veces.

2 Colócate en posición de cuatro apoyos y mantén las caderas recogidas, como si llevaras la pelvis hacia las costillas.

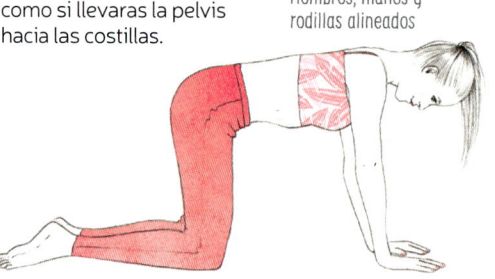

Hombros, manos y rodillas alineados

2

Mantén los glúteos tensos para prevenir la flacidez pélvica

3

Mira hacia abajo

POSTURA DE LA PIERNA LEVANTADA

16

Esta postura es ideal para reafirmar abdominales, caderas y muslos.

- Tonifica los músculos del estómago
- Mejora la digestión
- Fortalece la espalda, las caderas y los muslos
- Energiza los órganos reproductivos

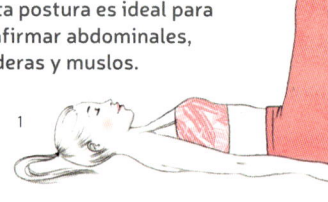

1

1 Túmbate boca arriba con las piernas y los brazos estirados. Levanta la pierna derecha hasta formar un ángulo recto con el cuerpo. Cuenta hasta 5 y, luego, baja la pierna al suelo. Repítelo con la pierna izquierda.

2 Levanta ambas piernas juntas, sin doblar las rodillas, hasta formar un ángulo recto con el cuerpo. Mantén la postura hasta contar 5 y, luego, baja las piernas al suelo. Repite 3 veces.

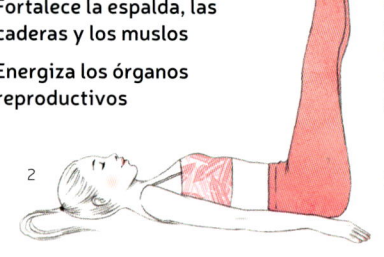

2

Mantén las piernas rectas

POSTURA DE RODILLAS AL PECHO

17

Esta postura ayuda a aliviar los problemas digestivos.

- Alivia la indigestión, hinchazón, reflujo ácido, flatulencia y estreñimiento
- Mejora los síntomas del síndrome del intestino irritable

1 Acuéstate sobre la espalda con las piernas extendidas. Lleva la rodilla izquierda hacia el pecho y entrelaza las manos alrededor de la rodilla. Siente el estiramiento y lleva la pierna hacia ti suavemente. Repítelo con la otra pierna.

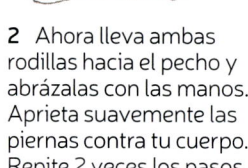
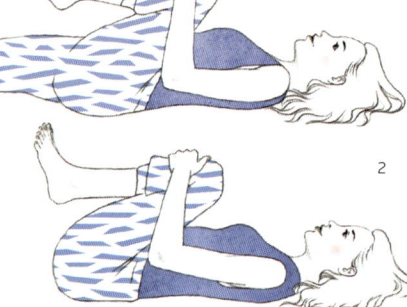

1

2 Ahora lleva ambas rodillas hacia el pecho y abrázalas con las manos. Aprieta suavemente las piernas contra tu cuerpo. Repite 2 veces los pasos 1 y 2.

2

POSTURA DE MEDIO PUENTE

18

La postura de medio puente estira la columna y también ayuda a reducir el estrés y el cansancio.

- Expande el pecho
- Alivia el dolor menstrual
- Estimula la glándula tiroides
- Energiza, tonifica y fortalece los glúteos y las piernas

1 Acuéstate de espaldas, con las rodillas dobladas y los pies planos sobre el suelo. Coloca los brazos a los lados, con las palmas hacia abajo, y empuja las caderas hacia el techo.

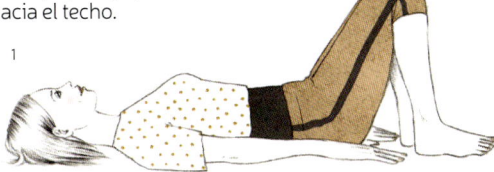

2 Enlaza los brazos debajo de tu cuerpo y mantén la postura hasta contar 5 mientras respiras. Para salir de la postura, vuelve a poner las manos a los lados y baja la columna vértebra por vértebra. Repite 2 veces.

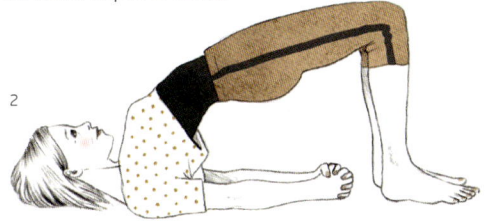

POSTURA DE LA COBRA

19

Hoy volvemos a este estiramiento de espalda, aumentando gradualmente la intensidad.

- Estira y fortalece la columna
- Estimula el cerebro
- Tonifica los sistemas respiratorio y digestivo
- Energiza las piernas

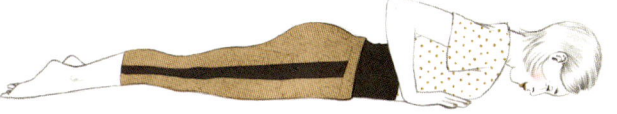

1 Acuéstate boca abajo, con la cabeza girada hacia un lado, con los brazos extendidos a ambos lados. Gira la cabeza y apoya la frente en el suelo. Coloca las manos, con las palmas hacia abajo, a la altura de los hombros.

2 Al exhalar, presiona con las manos y levanta lentamente el tronco.

Dedos de los pies presionados contra el suelo

3 Sigue levantando el tronco hasta donde te resulte cómodo. Inclina suavemente la cabeza hacia atrás hasta que el mentón quede paralelo al suelo. Cuenta hasta 15 con una respiración tranquila. Baja gradualmente el tronco al suelo. Repite 2 veces.

No inclines la cabeza hacia atrás más de lo que se muestra en la ilustración

Mentón paralelo al suelo

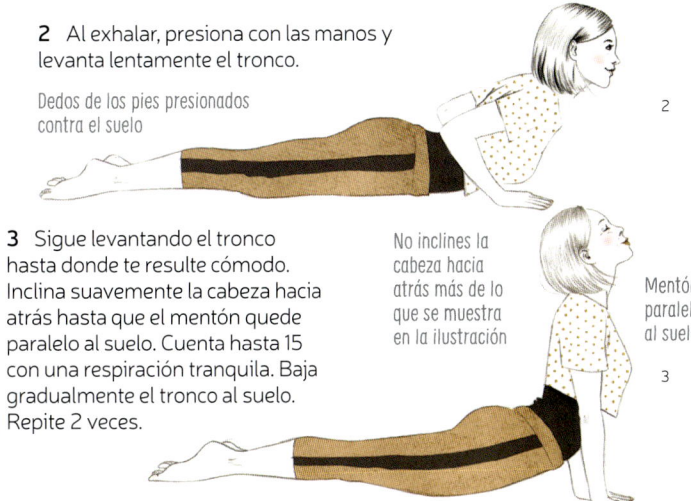

POSTURA DEL CADÁVER

20

Reserva 5-10 minutos para disfrutar de la relajación completa de la postura del cadáver.

- Relaja la mente y el cuerpo después del esfuerzo físico
- Favorece la relajación profunda
- Reduce el cansancio

1 Acuéstate sobre la espalda, con los brazos a los lados del cuerpo, las palmas hacia arriba. Deja que tus pies se abran hacia los lados. Cierra los ojos. Comienza desde las plantas de los pies y, poco a poco, haz un escaneo mental que suba hacia la coronilla, liberando la tensión en las articulaciones y músculos a lo largo del recorrido. Invita la paz a tu mente y cuerpo. Utiliza tu respiración como punto de enfoque para despejar la mente y mantenerte presente. Descansa durante 5-10 minutos.

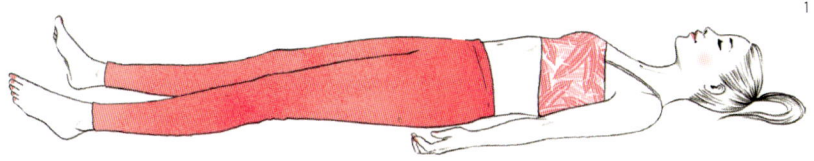

Respiración

DÍA 8

Después de la intensa sesión de repaso de ayer, hoy será un día menos exigente físicamente, pero no por ello menos importante. Nos enfocaremos en las técnicas de respiración. Respirar correctamente es fundamental, no solo durante la práctica de yoga, también en cada momento de tu vida. Una respiración lenta y profunda, que lleve el aire hasta lo más profundo de tus pulmones, aporta más oxígeno a la sangre, nutre tus músculos y mejora tu capacidad de concentración. Además, optimiza la función cardiovascular, reduciendo el esfuerzo del corazón. También tiene un poderoso efecto calmante, aliviando el estrés y la ansiedad de forma completamente natural. En el yoga, la práctica de mejorar la respiración se conoce como *Pranayama*. En sánscrito, *Prana* significa 'fuerza vital' y *Ayama* significa 'control', lo que refleja la importancia de la respiración en el estilo de vida yogui.

RESPIRACIÓN PROFUNDA DE PIE

 1

Aprender a respirar correctamente, en sincronía con las asanas mientras las practicas, potenciará enormemente los beneficios que obtienes de cada postura.

- Aumenta la energía y la concentración
- Fortalece la columna vertebral
- Tonifica los brazos y la parte superior del cuerpo
- Mejora el equilibrio y la postura

FLEXIÓN HACIA DELANTE DE PIE

 2

Hoy combinaremos una respiración lenta y profunda con los movimientos de esta flexión hacia delante. Al respirar de manera profunda y consciente durante la asana, podrás profundizar aún más en el estiramiento.

- Fortalece los músculos de la espalda
- Estira los isquiotibiales
- Tonifica los órganos digestivos
- Puede aliviar dolores de cabeza

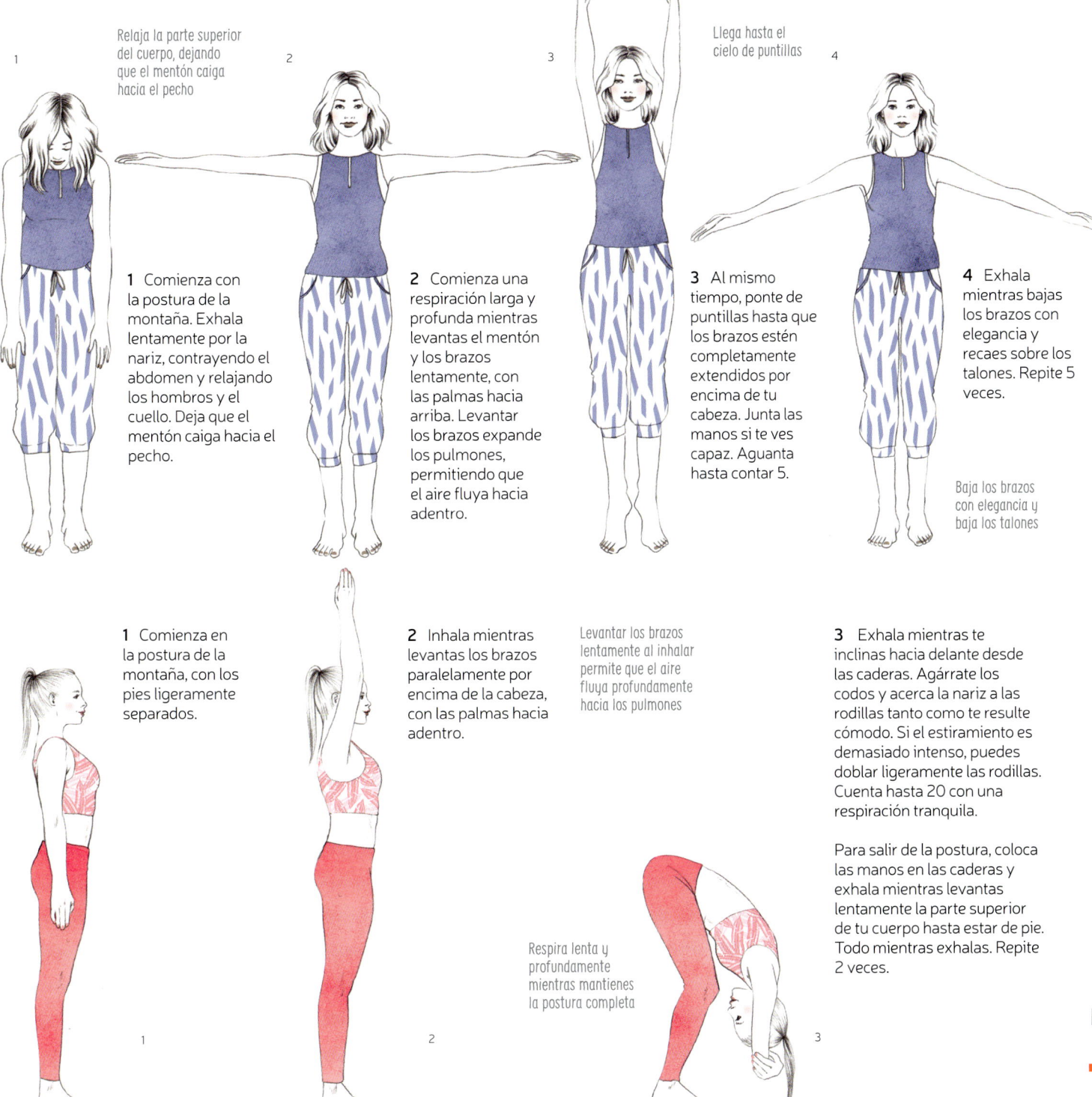

1 Relaja la parte superior del cuerpo, dejando que el mentón caiga hacia el pecho

2

3 Llega hasta el cielo de puntillas

4

1 Comienza con la postura de la montaña. Exhala lentamente por la nariz, contrayendo el abdomen y relajando los hombros y el cuello. Deja que el mentón caiga hacia el pecho.

2 Comienza una respiración larga y profunda mientras levantas el mentón y los brazos lentamente, con las palmas hacia arriba. Levantar los brazos expande los pulmones, permitiendo que el aire fluya hacia adentro.

3 Al mismo tiempo, ponte de puntillas hasta que los brazos estén completamente extendidos por encima de tu cabeza. Junta las manos si te ves capaz. Aguanta hasta contar 5.

4 Exhala mientras bajas los brazos con elegancia y recaes sobre los talones. Repite 5 veces.

Baja los brazos con elegancia y baja los talones

1 Comienza en la postura de la montaña, con los pies ligeramente separados.

2 Inhala mientras levantas los brazos paralelamente por encima de la cabeza, con las palmas hacia adentro.

Levantar los brazos lentamente al inhalar permite que el aire fluya profundamente hacia los pulmones

3 Exhala mientras te inclinas hacia delante desde las caderas. Agárrate los codos y acerca la nariz a las rodillas tanto como te resulte cómodo. Si el estiramiento es demasiado intenso, puedes doblar ligeramente las rodillas. Cuenta hasta 20 con una respiración tranquila.

Para salir de la postura, coloca las manos en las caderas y exhala mientras levantas lentamente la parte superior de tu cuerpo hasta estar de pie. Todo mientras exhalas. Repite 2 veces.

Respira lenta y profundamente mientras mantienes la postura completa

DÍA
8

POSTURA DE MEDIO LOTO

La postura de medio loto, o *Ardha Padmasana*, es una postura sentada clásica que abre las caderas y estira las rodillas y los tobillos.

- Aumenta la flexibilidad en caderas, rodillas y tobillos
- Fortalece la columna y los abdominales
- Mejora la postura
- Aumenta la energía

Omite esta postura o consulta con tu médico si tienes una lesión reciente en la rodilla o si has tenido un reemplazo de rodilla o cadera.

1 Siéntate en la postura del bastón, estirando la columna desde el coxis hasta la coronilla.

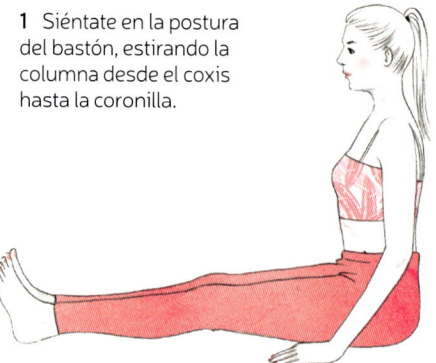

2 Dobla la rodilla derecha, sujeta el pie con ambas manos y colócalo encima de la pierna izquierda extendida, lo más arriba posible del muslo (tu objetivo es llevarlo hasta la ingle).

3 Dobla la rodilla izquierda, acércala al cuerpo y mete el talón bajo la pierna derecha, con el talón pegado a la ingle. Coloca las manos sobre las rodillas con los dedos en *chin mundra*.

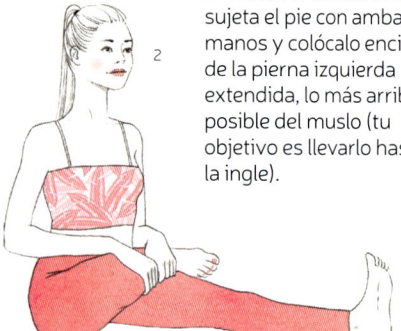

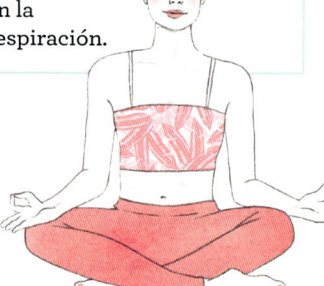

En *chin mudra*, o 'sello de la conciencia', la yema del pulgar y la del índice se tocan ligeramente

RESPIRACIÓN ALTERNA

La respiración alterna, o *Nadi Shodhana*, limpia los orificios nasales, aumentando el flujo de *prana*, o «energía vital», por el cuerpo.

- Alivia el estrés
- Mejora la actividad mental
- Calma el sistema nervioso
- Favorece la calma y el sueño
- Aumenta la energía

1 Siéntate en la postura de medio loto, o en una más sencilla con las piernas cruzadas si aún no estás cómoda con la postura de medio loto. Coloca las manos sobre las rodillas en el *shuni mudra*, o 'sello de la paciencia'.

En el *shuni mudra*, o 'sello de la paciencia', la yema del pulgar y la del índice se tocan ligeramente

2 Exhala por la fosa nasal izquierda mientras usas el pulgar para cerrar la fosa nasal derecha. Inhala lenta y profundamente por la fosa nasal izquierda. Ahora, usa el anular y el meñique para cerrar la fosa nasal izquierda y exhala lentamente por la fosa nasal derecha. Inhala por la fosa nasal derecha, luego ciérrala con el pulgar. Exhala por la fosa nasal izquierda. Este es un ciclo completo de respiración. Repite 7 veces.

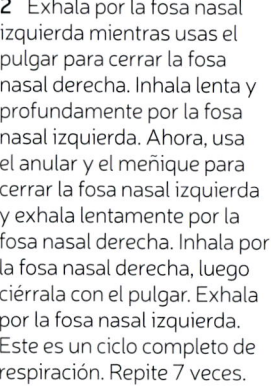

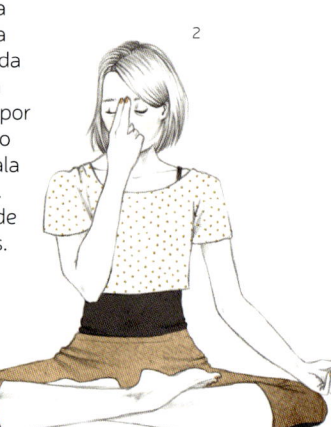

RESPIRACIÓN ABDOMINAL

5 También conocida como respiración profunda abdominal o respiración diafragmática, este ejercicio ayudará a fortalecer tu diafragma y llevará a una respiración más eficiente durante todo el día.

- **Aporta más oxigeno a la sangre**
- **Masajea los órganos abdominales, mejorando la digestión y el drenaje linfático**
- **Calma el sistema nervioso, reduciendo la frecuencia cardíaca**

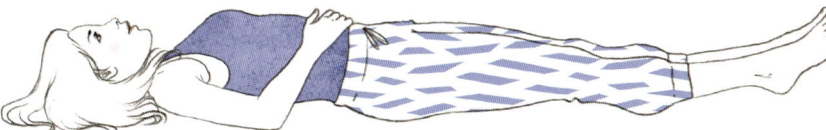

1 Recuéstate en el suelo boca arriba, en la postura del cadáver. Coloca las manos, con las palmas hacia abajo, sobre el abdomen, justo debajo de las costillas.

Inhala lenta y profundamente por la nariz. La manera de inhalar es hacerlo con calma hasta que no puedas coger más aire cómodamente.

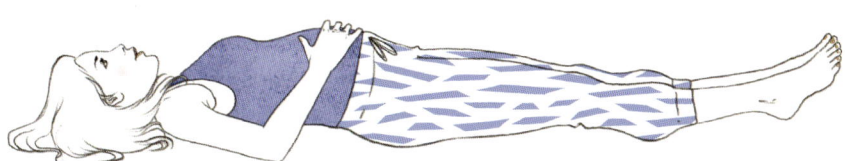

2 Deberías sentir cómo se expande el abdomen con la respiración. Ahora, exhala con suavidad por la boca entreabierta, apretando el abdomen mientras exhalas para expulsar el aire del estómago. Repítelo despacio y con calma durante 2-3 minutos.

POSTURA DEL CADÁVER

 6 La postura del cadáver, o *Shavasana*, es el mejor momento para concentrarte en tu respiración.

- **Relaja la mente y el cuerpo después del esfuerzo físico**
- **Favorece la relajación profunda**
- **Reduce el cansancio**

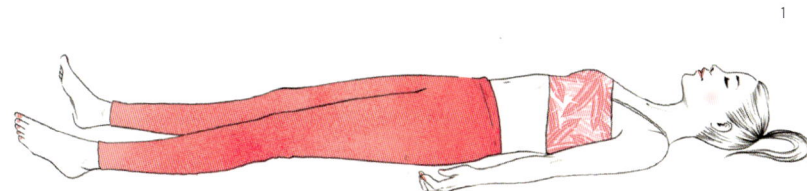

1 Acuéstate sobre la espalda, con los brazos a los lados del cuerpo, las palmas hacia arriba. Deja que tus pies se abran hacia los lados. Cierra los ojos. Comienza desde las plantas de los pies y, poco a poco, haz un escaneo mental que suba hacia la coronilla, liberando la tensión en las articulaciones y músculos a lo largo del recorrido. Invita a la paz a tu mente y cuerpo. Utiliza tu respiración como punto de enfoque para despejar la mente y mantenerte presente. Descansa durante 5-10 minutos.

Comer bien

La dieta del yoga no tiene como objetivo la pérdida de peso, aunque si tienes sobrepeso, es posible que adelgaces si sigues sus principios. Se trata de una dieta vegana basada en alimentos frescos, de temporada y, preferiblemente, cultivados localmente. Estos alimentos se preparan con esmero, prestando atención al color, la textura y el sabor. En el yoga, la comida no se engulle frente a la televisión, sino que se disfruta con calma, preferiblemente en compañía de amigos o familia, alrededor de una mesa común, en un ambiente relajado. Un día típico podría empezar con agua caliente con limón, té verde, té de jengibre o alguna otra infusión de hierbas o mate.

El desayuno podría ser unas gachas de avena, quinoa, arroz o mijo, acompañada de frutas frescas, como los frutos rojos. Lo ideal es que el almuerzo sea la comida principal del día, y en él deberían incluirse proteínas vegetales como brotes germinados, legumbres (garbanzos, alubias, etc.) o tofu, junto a una buena cantidad de verduras, crudas o cocidas. Las grasas para cocinar deben ser vegetales, como el aceite de oliva. Continuaremos hablando sobre este tema el día 10.

DÍA 9

RESPIRACIÓN PROFUNDA DE PIE

Hoy volvemos comenzar nuestra rutina con esta respiración energizante.

- Aumenta la energía y la concentración
- Fortalece la columna
- Tonifica brazos y parte superior del cuerpo
- Mejora el equilibrio y la postura

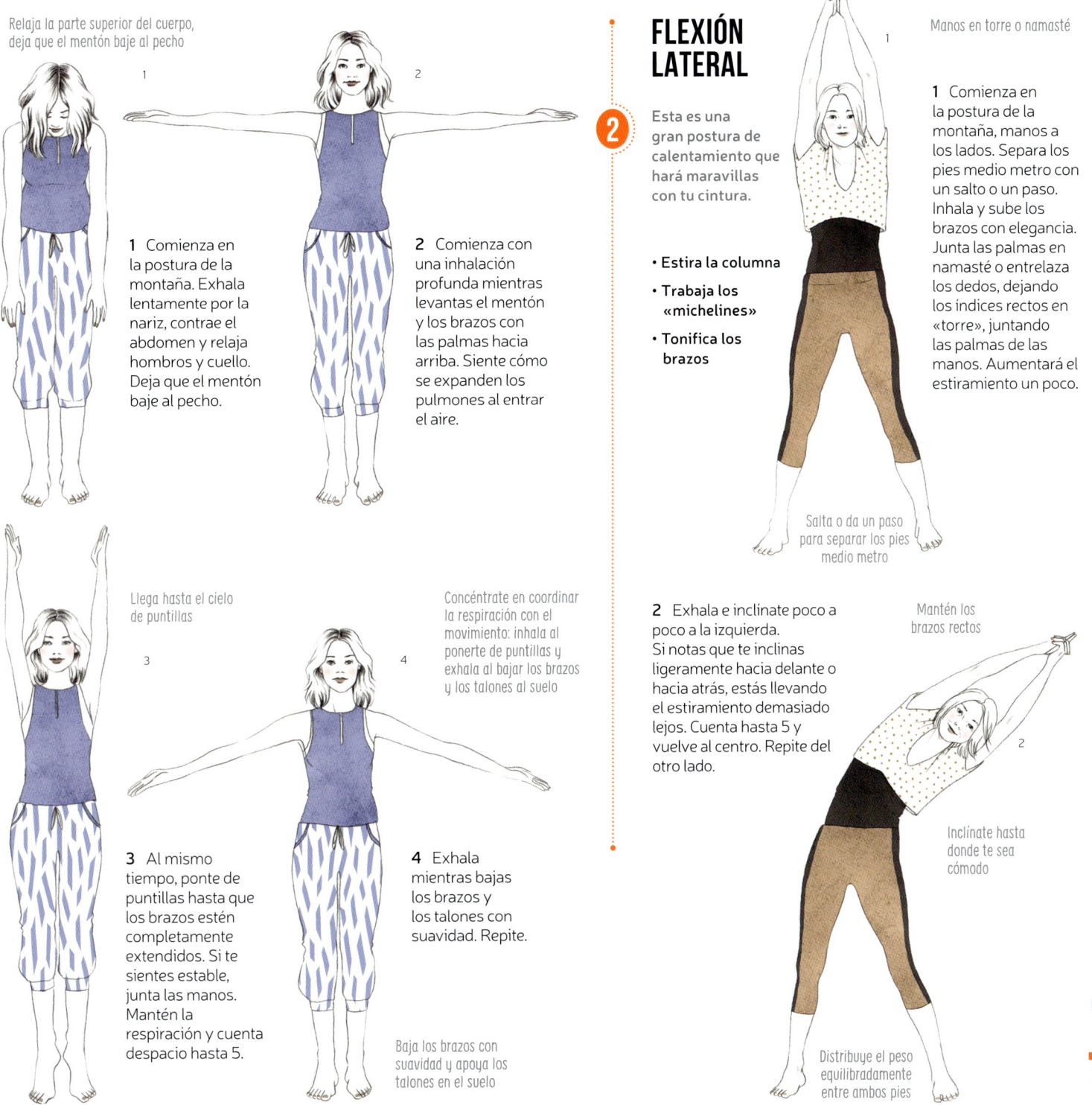

Relaja la parte superior del cuerpo, deja que el mentón baje al pecho

1 Comienza en la postura de la montaña. Exhala lentamente por la nariz, contrae el abdomen y relaja hombros y cuello. Deja que el mentón baje al pecho.

2 Comienza con una inhalación profunda mientras levantas el mentón y los brazos con las palmas hacia arriba. Siente cómo se expanden los pulmones al entrar el aire.

Llega hasta el cielo de puntillas

Concéntrate en coordinar la respiración con el movimiento: inhala al ponerte de puntillas y exhala al bajar los brazos y los talones al suelo

3 Al mismo tiempo, ponte de puntillas hasta que los brazos estén completamente extendidos. Si te sientes estable, junta las manos. Mantén la respiración y cuenta despacio hasta 5.

4 Exhala mientras bajas los brazos y los talones con suavidad. Repite.

Baja los brazos con suavidad y apoya los talones en el suelo

FLEXIÓN LATERAL

2

Esta es una gran postura de calentamiento que hará maravillas con tu cintura.

- Estira la columna
- Trabaja los «michelines»
- Tonifica los brazos

Manos en torre o namasté

1 Comienza en la postura de la montaña, manos a los lados. Separa los pies medio metro con un salto o un paso. Inhala y sube los brazos con elegancia. Junta las palmas en namasté o entrelaza los dedos, dejando los índices rectos en «torre», juntando las palmas de las manos. Aumentará el estiramiento un poco.

Salta o da un paso para separar los pies medio metro

2 Exhala e inclínate poco a poco a la izquierda. Si notas que te inclinas ligeramente hacia delante o hacia atrás, estás llevando el estiramiento demasiado lejos. Cuenta hasta 5 y vuelve al centro. Repite del otro lado.

Mantén los brazos rectos

Inclínate hasta donde te sea cómodo

Distribuye el peso equilibradamente entre ambos pies

POSTURA DEL TRIÁNGULO

Volvemos de nuevo a la postura del triángulo, una asana que proporciona un gran entrenamiento a los músculos centrales.

- Estira y fortalece la columna
- Tonifica las piernas
- Abre el corazón
- Estimula el hígado, el bazo y los riñones
- Desarrolla fuerza y determinación

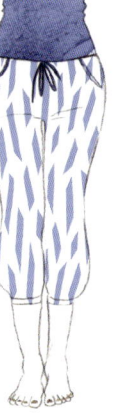

1   Mantén la postura de la montaña con las palmas unidas frente al pecho.

2   Separa los pies entre medio metro y un metro. Levanta los brazos hasta la altura de los hombros al inhalar, con las palmas hacia abajo.

3   Gira el pie y la pierna derechos hacia fuera unos 90 grados. Gira ligeramente el pie izquierdo hacia el talón derecho.

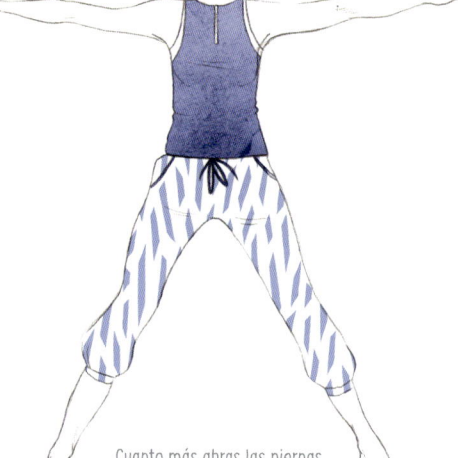

Cuanto más abras las piernas, más intenso será el estiramiento

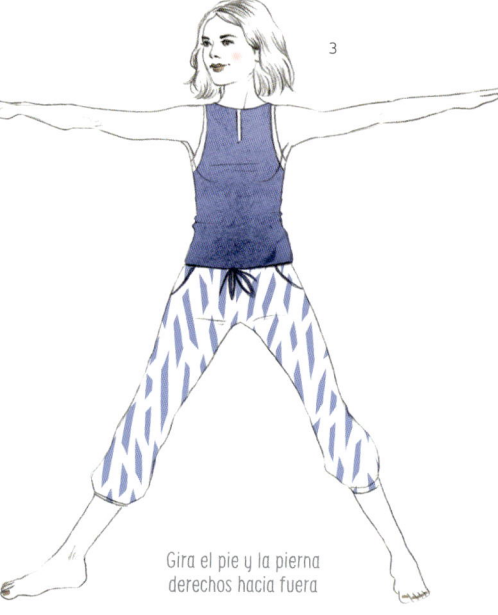

Gira el pie y la pierna derechos hacia fuera

Si tienes problemas cardíacos o presión arterial alta, no vayas más allá del paso 4. Repite ambos lados.

5   Extiende tu brazo izquierdo cerca de la oreja, manteniendo el codo recto. Mira al frente. Cuenta hasta 15 con una respiración tranquila. Repite del otro lado.

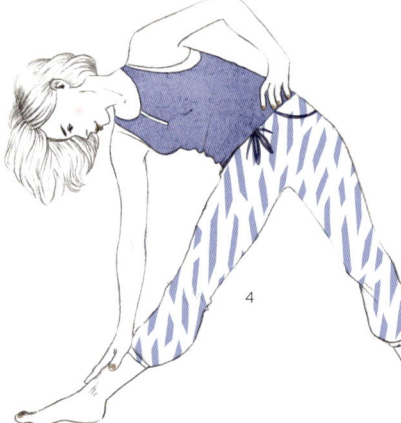

4   Pon la mano izquierda en la cadera. Exhala mientras deslizas el brazo derecho por la pierna derecha, hasta donde llegues, sin forzar. Mantén el pecho extendido.

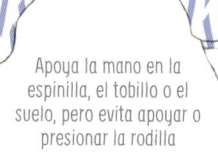

Apoya la mano en la espinilla, el tobillo o el suelo, pero evita apoyar o presionar la rodilla

Si no puedes mantener el pecho abierto, es probable que estés bajando demasiado rápido. Relaja un poco el estiramiento hasta poder mantenerlo abierto.

POSTURA DEL ÁNGULO ATADO

4

Presiona hoy las rodillas un poco más abajo que anteriormente, sin forzar.

- Mejora los órganos urinarios y reproductores
- Alivia las molestias menstruales
- Estira los muslos
- Alivia la depresión leve

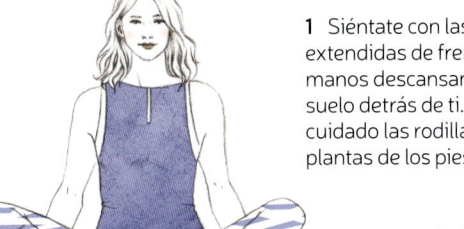

1 Siéntate con las piernas extendidas de frente, con las manos descansando en el suelo detrás de ti. Dobla con cuidado las rodillas y junta las plantas de los pies.

2 Lleva las manos al frente y agárrate los pies.

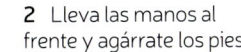
Mantén los hombros relajados

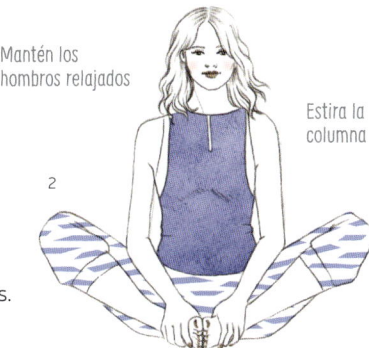
Estira la columna

3 Exhala y lleva suavemente las rodillas hacia el suelo. Aguanta la postura más profunda hasta contar 20, con una respiración calmada.

4 Para salir de la postura, levanta las rodillas hacia el pecho y desliza las manos hacia las rodillas.

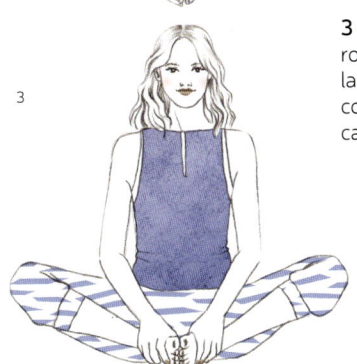

Presiona las rodillas hacia el suelo

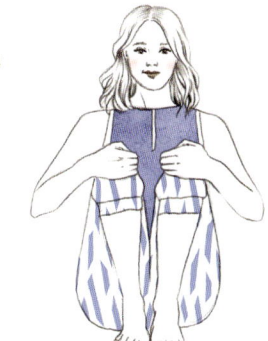

MEDIA TORSIÓN

5

Puedes maximizar los beneficios de la media torsión manteniendo la postura durante más tiempo; 30 a 60 segundos en la postura completa aportan grandes beneficios.

- Masajea los órganos digestivos, facilitando la evacuación
- Estimula el flujo linfático
- Fortalece el sistema inmunológico
- Calma el sistema nervioso

1 Siéntate en el suelo con los pies juntos y extendidos frente a ti, y las manos en el suelo a los lados de las caderas.

2 Inhala para estirar la columna y presionar los huesos de la pelvis contra el suelo. Exhala y dobla la rodilla derecha, acercándola hacia el pecho. Coloca el pie derecho en el suelo, justo fuera de la rodilla izquierda.

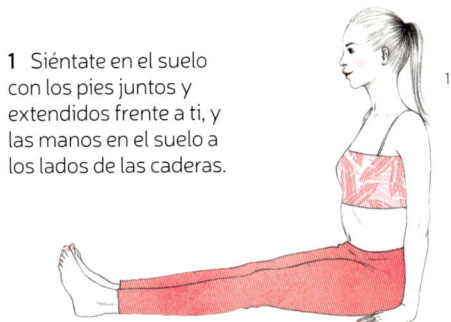

3 Coloca la mano derecha en el suelo detrás de ti y lleva la mano izquierda sobre la rodilla izquierda.

Dedos de los pies hacia arriba

4 Gira con cuidado la cabeza y el cuello hacia la derecha, sin forzar. Aguanta 5 respiraciones completas. Vuelve a la posición inicial y repite del otro lado.

Mira por encima del hombro derecho

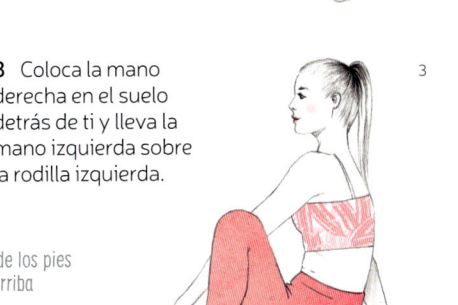

POSTURA DE LA PIERNA LEVANTADA

6

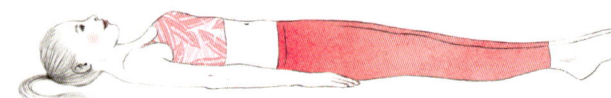

Esta suave postura también ayuda a aliviar trastornos estomacales como la acidez, la indigestión y el estreñimiento.

- **Tonifica los músculos del estómago**
- **Mejora la digestión**
- **Fortalece la espalda, las caderas y los muslos**
- **Energiza los órganos reproductivos**

1 Túmbate boca arriba con las piernas y los brazos estirados. Junta los pies y apoya las palmas de las manos en el suelo, a los lados del cuerpo.

2 Levanta lentamente la pierna derecha hasta formar un ángulo recto con el cuerpo. Presiona suavemente el suelo con las manos para mantener el equilibrio. Cuenta hasta 5, luego baja la pierna al suelo. Repite con la pierna izquierda.

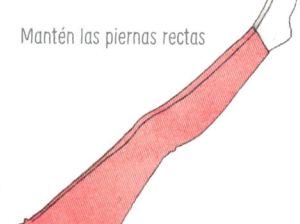

3 Levanta ambas piernas juntas, sin doblar las rodillas, hasta formar un ángulo recto con el cuerpo. Mantén esta postura hasta contar 5.

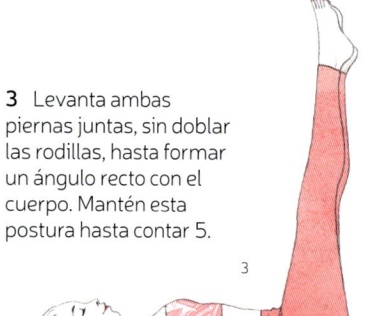

4 Baja las piernas suavemente hasta el suelo, sin doblar las rodillas.

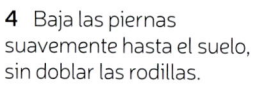

Mantén las piernas rectas

POSTURA GATO-VACA

7

La postura del gato-vaca, o *Viralasana*, es una postura sencilla ideal para aliviar la tensión en la columna vertebral. Coordina tu respiración con el movimiento para maximizar los beneficios que ofrece.

- **Alivia la tensión en la espalda, el cuello y los hombros**
- **Reduce los síntomas del síndrome premenstrual (SPM)**
- **Mejora la digestión**
- **Aumenta la flexibilidad de la columna**

1 Comienza en cuatro apoyos, mirando hacia el suelo. Alinea tus muñecas con los hombros y tus rodillas con las caderas. Aplana tu espalda levantando el abdomen hacia la columna. Asegúrate de que los dedos de los pies no estén flexionados.

2 Inhala mientras levantas lentamente la cabeza y el coxis, moviendo el pecho hacia delante y llevando los hombros hacia atrás, de modo que la espalda quede cóncava.

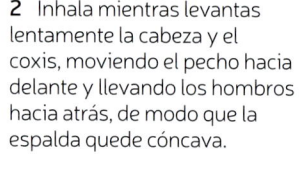

3 Exhala mientras bajas la cabeza y el coxis, levantando el abdomen y arqueando la columna hacia arriba. Deja que la cabeza caiga suavemente entre los hombros, sin forzar el mentón hacia el pecho. Repite 3 veces.

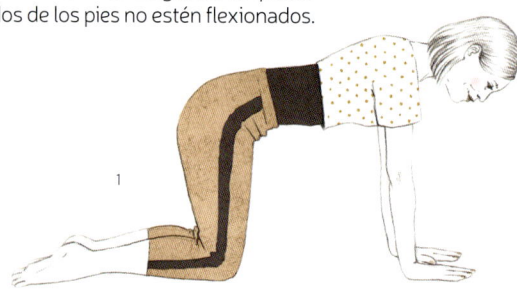

Mantén los pies paralelos

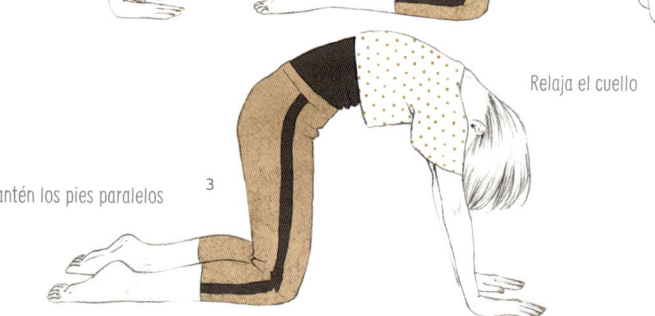

Relaja el cuello

POSTURA DEL ARCO

8

Hoy practicaremos la postura del arco completa.

- **Fortalece la columna**
- **Tonifica todo el cuerpo**
- **Expande los pulmones**
- **Mejora la circulación**

Esta postura no debe practicarse si tienes presión arterial alta, problemas cardíacos o dolor o lesión en la zona baja de la espalda.

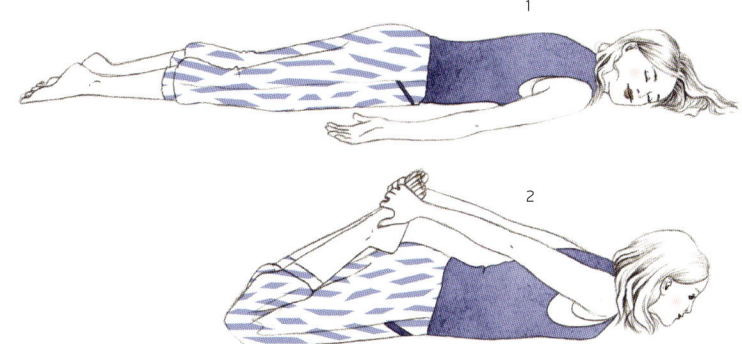

1 Túmbate boca abajo en el suelo, con la cabeza girada hacia un lado.

2 Gira la cabeza al frente. Inhala y agarra la parte superior de los pies con las manos mientras levantas el pecho del suelo.

3 Mientras exhalas, empuja los pies contra las palmas de las manos. Al empujar, el cuerpo se elevará de manera natural, pero concéntrate en empujar los pies en lugar de levantarte para evitar lesiones. Mantén la postura durante 3-5 respiraciones. Para salir, baja suavemente y suelta los pies de las manos.

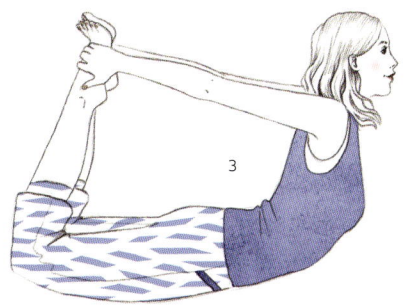

ADAPTACIÓN

Si no puedes sujetar ambos pies a la vez, comienza con un pie y levanta una pierna a la vez.

POSTURA DEL CADÁVER

9

Después de haber realizado todas las posturas de la sesión de hoy y haberlas repetido según lo indicado a continuación, reserva 5-10 minutos para disfrutar de la relajación completa de la postura del cadáver.

- **Relaja la mente y el cuerpo después del esfuerzo físico**
- **Favorece la relajación profunda**
- **Reduce el cansancio**

1 Acuéstate sobre la espalda, con los brazos a los lados del cuerpo, las palmas hacia arriba. Deja que tus pies se abran hacia los lados. Cierra los ojos. Comienza desde las plantas de los pies y, poco a poco, haz un escaneo mental que suba hacia la coronilla, liberando la tensión en las articulaciones y músculos a lo largo del recorrido. Invita a la paz a tu mente y cuerpo. Utiliza tu respiración como punto de enfoque para despejar la mente y mantenerte presente. Descansa durante 5-10 minutos.

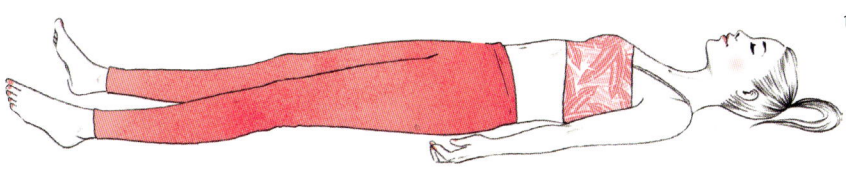

RUTINA DE HOY

Después de practicar todas las posturas de hoy, hazlas todas en una secuencia fluida, como un baile. Practica la postura del cadáver solo una vez al final de la rutina.

1	RESPIRACIÓN PROFUNDA DE PIE	Repite 5 veces
2	FLEXIÓN LATERAL	Repite 5 veces
3	POSTURA DEL TRIÁNGULO	Repite 3 veces
4	POSTURA DEL ÁNGULO ATADO	Repite 5 veces
5	MEDIA TORSIÓN	Repite 3 veces
6	POSTURA DE LA PIERNA LEVANTADA	Repite 3 veces
7	POSTURA GATO-VACA	Repite 3 veces
8	POSTURA DEL ARCO	Repite 3 veces
9	POSTURA DEL CADÁVER	5-10 minutos

Comer bien 2

DÍA
10

Según la dieta yoga, solo deberías comer cuando tengas hambre de verdad. Las deliciosas comidas saludables que consumas te mantendrán saciada y llena de energía, dando a tu cuerpo el tiempo que necesita para absorber y asimilar los nutrientes. Esto significa que probablemente no necesitarás picar entre horas. Si sientes la necesidad de picar algo por la tarde, te recordamos que puede ser por costumbre, o incluso sed, más que hambre. Por la tarde y a primera hora de la noche, te sugerimos beber abundante agua o infusiones. A la hora de cenar, es importante comer verduras cocinadas, incluyendo al menos un tubérculo, como remolachas, boniatos, batatas o zanahorias. Puedes terminar la comida con una reconfortante sopa caliente o caldo. Es importante que la cena sea más ligera que el almuerzo y que la consumas al menos dos o tres horas antes de acostarte.

APERTURA DE PECHO

Hoy llevaremos esta postura un paso más allá, profundizando en los estiramientos hacia delante y hacia atrás.

- Tonifica y reafirma los brazos
- Tonifica y reafirma el busto
- Alivia la tensión en cuello y hombros
- Alinea la columna

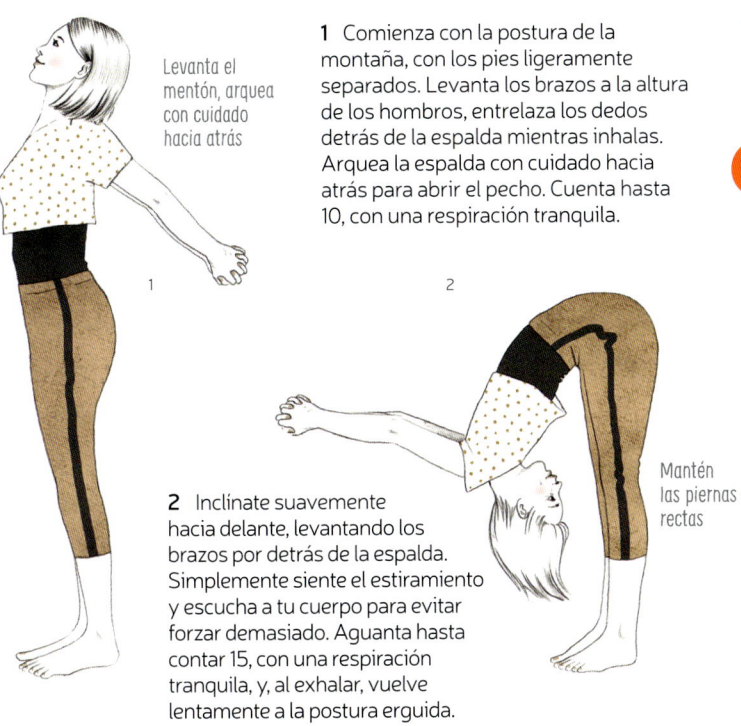

Levanta el mentón, arquea con cuidado hacia atrás

1 Comienza con la postura de la montaña, con los pies ligeramente separados. Levanta los brazos a la altura de los hombros, entrelaza los dedos detrás de la espalda mientras inhalas. Arquea la espalda con cuidado hacia atrás para abrir el pecho. Cuenta hasta 10, con una respiración tranquila.

2 Inclínate suavemente hacia delante, levantando los brazos por detrás de la espalda. Simplemente siente el estiramiento y escucha a tu cuerpo para evitar forzar demasiado. Aguanta hasta contar 15, con una respiración tranquila, y, al exhalar, vuelve lentamente a la postura erguida.

Mantén las piernas rectas

3 Levanta los brazos hacia atrás, mientras inhalas, y entrelaza los dedos detrás de la espalda. Arquea suavemente hacia atrás, hasta donde sea cómodo para ti. Cuenta hasta 5 con una respiración tranquila.

4 Vuelve a inclinarte hacia delante al exhalar, levantando los brazos detrás de la espalda. Trata de acercar la nariz a las rodillas, sin forzar. Mantén la posición hasta contar 15 con una respiración calmada. Exhala mientras regresas a una posición erguida. Repite 1 vez las cuatro posturas.

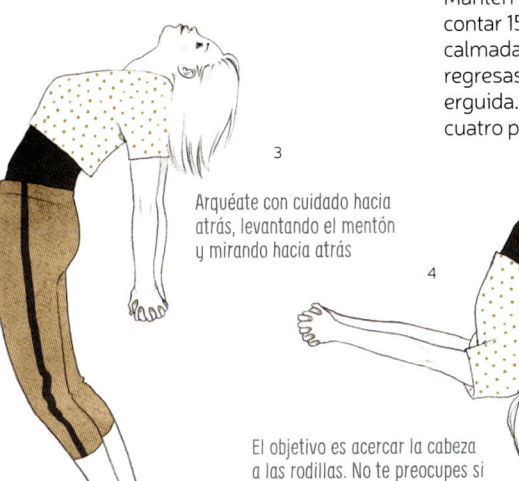

Arquéate con cuidado hacia atrás, levantando el mentón y mirando hacia atrás

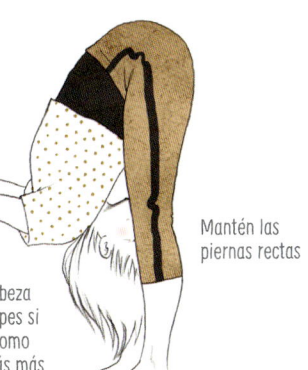

El objetivo es acercar la cabeza a las rodillas. No te preocupes si no puedes doblarte tanto como se ve en la ilustración. Serás más flexible con el paso de los días

Mantén las piernas rectas

POSTURA DE LA DIOSA

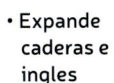

Cuando practiques esta postura, sé consciente de la energía de la diosa en cada parte de tu vida. Une el poder y la fuerza con el calor y el amor que nutre.

1 Ponte en la postura de la montaña. Separa bien las piernas y gira los pies hacia fuera, hasta donde te resulte cómodo. Inhala y levanta los brazos a la altura de los hombros, con las palmas mirando hacia abajo.

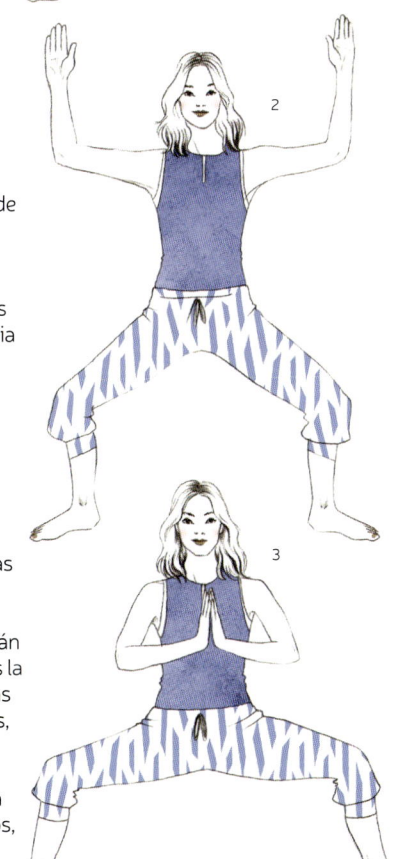

- Expande caderas e ingles
- Fortalece los muslos
- Aumenta la fuerza general del cuerpo

2 Exhala y desciende en una posición de sentadilla. Dobla los brazos en un ángulo de 90 grados, con las palmas mirando hacia delante.

3 Mantén las rodillas alineadas y activas para evitar lesiones. Tus caderas se abrirán a medida que estiras la columna. Si necesitas descansar los brazos, junta las palmas en posición de oración. Mantén esta postura durante 30 segundos, con una respiración tranquila.

GUERRERO I

Esta zancada hacia delante estirará y fortalecerá tus muslos, las pantorrillas y los tobillos, así como los hombros, los brazos y el cuello.

- **Fortalece las piernas, especialmente los muslos**
- **Fortalece la columna**
- **Estabiliza caderas, rodillas y tobillos**
- **Aumenta la capacidad pulmonar**

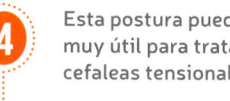

1 Comienza con la postura de la montaña, con los brazos a los lados.

2 Exhala, da un gran paso hacia delante con el pie izquierdo. Gira el pie derecho hacia fuera unos 45 grados. Coloca las manos en las caderas.

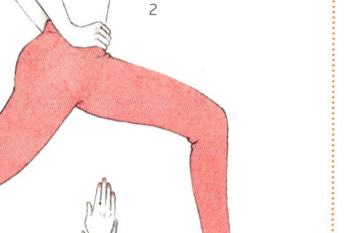

Inclina la cabeza para mirarte las manos

3 Inhala y flexiona la rodilla izquierda, asegurándote de que esté directamente sobre el tobillo izquierdo. Levanta los brazos por encima de la cabeza, uniendo las palmas de las manos. Mantén el talón del pie derecho apoyado en el suelo. Inclina ligeramente la cabeza hacia atrás y mírate las manos en el aire. Aguanta 5 respiraciones. Exhala y regresa a la postura de la montaña. Repite del otro lado.

Mantén el pie derecho apoyado en el suelo

ESTIRAMIENTO DE CUELLO

Esta postura puede ser muy útil para tratar las cefaleas tensionales.

- **Libera la tensión del cuello y los hombros**
- **Alivia los dolores de cabeza**
- **Favorece la relajación**

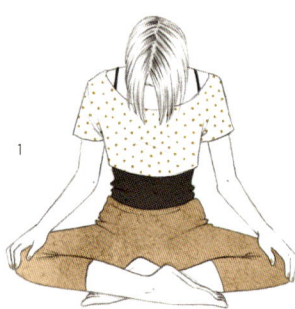

1 Siéntate en el suelo, con las piernas cruzadas en la postura de medio loto o loto. Mantén la espalda recta y deja caer la cabeza hacia delante, con el mentón descansando sobre el pecho.

2 Gira con cuidado la cabeza hacia la derecha, acercando la oreja derecha al hombro derecho.

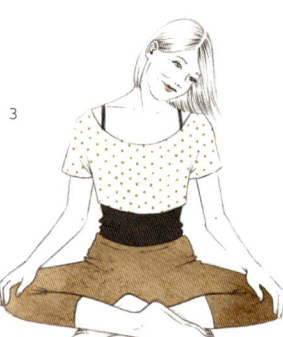

3 Vuelve a llevar el mentón al pecho y luego inclina la cabeza hacia el hombro izquierdo. Repite 3-5 veces.

4 Deja caer el mentón hacia el pecho y después levanta la cabeza para liberar la tensión del cuello. Repite 3-5 veces.

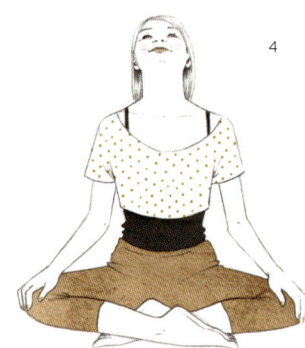

POSTURA DE LA PINZA SENTADA

5

Evita hundir el pecho y redondear la espalda al profundizar la flexión. Mantén la columna recta.

- Fortalece la columna
- Mejora la digestión
- Puede ayudar con la infertilidad, la hipertensión y el insomnio
- Alivia molestias menstruales y síntomas de la menopausia

1 Siéntate en el suelo con las piernas extendidas al frente, los pies juntos y las manos apoyadas a los lados de las caderas.

2 Inhala mientras levantas los brazos con armonía por encima de la cabeza. Eleva la mirada y arquea ligeramente la espalda hacia atrás. Aguanta durante 2-3 respiraciones.

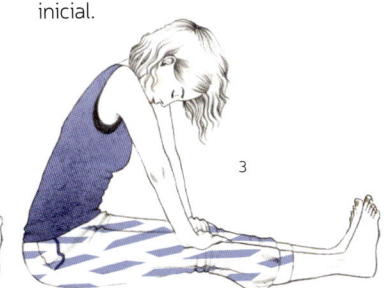

3 Exhala mientras bajas los brazos y sujetas tus rodillas. Dobla los codos hacia fuera al inclinarte hacia ellas. Cuenta hasta 15. Vuelve a la postura inicial.

4 Inhala mientras arqueas la espalda hacia atrás, como en el paso 2. Exhala al bajar los brazos y al inclinarte hacia delante para sujetar tus dedos de los pies. Si no llegas a los dedos, sujétate los tobillos o las espinillas.

5 Baja la frente lo más cerca posible de las rodillas. Cuenta hasta 15.

Dirige la frente hacia las rodillas. Siente cómo se estira la espalda, pero sin forzarla

POSTURA DE RODILLAS AL PECHO

6

Esta postura estira y estabiliza la pelvis y la zona lumbar, ayudando a reducir el dolor en la parte baja de la espalda.

- Alivia la indigestión, la hinchazón, el reflujo ácido, la flatulencia y el estreñimiento
- Mejora los síntomas del síndrome del intestino irritable

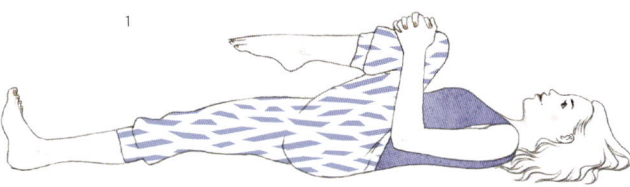

1 Acuéstate sobre la espalda con las piernas extendidas. Lleva la rodilla izquierda hacia el pecho y entrelaza las manos alrededor de la rodilla. Siente el estiramiento y lleva la pierna hacia ti suavemente. Repite con la otra pierna.

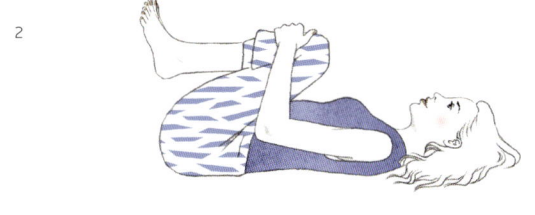

2 Regresa a la posición inicial, recostada sobre la espalda. Luego, lleva ambas rodillas hacia el pecho y entrelaza las manos alrededor de ellas. Siente el estiramiento y lleva las piernas hacia ti.

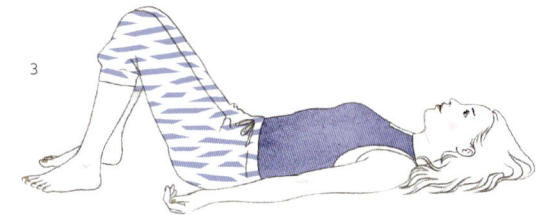

3 Deja caer las piernas suavemente hacia el suelo, manteniendo las rodillas dobladas a medio metro de distancia. Relájate en el suelo y haz 2-3 respiraciones completas.

POSTURA DEL MEDIO PUENTE

La postura del medio puente estira la columna y también ayuda a reducir el estrés y el cansancio.

- Expande el pecho
- Alivia el dolor menstrual
- Estimula la glándula tiroides
- Energiza, tonifica y fortalece los glúteos y las piernas

1 Acuéstate de espaldas, con las rodillas dobladas y los pies planos sobre el suelo. Coloca los brazos a los lados, con las palmas hacia abajo.

2 Levanta suavemente las caderas y la zona lumbar del suelo mientras exhalas. Enlaza los brazos debajo de tu cuerpo y mantén la postura hasta contar 5 mientras respiras. Para salir de la postura, vuelve a poner las manos a los lados y baja la columna vértebra por vértebra.

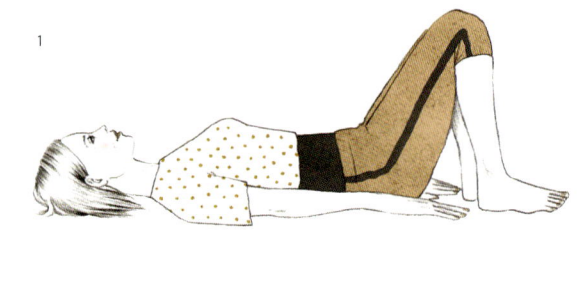

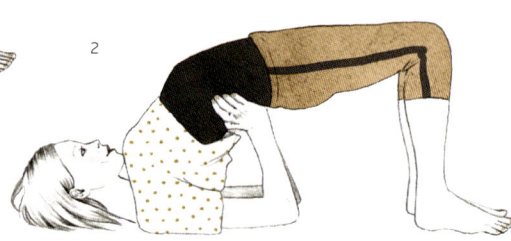

POSTURA DEL ARCO

La postura del arco es una potente flexión hacia atrás. Si el estiramiento con ambas piernas es demasiado intenso, recuerda que puedes comenzar levantando una pierna a la vez.

- Fortalece la columna
- Tonifica todo el cuerpo
- Expande los pulmones
- Mejora la circulación

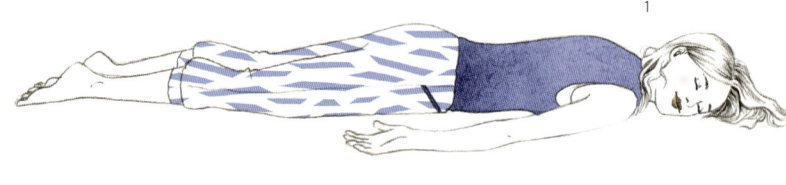

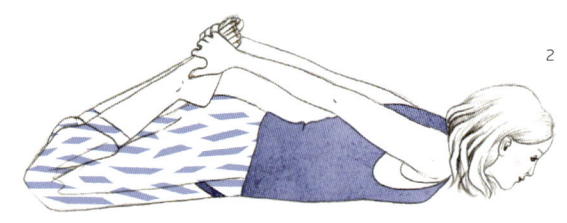

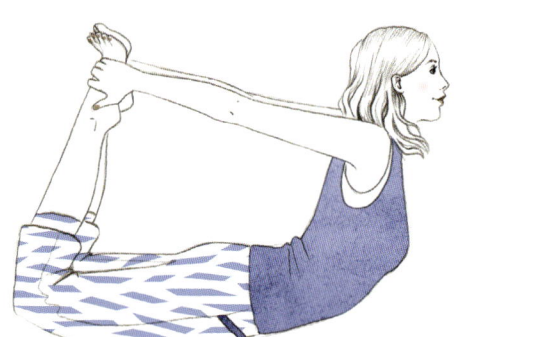

1 Túmbate boca abajo en el suelo, con la cabeza girada hacia un lado.

2 Gira la cabeza al frente. Inhala y agarra la parte superior de los pies con las manos mientras levantas el pecho del suelo.

3 Mientras exhalas, empuja los pies contra las palmas de las manos. Al empujar, el cuerpo se elevará de manera natural, pero concéntrate en empujar los pies en lugar de levantarte para evitar lesiones. Mantén la postura durante 3-5 respiraciones. Para salir, baja suavemente y suelta los pies de las manos.

POSTURA DEL NIÑO

La postura del niño, o *Balasana*, es una asana suave y reparadora que se utiliza para relajar el cuerpo después de posturas más exigentes. Hoy la utilizaremos para cerrar nuestra sesión.

- Alivia el cansancio
- Relaja cuello y hombros
- Estimula la digestión
- Estira la zona lumbar

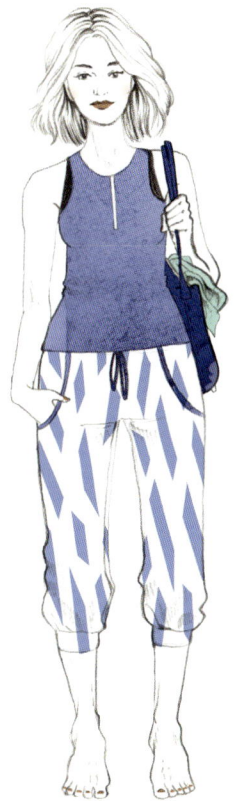

1 Arrodíllate en el suelo con los dedos gordos de los pies juntos. Siéntate sobre los talones con la espalda recta y con las rodillas separadas a la anchura de las caderas. Sujeta una muñeca con la otra mano.

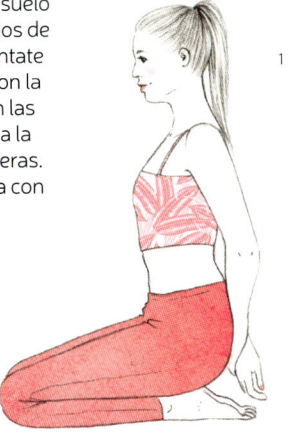

2 Exhala mientras te flexionas hacia delante desde las caderas, bajando la cabeza y el pecho con cuidado hasta donde puedas. Si es posible, apoya la frente en el suelo.

Mantén las rodillas separadas si es necesario para que tu cuerpo se hunda entre ellas hacia el suelo

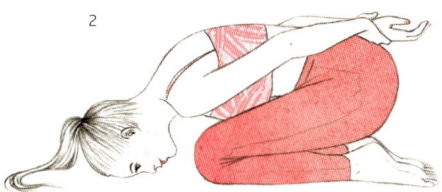

3 Suelta las manos y apóyalas en el suelo con las palmas hacia arriba. Lleva el coxis hacia los talones y siente cómo se estira la zona lumbar. Mantén la postura 2-3 minutos y haz respiraciones lentas y profundas.

Relaja cuello y hombros

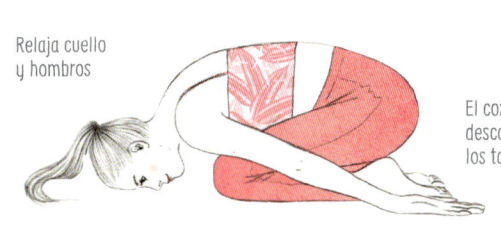

El coxis debe descansar sobre los talones

ADAPTACIONES

Si sientes incomodidad al apoyar la cabeza en el suelo, coloca un cojín, *bolster* o una toalla doblada delante y descansa la frente.

Para agunas personas es más cómodo extender los brazos hacia delante en la postura conocida como la «postura de la oración antigua».

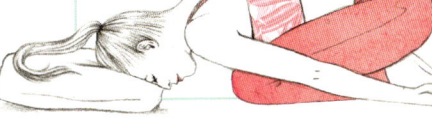

RUTINA DE HOY

Después de haber realizado todas las posturas de la sesión de hoy, practícalas todas en una secuencia fluida, como un baile. Haz una pausa entre posturas si necesitas descansar.

1	APERTURA DE PECHO	Repite 3 veces
2	POSTURA DE LA DIOSA	Repite 3 veces
3	GUERRERO I	Repite 3 veces
4	ESTIRAMIENTO DE CUELLO	Repite 5 veces
5	POSTURA DE LA PINZA SENTADA	Repite 3 veces
6	POSTURA DE RODILLAS AL PECHO	Repite 3 veces
7	POSTURA DEL MEDIO PUENTE	Repite 3 veces
8	POSTURA DEL ARCO	Repite 3 veces
9	POSTURA DEL NIÑO	2-3 minutos

Estilos de vida ajetreados

DÍA 11

La mayoría somos expertas en el arte de la multitarea. Trabajamos a tiempo completo mientras criamos a nuestra familia o estudiamos al tiempo que mantenemos un empleo. Cuidamos nuestras relaciones sociales y también viajamos por trabajo y placer. Con el tiempo, podemos encontrarnos en la vida con la clásica situación «sándwich»: haciéndonos cargo de hijos adolescentes y padres mayores al mismo tiempo, sin dejar de lado nuestras exigencias laborales. No es de extrañar que acabemos agotadas y con ansiedad. En este escenario, el yoga es el mejor antídoto: dedicar solo 30 minutos al día a su práctica nos ayuda a reconectar con nosotras mismas y a recordar que somos mucho más que los roles que cumplimos. Además, nos regala un momento de calma, reduce el estrés, mejora la salud y nos hace sentir y ver mejor.

FLEXIÓN LATERAL

1 Esta flexión lateral es un gran ejercicio de calentamiento. Intenta aumentar tu flexión lateral un poco más que ayer.

- Estira la columna
- Trabaja los «michelines»
- Tonifica los brazos

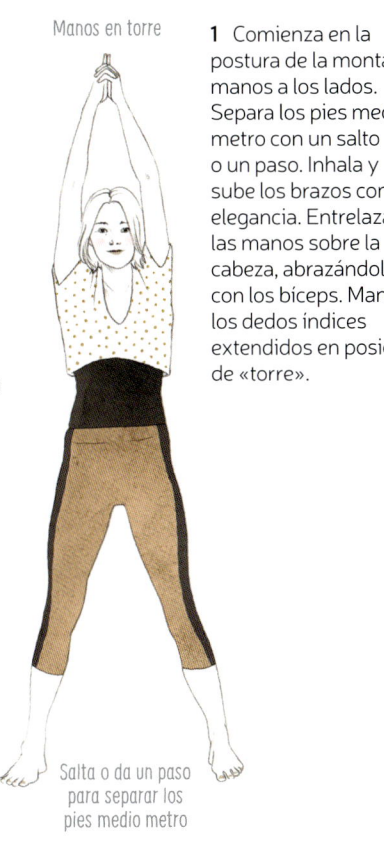

Manos en torre

1 Comienza en la postura de la montaña, manos a los lados. Separa los pies medio metro con un salto o un paso. Inhala y sube los brazos con elegancia. Entrelaza las manos sobre la cabeza, abrazándola con los bíceps. Mantén los dedos índices extendidos en posición de «torre».

1

Salta o da un paso para separar los pies medio metro

No estires de más. Entrena dentro de tus límites

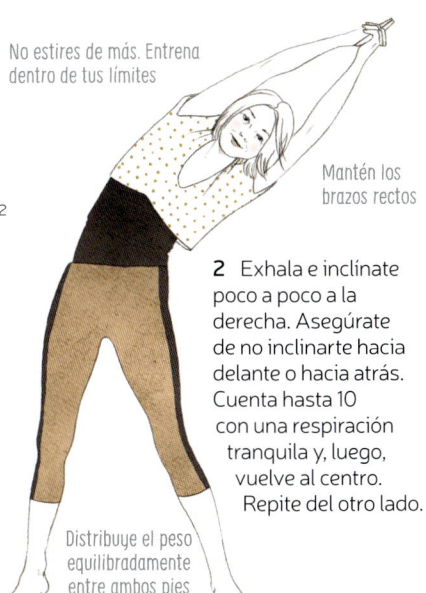

Mantén los brazos rectos

2

2 Exhala e inclínate poco a poco a la derecha. Asegúrate de no inclinarte hacia delante o hacia atrás. Cuenta hasta 10 con una respiración tranquila y, luego, vuelve al centro. Repite del otro lado.

Distribuye el peso equilibradamente entre ambos pies

POSTURA DEL ARCO DE PIE

La postura del arco de pie, o *Dandayamana Dhanurasana*, requiere concentración, fuerza y equilibrio. Hoy, concéntrate en mantener el balance mientras llevas suavemente el pie hacia atrás.

- Mejora la circulación en el corazón y los pulmones
- Aumenta la elasticidad de la columna
- Activa el sistema digestivo
- Mejora el equilibrio y la concentración

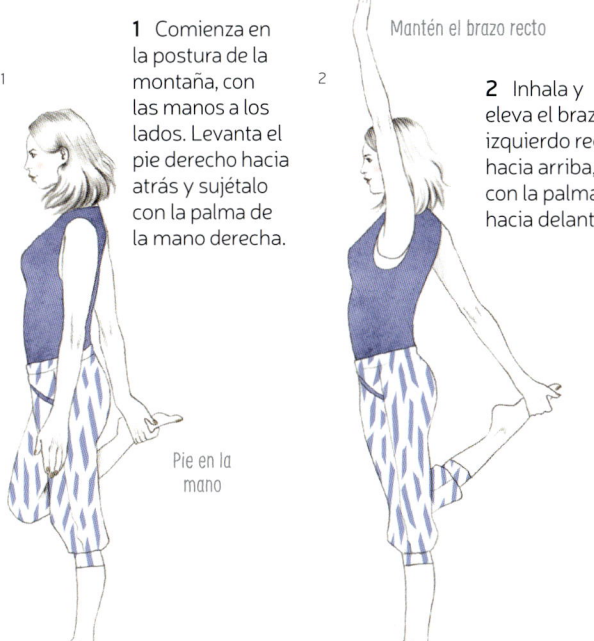

1

1 Comienza en la postura de la montaña, con las manos a los lados. Levanta el pie derecho hacia atrás y sujétalo con la palma de la mano derecha.

Pie en la mano

Mantén el brazo recto

2

2 Inhala y eleva el brazo izquierdo recto hacia arriba, con la palma hacia delante.

3

3 Mientras exhalas, empuja el pie hacia atrás contra la palma de la mano.

ADAPTACIÓN

Si te cuesta mantener el equilibrio, empieza colocándote junto a una pared.

Concéntrate en algo que tengas justo delante para mejorar el equilibrio

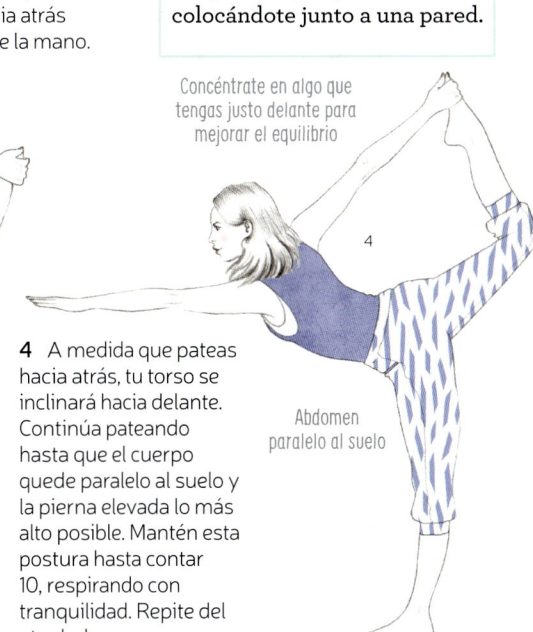

4

4 A medida que pateas hacia atrás, tu torso se inclinará hacia delante. Continúa pateando hasta que el cuerpo quede paralelo al suelo y la pierna elevada lo más alto posible. Mantén esta postura hasta contar 10, respirando con tranquilidad. Repite del otro lado.

Abdomen paralelo al suelo

DÍA
11

GUERRERO II

El guerrero II es una zancada suave que abre el pecho, los hombros y las caderas, además de tonificar las piernas.

- **Fortalece las caderas**
- **Tonifica las piernas**
- **Abre y fortalece el pecho y los hombros**
- **Tonifica el abdomen**

1 Empieza de pie en postura de la montaña, con las palmas juntas frente al pecho.

1

2 Separa los pies ampliamente y coloca las manos en las caderas.

2

3

3 Gira el pie izquierdo 90 grados. El talón debe alinearse con el arco del pie derecho.

Pie derecho hacia delante

Mantén los brazos nivelados

Mira a lo largo del brazo izquierdo

4

4 Extiende los brazos paralelos al suelo y flexiona la rodilla izquierda, alineándola con el tobillo. Lo ideal es que el muslo quede paralelo al suelo. Cuenta hasta 10, con respiración tranquila.

Presiona suavemente hacia abajo desde el centro del cuerpo

FLEXIÓN HACIA DELANTE DE PIE

Volvemos a este estiramiento intensivo. Hoy te mostramos la posición completa, con las piernas estiradas y las manos en el suelo junto a los pies.

- **Fortalece los músculos de la espalda**
- **Estira los isquiotibiales**
- **Tonifica los órganos digestivos**
- **Puede aliviar dolores de cabeza**

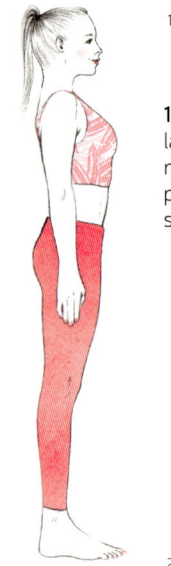

1

1 Comienza en la postura de la montaña, con los pies ligeramente separados.

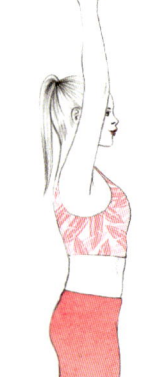

2

2 Inhala mientras levantas los brazos paralelamente por encima de la cabeza, con las palmas hacia adentro.

3 Exhala mientras te inclinas hacia delante desde las caderas. Mantén las piernas rectas y desliza las manos por ellas hasta donde puedas llegar. Si llegas al suelo, apoya las palmas junto a los pies. Si no llegas, sujeta las espinillas, tobillos o pies, llevando la nariz lo más cerca posible de las rodillas, sin forzar. Cuenta hasta 10 con una respiración calmada. Para salir de la postura, coloca las manos en las caderas y levanta con cuidado la parte superior de tu cuerpo hasta estar de pie mientras exhalas.

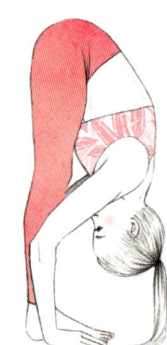

3

Gira hacia delante desde las caderas, notando el estiramiento en la parte posterior de las piernas

Relaja el cuello

Pies paralelos

POSTURA DEL ÁNGULO ATADO

5

Presiona hoy las rodillas un poco más abajo que anteriormente, sin forzar.

- **Mejora los órganos urinarios y reproductores**
- **Alivia las molestias menstruales**
- **Estira los muslos**
- **Alivia la depresión leve**

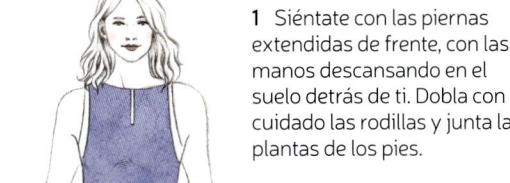

1 Siéntate con las piernas extendidas de frente, con las manos descansando en el suelo detrás de ti. Dobla con cuidado las rodillas y junta las plantas de los pies.

2 Lleva las manos al frente y agárrate los pies.

Mantén los hombros relajados

Estira la columna

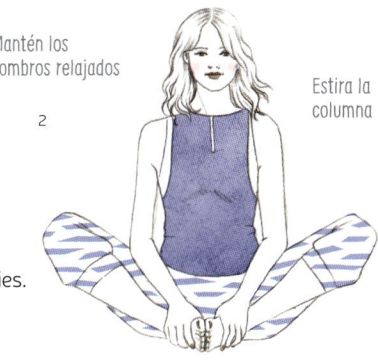

3 Exhala y lleva suavemente las rodillas hacia el suelo. Aguanta la postura más profunda hasta contar 20, con un respiración calmada.

4 Para salir de la postura, levanta las rodillas hacia el pecho y desliza las manos hacia las rodillas.

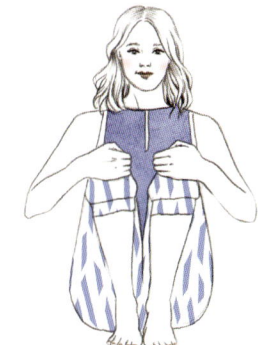

MEDIA TORSIÓN

6

Esta suave torsión realinea la columna vertebral y también reafirma la cintura.

- **Masajea los órganos digestivos, facilitando la evacuación**
- **Estimula el flujo linfático**
- **Fortalece el sistema inmunológico**
- **Calma el sistema nervioso**

1 Siéntate en el suelo con los pies juntos y extendidos frente a ti, y las manos en el suelo a los lados de las caderas.

2 Inhala para estirar la columna y presionar los huesos de la pelvis contra el suelo. Exhala y dobla la rodilla derecha, acercándola hacia el pecho. Coloca el pie derecho en el suelo, justo fuera de la rodilla izquierda.

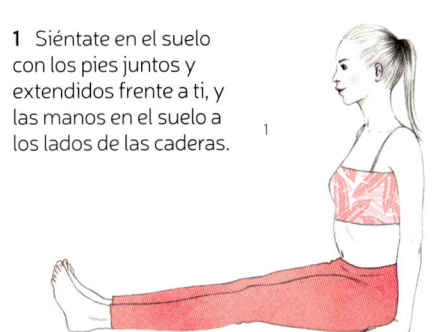

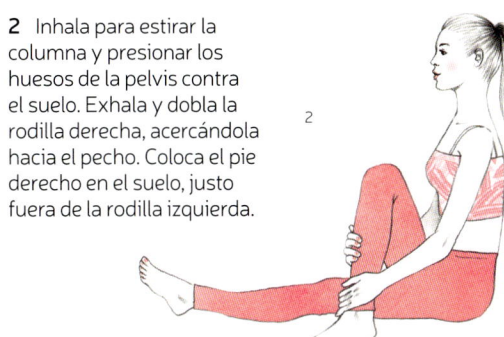

3 Coloca la mano derecha en el suelo detrás de ti y lleva la mano izquierda sobre la rodilla izquierda.

4 Gira con cuidado la cabeza y el cuello hacia la derecha, sin forzar. Aguanta 5 respiraciones completas. Vuelve a la posición inicial y repite del otro lado.

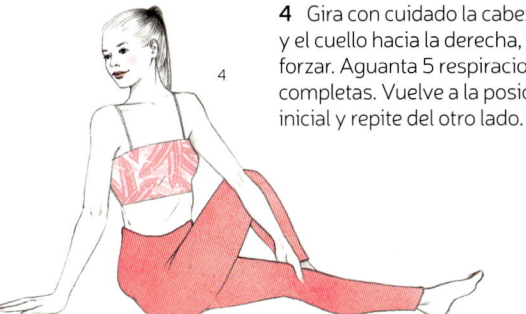

POSTURA DE LA PIERNA LEVANTADA

7

Esta postura favorece la digestión y puede aliviar problemas como la indigestión, el reflujo ácido y el estreñimiento.

1 Túmbate boca arriba con las piernas y los brazos estirados. Junta los pies y apoya las palmas de las manos en el suelo, a los lados del cuerpo.

1

- Tonifica los músculos del estómago
- Mejora la digestión
- Fortalece la espalda, las caderas y los muslos
- Energiza los órganos reproductivos

2 Levanta lentamente la pierna derecha hasta formar un ángulo recto con el cuerpo. Presiona suavemente el suelo con las manos para mantener el equilibrio. Cuenta hasta 5, luego baja la pierna al suelo. Repite con la pierna izquierda.

2

3 Levanta ambas piernas juntas, sin doblar las rodillas, hasta formar un ángulo recto con el cuerpo. Mantén esta postura hasta contar 5.

3

4 Para intensificar el estiramiento, levanta las piernas medio metro del suelo, manteniéndolas suspendidas sobre la esterilla. Luego, bájalas suavemente.

4

Piernas rectas

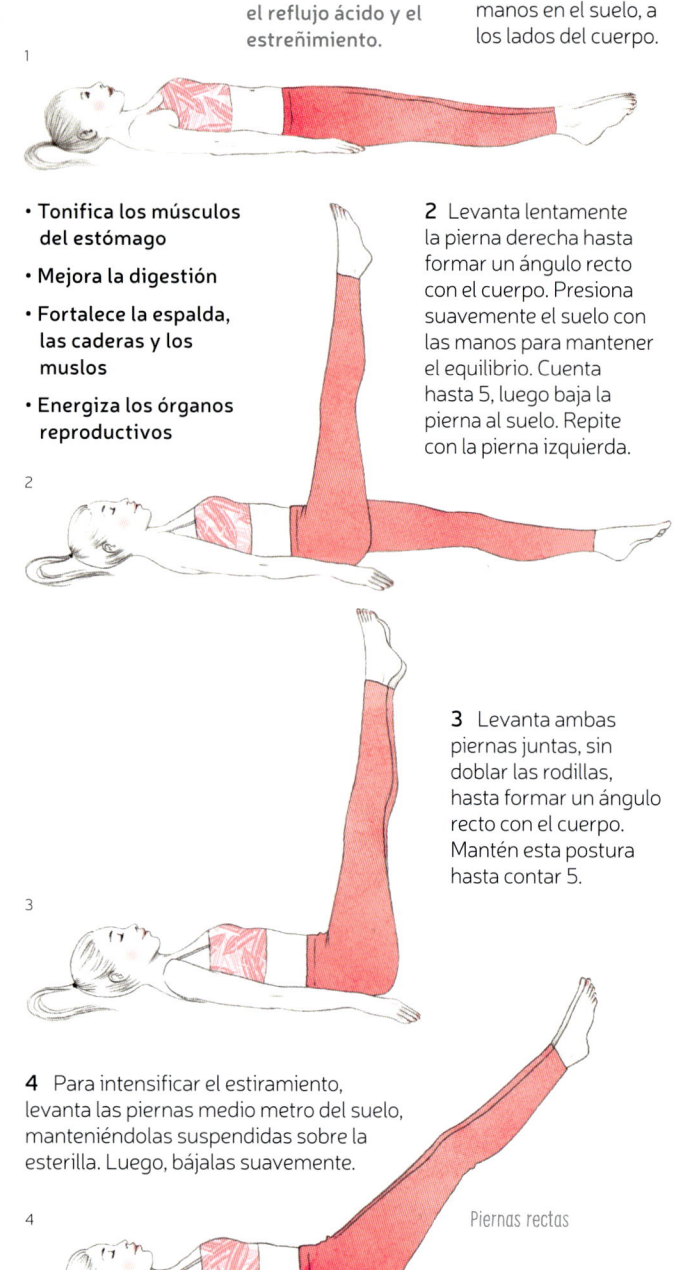

POSTURA DE LA COBRA

8

Hoy vamos a profundizar en este estiramiento de espalda, aumentando gradualmente la intensidad.

1 Acuéstate boca abajo, con la cabeza girada hacia un lado, con los brazos extendidos a ambos lados.

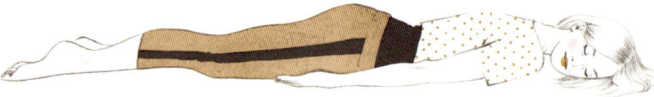

1

- Estira y fortalece la columna
- Estimula el cerebro
- Tonifica los sistemas respiratorio y digestivo
- Energiza las piernas

2 Gira la cabeza y apoya la frente en el suelo. Coloca las manos, con las palmas hacia abajo, a la altura de los hombros. Relaja los muslos.

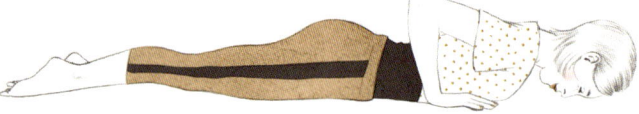

2

3 Al exhalar, presiona con las manos y levanta lentamente el tronco.

Mantén los hombros relajados y hacia abajo durante toda la postura. Si el estiramiento resulta demasiado intenso, puedes mantener las manos y los antebrazos en el suelo

Los muslos pueden estar tensos; relájalos. Levanta desde la espalda, no desde las piernas

3

4 Sigue levantando el tronco hasta donde te resulte cómodo. Inclina suavemente la cabeza hacia atrás hasta que el mentón quede paralelo al suelo. Cuenta hasta 15, respirando en esta postura. Baja gradualmente el tronco al suelo, vértebra por vértebra.

No inclines la cabeza más de lo indicado

4

Dedos de los pies presionados contra el suelo

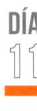

POSTURA DEL ARCO

La postura del arco estira todo el frente del cuerpo, desde los tobillos, los muslos y la ingle hasta el abdomen, el pecho y la garganta.

- **Fortalece la columna**
- **Tonifica todo el cuerpo**
- **Expande los pulmones**
- **Mejora la circulación**

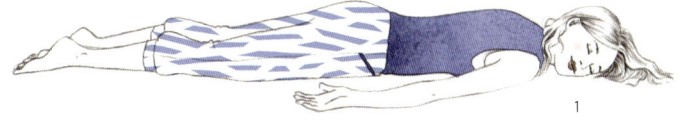

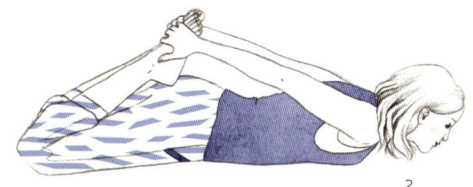

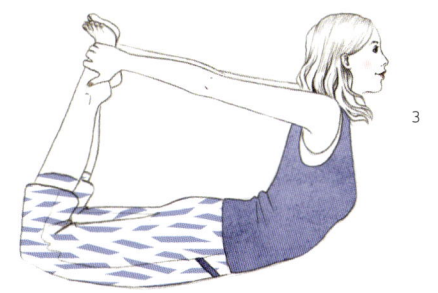

1 Túmbate boca abajo en el suelo, con la cabeza girada hacia un lado.

2 Gira la cabeza al frente. Inhala y agarra la parte superior de los pies con las manos mientras levantas el pecho del suelo.

3 Mientras exhalas, empuja los pies contra las palmas de las manos. Al empujar, el cuerpo se elevará de manera natural, pero concéntrate en empujar los pies en lugar de levantarte para evitar lesiones. Mantén la postura durante 3-5 respiraciones. Para salir, baja suavemente y suelta los pies de las manos.

POSTURA DEL CADÁVER

Reserva 5-10 minutos para disfrutar de la relajación completa de la postura del cadáver.

- **Relaja la mente y el cuerpo después del esfuerzo físico**
- **Favorece la relajación profunda**
- **Reduce el cansancio**

1 Acuéstate sobre la espalda, con los brazos a los lados del cuerpo, las palmas hacia arriba. Deja que tus pies se abran hacia los lados. Cierra los ojos. Comienza desde las plantas de los pies y, poco a poco, haz un escaneo mental que suba hacia la coronilla, liberando la tensión en las articulaciones y músculos a lo largo del recorrido. Invita a la paz a tu mente y cuerpo. Utiliza tu respiración como punto de enfoque para despejar la mente y mantenerte presente. Descansa durante 5-10 minutos.

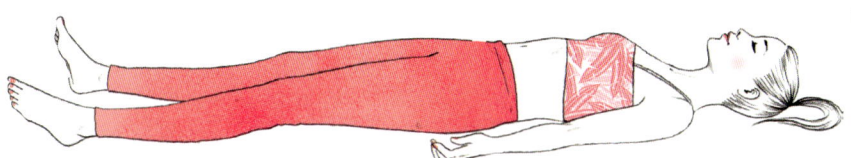

RUTINA DE HOY

Repite todas las posturas de hoy como en una secuencia fluida de baile.

1	FLEXIÓN LATERAL	Repite 3 veces
2	POSTURA DEL ARCO DE PIE	Repite 3 veces
3	GUERRERO II	Repite 3 veces
4	FLEXIÓN HACIA DELANTE DE PIE	Repite 3 veces
5	POSTURA DEL ÁNGULO ATADO	Repite 3 veces
6	MEDIA TORSIÓN	Repite 3 veces
7	POSTURA DE LA PIERNA LEVANTADA	Repite 3 veces
8	POSTURA DE LA COBRA	Repite 3 veces
9	POSTURA DEL ARCO	Repite 3 veces
10	POSTURA DEL CADÁVER	5-10 minutos

Yoga para entrenar fuerza

DÍA 12

Los expertos en salud recomiendan combinar ejercicio aeróbico, como caminar rápido, correr o nadar, con entrenamiento de fuerza, que establece y mantiene el tono muscular. Si te desanima la idea de levantar pesas, no te preocupes, porque una rutina regular de yoga puede reemplazar fácilmente las sesiones tradicionales de entrenamiento de fuerza. La ventaja del yoga, especialmente para las mujeres que no quieren aumentar el volumen con músculos grandes, es que tonifica todo el cuerpo, reemplazando la grasa por músculo, pero te mantiene delgada. Además, el yoga tonifica los músculos de todo el cuerpo, en equilibrio entre sí, lo que consigue una silueta natural. Las asanas en este libro son ideales para desarrollar fuerza muscular y mantenerla a medida que envejeces. Es importante saber que, a partir de los 30 años, el cuerpo pierde tono muscular y necesitas entrenamiento de fuerza para conservarlo.

RESPIRACIÓN PROFUNDA DE PIE

Hoy comenzamos de nuevo con nuestra tonificante asana de calentamiento y respiración.

- Aumenta la energía y la concentración
- Fortalece la columna vertebral
- Tonifica los brazos y la parte superior del cuerpo
- Mejora el equilibrio y la postura

APERTURA DE PECHO

Hoy repetimos la apertura de pecho en las dos posiciones completas que hemos aprendido.

- Tonifica y reafirma los brazos
- Tonifica y reafirma el busto
- Alivia la tensión en cuello y hombros
- Alinea la columna

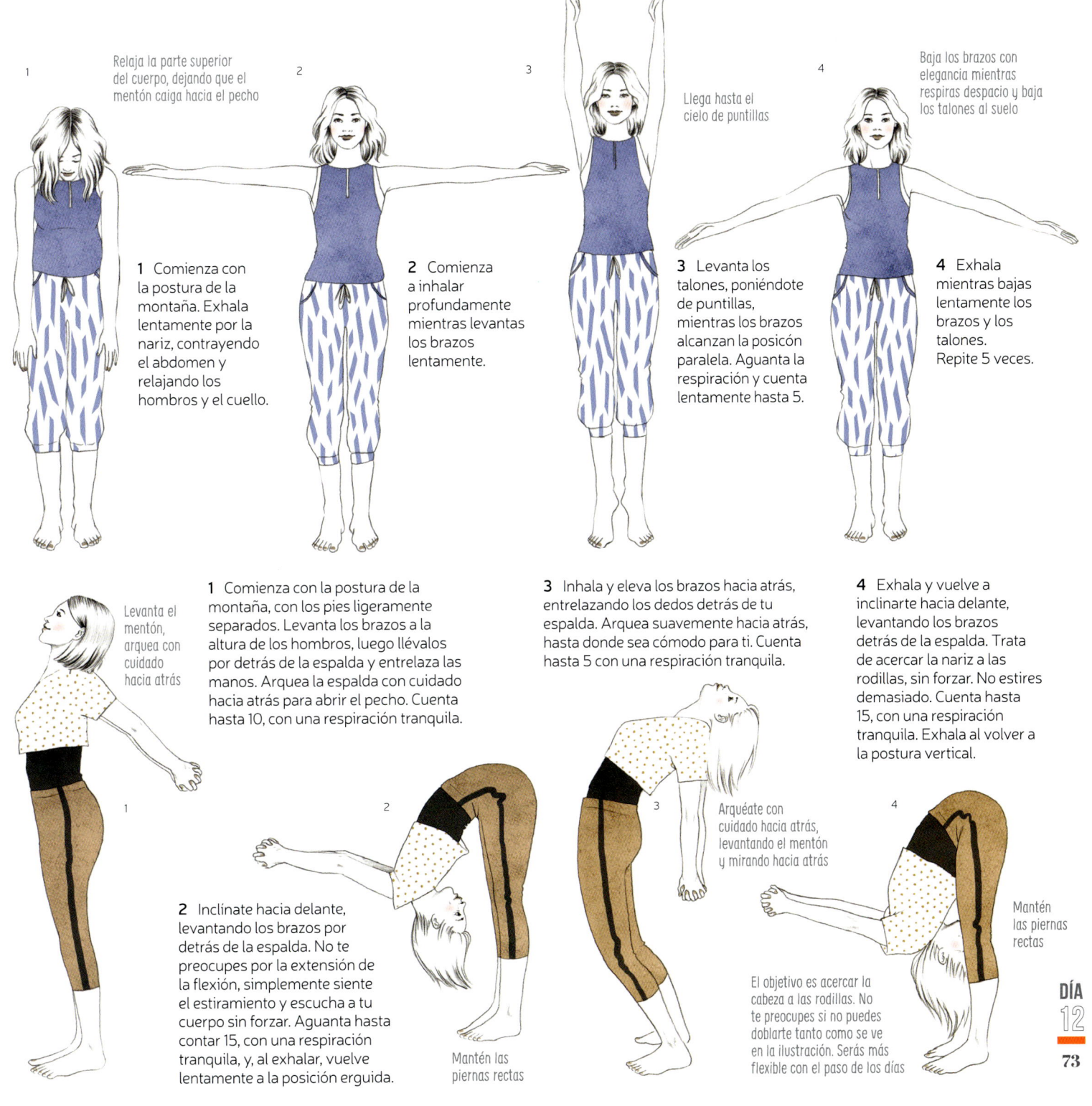

Relaja la parte superior del cuerpo, dejando que el mentón caiga hacia el pecho

1 Comienza con la postura de la montaña. Exhala lentamente por la nariz, contrayendo el abdomen y relajando los hombros y el cuello.

2 Comienza a inhalar profundamente mientras levantas los brazos lentamente.

Llega hasta el cielo de puntillas

3 Levanta los talones, poniéndote de puntillas, mientras los brazos alcanzan la posicón paralela. Aguanta la respiración y cuenta lentamente hasta 5.

Baja los brazos con elegancia mientras respiras despacio y baja los talones al suelo

4 Exhala mientras bajas lentamente los brazos y los talones. Repite 5 veces.

Levanta el mentón, arquea con cuidado hacia atrás

1 Comienza con la postura de la montaña, con los pies ligeramente separados. Levanta los brazos a la altura de los hombros, luego llévalos por detrás de la espalda y entrelaza las manos. Arquea la espalda con cuidado hacia atrás para abrir el pecho. Cuenta hasta 10, con una respiración tranquila.

3 Inhala y eleva los brazos hacia atrás, entrelazando los dedos detrás de tu espalda. Arquea suavemente hacia atrás, hasta donde sea cómodo para ti. Cuenta hasta 5 con una respiración tranquila.

4 Exhala y vuelve a inclinarte hacia delante, levantando los brazos detrás de la espalda. Trata de acercar la nariz a las rodillas, sin forzar. No estires demasiado. Cuenta hasta 15, con una respiración tranquila. Exhala al volver a la postura vertical.

2 Inclínate hacia delante, levantando los brazos por detrás de la espalda. No te preocupes por la extensión de la flexión, simplemente siente el estiramiento y escucha a tu cuerpo sin forzar. Aguanta hasta contar 15, con una respiración tranquila, y, al exhalar, vuelve lentamente a la posición erguida.

Mantén las piernas rectas

Arquéate con cuidado hacia atrás, levantando el mentón y mirando hacia atrás

El objetivo es acercar la cabeza a las rodillas. No te preocupes si no puedes doblarte tanto como se ve en la ilustración. Serás más flexible con el paso de los días

Mantén las piernas rectas

DÍA
12

73

POSTURA DEL TRIÁNGULO

3

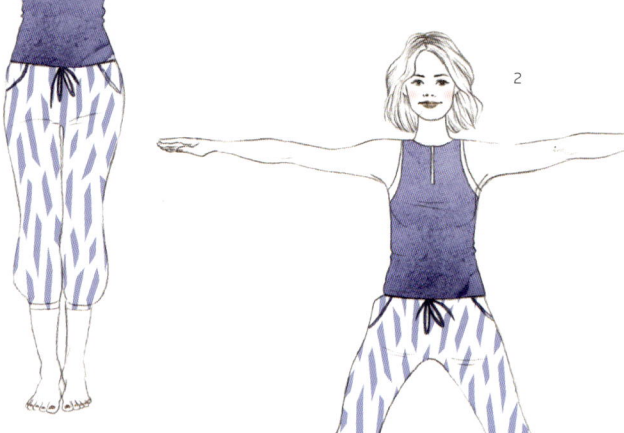

Hoy pasamos a la postura completa de este intenso estiramiento.

- Estira y fortalece la columna
- Tonifica las piernas
- Expande el pecho

- Estimula el hígado, el bazo y los riñones
- Desarrolla fuerza y determinación

1 Mantén la postura de la montaña con las palmas unidas frente al pecho.

2 Separa los pies entre medio metro y un metro. Levanta los brazos hasta la altura de los hombros al inhalar, con las palmas hacia abajo.

3 Gira el pie y la pierna derechos hacia fuera unos 90 grados. Gira ligeramente el pie izquierdo hacia el talón derecho.

Si tienes problemas cardíacos o presión arterial alta, no vayas más allá del paso 4. Repite ambos lados.

Cuanto más abras las piernas, más intenso será el estiramiento

Gira el pie y la pierna derechos hacia fuera

4 Pon la mano izquierda en la cadera. Exhala mientras deslizas el brazo derecho por la pierna derecha, hasta donde llegues, sin forzar. Mantén el pecho abierto.

5 Estira el brazo izquierdo hacia arriba, alineado con el hombro derecho. Gira la cabeza para mirar hacia la mano que has levantado por encima de tu cabeza. Cuenta hasta 15 con una respiración tranquila. Repite del otro lado.

Apoya la mano en la espinilla, el tobillo o el suelo, pero evita apoyar o presionar la rodilla

Si tienes dolor o lesión en el cuello, adapta el paso 5 manteniendo la mirada al frente, en lugar de girar el cuello para mirar hacia tu mano.

POSTURA DEL BARCO

4

La postura del barco, o *Paripurna Navasana*, es una postura de equilibrio en la que el cuerpo parece la forma de un barco en el agua.

- Fortalece caderas, muslos y espalda
- Tonifica el abdomen
- Mejora la digestión
- Mejora el equilibrio

1 Siéntate en el suelo en la postura del bastón, con las piernas extendidas hacia delante y las manos en el suelo con los dedos hacia delante.

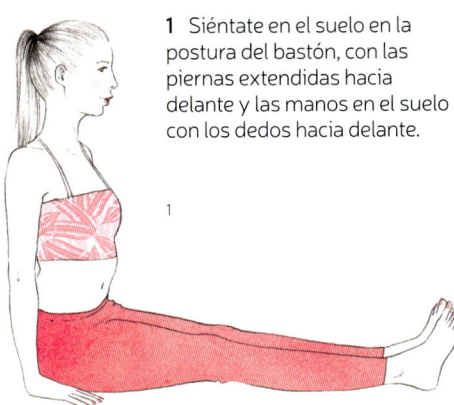

2 Dobla las piernas y agárralas justo por debajo de las rodillas. Inhala mientras estiras la columna y presionas los omóplatos hacia atrás, abriendo el pecho.

Estira la columna

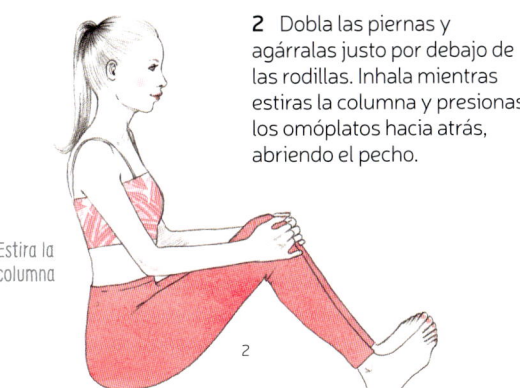

3 Exhala mientras te inclinas hacia atrás, deslizando las manos bajo los muslos. Mantén el equilibrio sobre los isquiones.

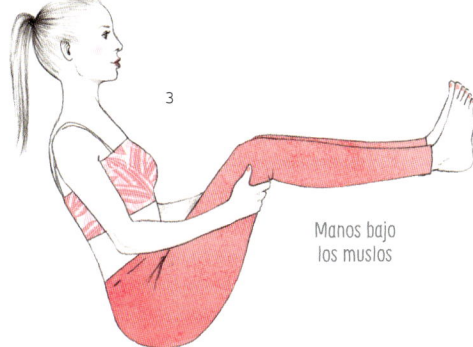

Manos bajo los muslos

4 Exhala mientras estiras las piernas en un ángulo hacia arriba, extendiendo los brazos hacia delante. Mantén el equilibrio, con una respiración normal, durante 20-30 segundos o todo el tiempo que puedas sin perder la postura.

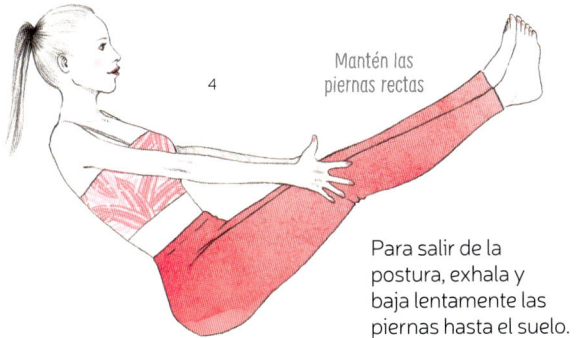

Mantén las piernas rectas

Para salir de la postura, exhala y baja lentamente las piernas hasta el suelo.

ADAPTACIONES

Si te resulta difícil enderezar las piernas elevadas, dobla las rodillas y pasa una cinta o cinturón alrededor de las plantas de los pies, agarrándola con firmeza con ambas manos. Inhala, inclínate hacia atrás, exhala y levanta y estira las piernas, ajustando la cinta para mantenerla tensa. Empuja los pies firmemente contra la cinta. También puedes permanecer con las rodillas ligeramente flexionadas mientras adoptas la postura completa.

Esta postura ejerce bastante presión sobre el abdomen, así que si tienes algún tipo de malestar intestinal, espera a recuperarte antes de intentarla.

POSTURA GATO-VACA

5

La postura del gato-vaca es una asana sencilla y excelente para aliviar la tensión en la columna vertebral. Muévete al ritmo de tu respiración para maximizar los beneficios que ofrece.

- **Alivia la tensión en la espalda, el cuello y los hombros**
- **Reduce los síntomas del síndrome premenstrual (SPM)**
- **Mejora la digestión**
- **Aumenta la flexibilidad de la columna**

1 Comienza en cuatro apoyos, mirando hacia el suelo. Alinea tus muñecas con los hombros y tus rodillas con las caderas. Aplana tu espalda levantando el abdomen hacia la columna. Asegúrate de que los dedos de los pies no estén flexionados.

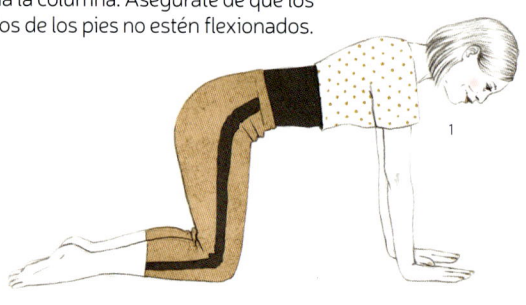

2 Inhala mientras levantas lentamente la cabeza y el coxis, moviendo el pecho hacia delante y llevando los hombros hacia atrás, de modo que la espalda quede cóncava.

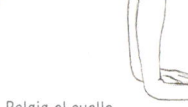

Relaja el cuello

3 Exhala mientras bajas la cabeza y el coxis, levantando el abdomen y arqueando la columna hacia arriba. Deja que la cabeza caiga suavemente entre los hombros, sin forzar el mentón hacia el pecho. Repite 3 veces.

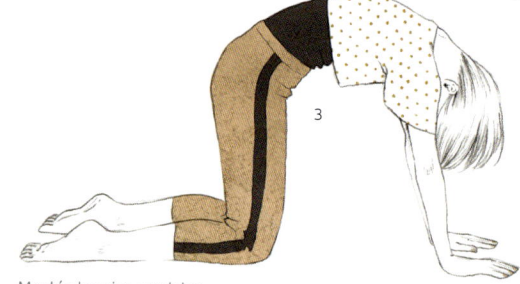

Mantén los pies paralelos

POSTURA DE LA PLANCHA

6

La postura de la plancha fortalece los músculos centrales del cuerpo, así como los brazos, la espalda y los glúteos. Recuerda que si tienes dolor o lesión en las muñecas, puedes usar los antebrazos como punto de apoyo en el frente.

- **Fortalece brazos, hombros, espalda y piernas**
- **Tonifica abdominales y glúteos**

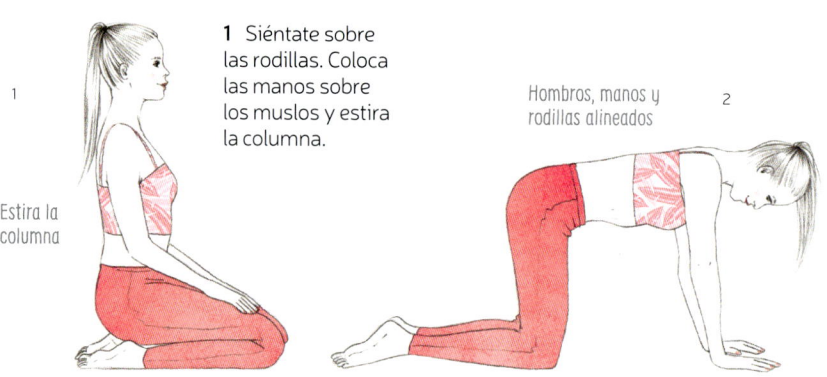

1 Siéntate sobre las rodillas. Coloca las manos sobre los muslos y estira la columna.

Estira la columna

Hombros, manos y rodillas alineados

2 Ponte en posición de cuatro apoyos y mete las caderas, como si llevaras la pelvis hacia las costillas. Alinea tus hombros y rodillas con las caderas.

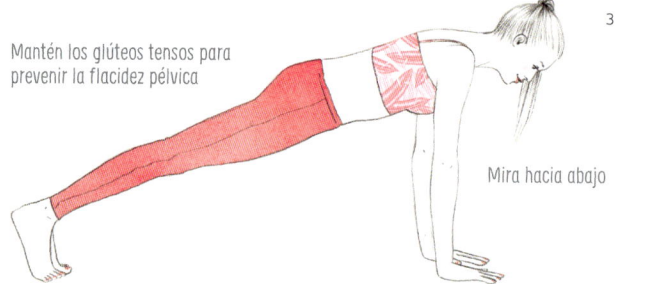

Mantén los glúteos tensos para prevenir la flacidez pélvica

Mira hacia abajo

3 Inhala y extiende las piernas, sube desde la punta de los pies, bloquea las rodillas y los codos, manteniendo el cuerpo lo más recto posible. Cuenta hasta 15 con una respiración tranquila.

POSTURA DEL PERRO BOCA ARRIBA

La postura del perro boca arriba, o *Urdhva Mukha Shvanasana*, es un estiramiento potente para la espalda.

- Fortalece la columna, el torso y los brazos
- Tonifica el abdomen y las caderas
- Expande los pulmones
- Mejora la circulación y la postura
- Estimula la zona abdominal

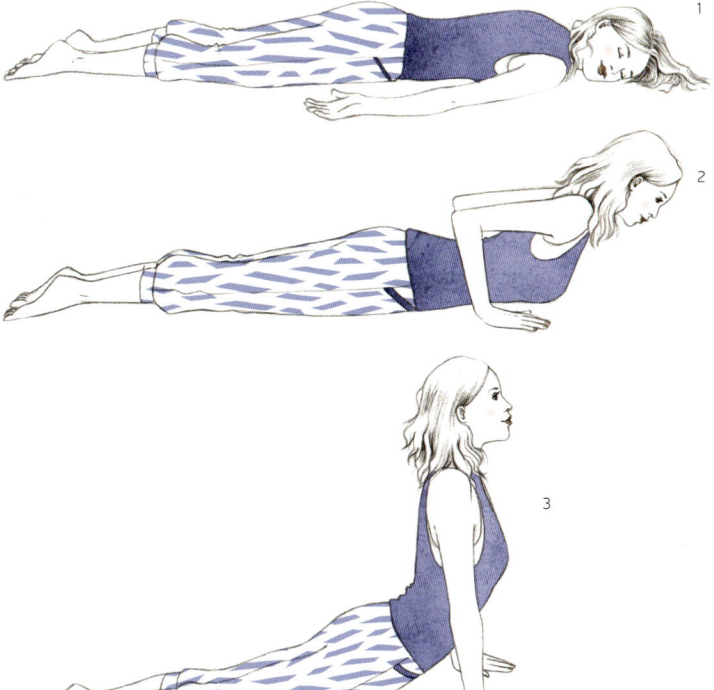

1 Túmbate boca abajo en el suelo, con la cabeza girada hacia un lado.

2 Gira la cabeza al frente. Inhala y coloca las palmas de las manos en el suelo justo por debajo del nivel de los hombros. Lleva los hombros hacia las orejas mientras presionas los omóplatos hacia adentro, uno hacia el otro.

3 Exhala, empuja con las manos y levanta la cabeza, el pecho, el tronco y las caderas del suelo. Los pies, las rodillas, las espinillas y los muslos deben permanecer en el suelo. Aguanta durante 5 respiraciones completas.

POSTURA DEL CADÁVER

Reserva 5-10 minutos para disfrutar de la relajación completa de la postura del cadáver.

- Relaja la mente y el cuerpo después del esfuerzo físico
- Favorece la relajación profunda
- Reduce el cansancio

1 Acuéstate sobre la espalda, con los brazos a los lados del cuerpo, las palmas hacia arriba. Deja que tus pies se abran hacia los lados. Cierra los ojos. Comienza desde las plantas de los pies y, poco a poco, haz un escaneo mental que suba hacia la coronilla, liberando la tensión en las articulaciones y músculos a lo largo del recorrido. Invita a la paz a tu mente y cuerpo. Utiliza tu respiración como punto de enfoque para despejar la mente y mantenerte presente. Descansa durante 5-10 minutos.

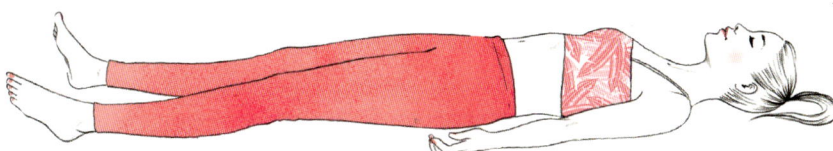

RUTINA DE HOY

Después de haber realizado todas las posturas de la sesión de hoy, practícalas de nuevo en una secuencia fluida, como un baile. Practica la postura del cadáver solo una vez al final de la rutina.

1	RESPIRACIÓN PROFUNDA DE PIE	Repite 5 veces
2	APERTURA DE PECHO	Repite 3 veces
3	POSTURA DEL TRIÁNGULO	Repite 3 veces
4	POSTURA DEL BARCO	Repite 3 veces
5	POSTURA GATO-VACA	Repite 3 veces
6	POSTURA DE LA PLANCHA	Repite 3 veces
7	POSTURA DEL PERRO BOCA ARRIBA	Repite 3 veces
8	POSTURA DEL CADÁVER	5-10 minutos

DÍA
12

Yoga y SPM

DÍA 13

En los días previos a la menstruación, muchas mujeres experimentan cambios de humor, cansancio y otros síntomas como dolores de cabeza, brotes de acné, hinchazón, sensibilidad en los senos y antojos de alimentos muy dulces o salados. Aunque la lista de síntomas del síndrome premenstrual (SPM) es extensa, los especialistas coinciden en que suele estar relacionado con un desequilibrio hormonal y un hígado sobrecargado. La práctica regular de yoga puede aliviar el SPM de varias maneras. A nivel físico, contribuye a equilibrar el sistema endocrino y a depurar el hígado. Muchas asanas están pensadas para estimular la hipófisis, la tiroides y el hipotálamo, que regulan las hormonas. A nivel psicológico, el yoga reduce el estrés, favorece la relajación y mejora la calidad del sueño, permitiéndote afrontar estos días con mayor bienestar, incluso cuando las hormonas están desajustadas.

POSTURA DE LA DIOSA

1 Hoy comenzamos con esta sentadilla profunda para fortalecer tus muslos.

- Abre caderas e ingles
- Fortalece los muslos
- Aumenta la fuerza general del cuerpo

GUERRERO I

2 Esta zancada hacia delante mejora la concentración, el equilibrio y la estabilidad.

- Fortalece las piernas, especialmente los muslos
- Fortalece la columna
- Estabiliza caderas, rodillas y tobillos
- Aumenta la capacidad pulmonar

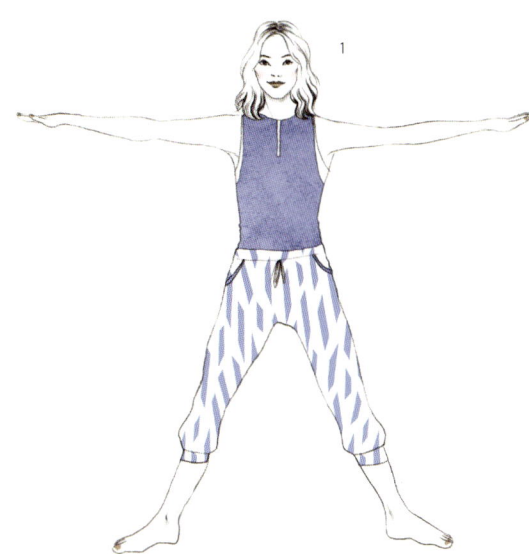

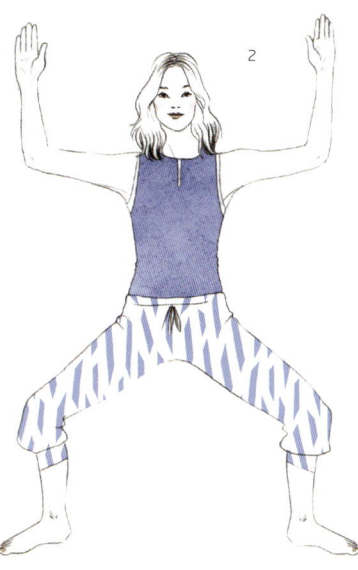

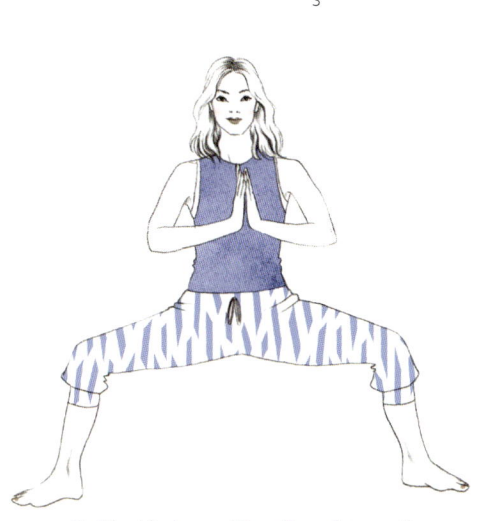

1 Ponte en la postura de la montaña. Separa bien las piernas y gira los pies hacia fuera, hasta donde te resulte cómodo. Inhala y levanta los brazos a la altura de los hombros, con las palmas mirando hacia abajo.

2 Exhala y desciende en una posición de sentadilla. Dobla los brazos en un ángulo de 90 grados, con las palmas mirando hacia delante.

3 Mantén las rodillas alineadas y activas para evitar lesiones. Tus caderas se abrirán a medida que estiras la columna. Si necesitas descansar los brazos, junta las palmas en posición de oración. Mantén esta postura 20-30 segundos.

1 Comienza con la postura de la montaña, con los brazos a los lados.

2 Exhala, da un gran paso hacia delante con el pie izquierdo. Gira el pie derecho hacia fuera unos 45 grados. Coloca las manos en las caderas.

3 Inhala y flexiona la rodilla izquierda, asegurándote de que esté directamente sobre el tobillo izquierdo. Levanta los brazos por encima de la cabeza, uniendo las palmas de las manos. Mantén el talón del pie derecho apoyado en el suelo. Inclina ligeramente la cabeza hacia atrás y mírate las manos en el aire. Aguanta 5 respiraciones. Exhala y regresa a la postura de la montaña. Repite del otro lado.

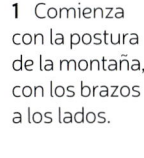

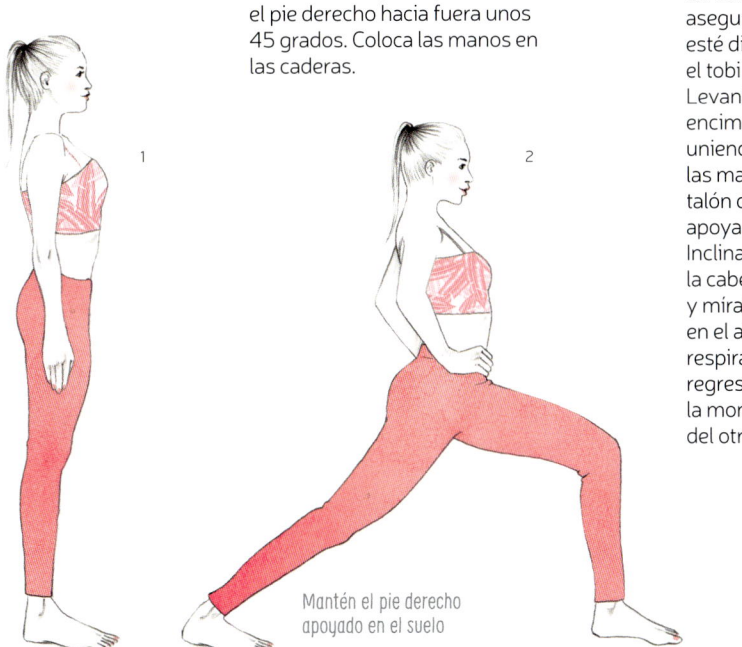

Inclina la cabeza para mirarte las manos

Alinea la rodilla y el tobillo derechos

Mantén el pie derecho apoyado en el suelo

DÍA
13

79

ESTIRAMIENTO LATERAL INTENSO

Este estiramiento lateral intenso, conocido como *Parshvottanasana*, desarrolla el equilibrio y la fuerza. Idealmente, las manos deben estar en *Anjali Mudra*, o postura de oración, detrás de la espalda.

- Mejora el equilibrio
- Alivia la rigidez en hombros, cuello y muñecas
- Expande el pecho
- Estimula los órganos digestivos
- Fortalece las piernas

Esta postura no es recomendable para personas con presión alta o glaucoma, ya que no deben bajar la cabeza por debajo del nivel del corazón.

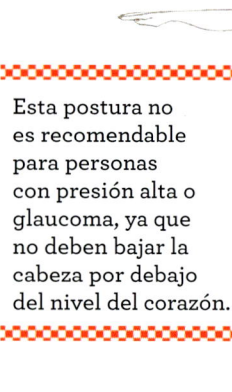

1

Palmas hacia abajo

1 Comienza en la postura de la montaña. Exhala y separa los pies a una distancia amplia. Levanta los brazos a la altura de los hombros.

2

Mira hacia arriba

2 Junta las manos detrás de la espalda en postura de oración, con los dedos apuntando hacia arriba. (Si es difícil, ve a la adaptación que se indica más abajo). Gira el torso hacia la derecha, colocando el pie derecho a 90 grados. Mira hacia arriba, arqueando ligeramente la espalda.

Gira el pie 90 grados

3

Mantén las piernas rectas

3 Exhala y estírate hacia delante desde el coxis, con el mentón extendido. Mantén las piernas rectas para mantener el equilibrio.

4

4 Baja el pecho hacia el suelo, pero sigue mirando al frente. Cuenta hasta 5.

ADAPTACIÓN

Si no puedes juntar las palmas de las manos cómodamente detrás de la espalda en la postura de oración, puedes entrelazar los codos o sujetar las muñecas detrás de la espalda.

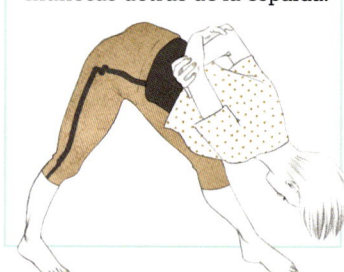

5

5 Acerca la frente a la rodilla izquierda hasta que la nariz toque la rótula, o lo más cerca que puedas, sin forzar. Cuenta hasta 5, con una respiración tranquila Exhala y regresa a postura vertical. Repite del otro lado.

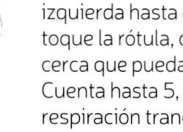

Acerca la frente a la rodilla

ADAPTACIÓN

Si sientes tensión en los isquiotibiales y no puedes acercar la cabeza a la rodilla, flexiona ligeramente la pierna derecha. No te inclines más de lo que te resulte cómodo.

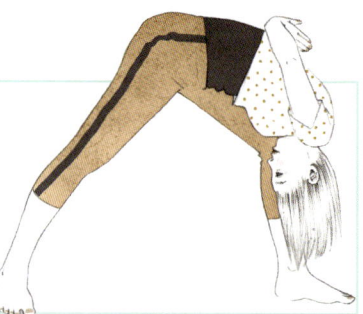

MEDIO LOTO

Volvemos a la postura del medio loto. Si el estiramiento sigue siendo demasiado intenso para ti, vuelve a la alternativa en la página 52.

- Aumenta la flexibilidad en caderas, rodillas y tobillos
- Fortalece la columna y los abdominales
- Mejora la postura
- Aumenta la energía

④

1 Siéntate en la postura del bastón, estirando la columna desde el coxis hasta la coronilla.

2 Dobla la rodilla derecha, sujeta el pie con ambas manos y colócalo encima de la pierna izquierda extendida, lo más arriba posible del muslo (tu objetivo es llevarlo hasta la ingle).

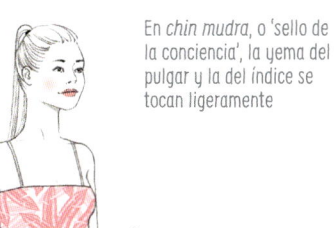

En *chin mudra*, o 'sello de la conciencia', la yema del pulgar y la del índice se tocan ligeramente

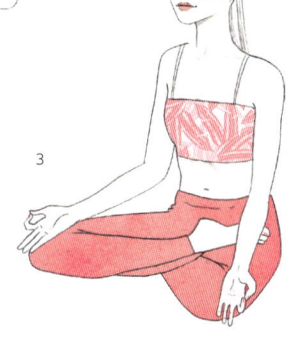

3 Dobla la rodilla izquierda, acércala al cuerpo y mete el talón bajo la pierna derecha, con el talón pegado a la ingle. Coloca las manos sobre las rodillas con los dedos en *chin mundra*. Haz esta postura durante 5 respiraciones profundas.

POSTURA DE LA PINZA SENTADA

⑤

Esta postura ofrece un estiramiento profundo en toda la parte posterior del cuerpo, desde los talones hasta el cuello.

- Fortalece la columna
- Mejora la digestión
- Puede ayudar con la infertilidad, la hipertensión y el insomnio
- Alivia molestias menstruales y síntomas de la menopausia

1 Siéntate en el suelo en la postura del bastón con las piernas extendidas al frente, los pies juntos y las manos apoyadas a los lados de las caderas.

2 Inhala mientras levantas los brazos con armonía por encima de la cabeza. Eleva la mirada y arquea ligeramente la espalda hacia atrás. Aguanta durante 5-8 respiraciones.

Dedos de los pies hacia arriba

3 Exhala mientras bajas los brazos e inclínate hacia delante para sujetarte las rodillas. Cuenta hasta 15 y vuelve a la postura del bastón.

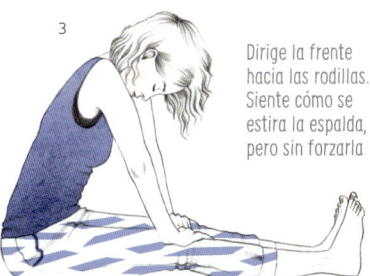

Dirige la frente hacia las rodillas. Siente cómo se estira la espalda, pero sin forzarla

Mantén la columna recta

4 Inhala mientras arqueas la espalda hacia atrás, como en el paso 2 de arriba. Exhala al bajar los brazos y al inclinarte hacia delante para sujetar tus dedos de los pies. Si no llegas a los dedos, sujétate los tobillos o las espinillas.

5 Dirige la frente lo más cerca posible de las espinillas, todo lo cómodo que te resulte. Cuenta hasta 10, con una respiración calmada. Llega solo hasta donde te resulte cómodo.

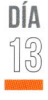

POSTURA DE LA PIERNA LEVANTADA

6

Esta postura también ayuda a liberar gases intestinales. Practícala a diario si tienes este problema.

1 Túmbate boca arriba con las piernas y los brazos estirados. Junta los pies y apoya las palmas de las manos en el suelo, a los lados del cuerpo.

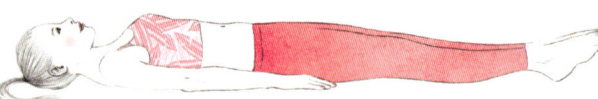

1

- Fortalece la columna
- Estimula el cerebro
- Tonifica los sistemas respiratorio y digestivo
- Energiza las piernas

2 Levanta lentamente la pierna derecha hasta formar un ángulo recto con el cuerpo. Presiona suavemente el suelo con las manos para mantener el equilibrio. Cuenta hasta 5, luego baja la pierna al suelo. Repite con la pierna izquierda.

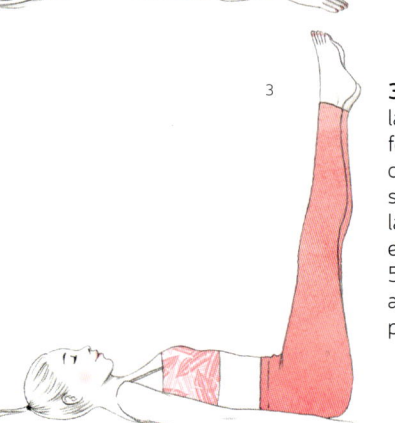

2

3 Levanta lentamente la pierna derecha hasta formar un ángulo recto con el cuerpo. Presiona suavemente el suelo con las manos para mantener el equilibrio. Cuenta hasta 5, luego baja la pierna al suelo. Repite con la pierna izquierda.

3

4 Puedes intensificar el estiramiento levantando las piernas medio metro del suelo. Luego, bájalas lentamente al suelo.

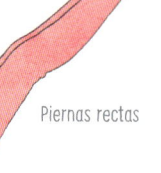

4

Piernas rectas

POSTURA DE RODILLAS AL PECHO

7

Esta postura ayuda a reducir la ira y la ansiedad y puede ayudar con la presión arterial alta.

1 Acuéstate sobre la espalda con las piernas extendidas. Lleva la rodilla izquierda hacia el pecho y entrelaza las manos alrededor de la rodilla. Siente el estiramiento y lleva la pierna hacia ti suavemente. Repite con la otra pierna.

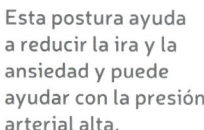

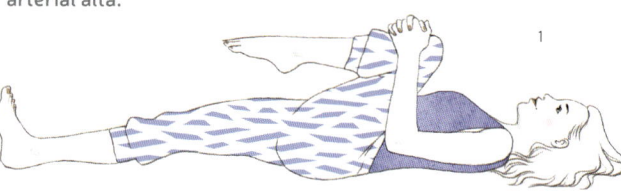

1

- Alivia la indigestión, la hinchazón, el reflujo ácido, la flatulencia y el estreñimiento
- Mejora los síntomas del síndrome del intestino irritable

2 Regresa a la posición inicial, recostada sobre la espalda. Luego, lleva ambas rodillas hacia el pecho y entrelaza las manos alrededor de ellas. Siente el estiramiento y lleva las piernas hacia ti.

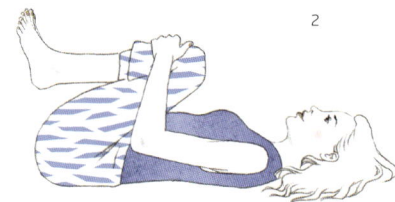

2

3 Deja caer las piernas suavemente hacia el suelo, manteniendo las rodillas dobladas a medio metro de distancia. Relájate en el suelo y haz 2-3 respiraciones completas.

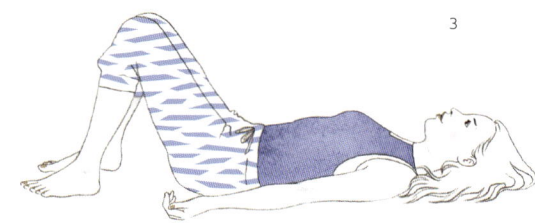

3

TORSIÓN ABDOMINAL

8

La torsión abdominal, o *Jathara Parivartanasana*, es una postura reparadora que suele utilizarse para finalizar una sesión de práctica.

- **Estira toda la columna**
- **Relaja el cuello**
- **Favorece la digestión**
- **Relaja todo el cuerpo**

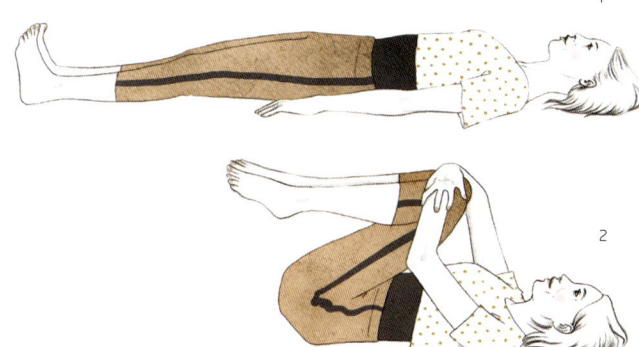

1 Túmbate boca arriba en el suelo, con los pies juntos y los brazos a los lados del cuerpo, palmas hacia abajo.

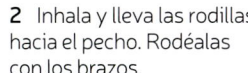

2 Inhala y lleva las rodillas hacia el pecho. Rodéalas con los brazos.

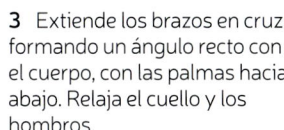

3 Extiende los brazos en cruz, formando un ángulo recto con el cuerpo, con las palmas hacia abajo. Relaja el cuello y los hombros.

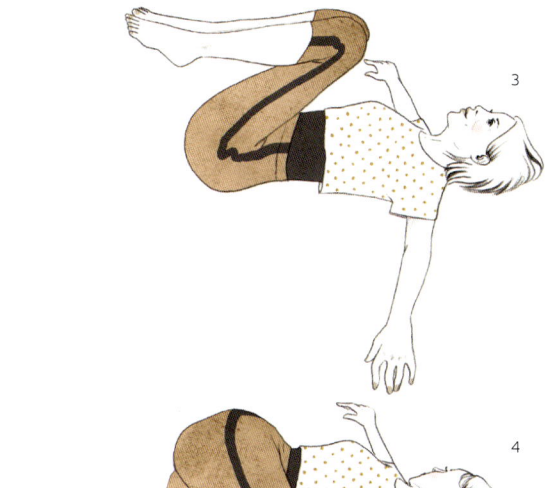

4 Exhala y, manteniendo ambas rodillas juntas, giralas hacia la izquierda, acercándolas lo más que puedas al suelo. Al mismo tiempo, gira la cabeza hacia la derecha. Mantén ambos hombros en contacto con el suelo. Cuenta hasta 5. Inhala y lleva las rodillas y la cabeza al centro. Repite del otro lado.

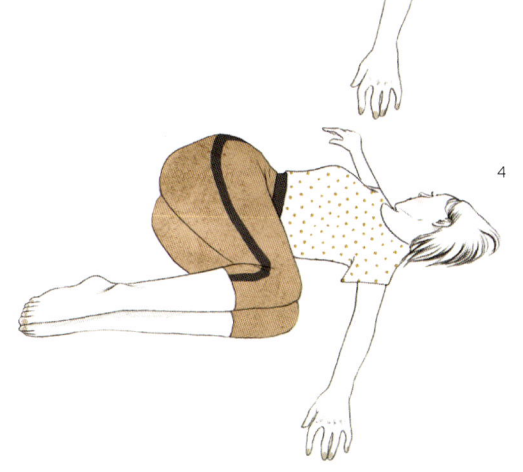

RUTINA DE HOY

Repite todas las posturas que has aprendido hoy en una secuencia fluida, como un baile.

1	POSTURA DE LA DIOSA	Repite 3 veces
2	GUERRERO I	Repite 3 veces
3	ESTIRAMIENTO LATERAL INTENSO	Repite 3 veces
4	MEDIO LOTO	Repite 3 veces
5	POSTURA DE LA PINZA SENTADA	Repite 3 veces
6	POSTURA DE LA PIERNA LEVANTADA	Repite 5 veces
7	POSTURA DE RODILLAS AL PECHO	Repite 5 veces
8	TORSIÓN ABDOMINAL	Repite 3 veces

Repaso 2

DÍA 14

Ya casi hemos llegado a la mitad del plan de ejercicios y seguramente hayas notado algunos cambios reales en tu cuerpo, así como en tu capacidad para concentrarte cuando lo necesitas, relajarte y dormir mejor. A estas alturas es habitual que tus amigos empiecen a hacer comentarios como «¡Te ves muy bien!» o «¿Has adelgazado?». A menos que hayas modificado tu dieta, probablemente no hayas perdido peso, pero sin duda tu cuerpo se verá más esbelto y tonificado, y tu postura habrá mejorado, dándote una silueta más elegante y grácil. También es posible que hayas reducido un par de centímetros en la cintura y las caderas, pues tus músculos se tonifican. Poder relajarte y dormir mejor hará que te veas mucho mejor, con los ojos brillantes y una piel radiante. La sesión de repaso de hoy será bastante intensa, ya que practicaremos 18 asanas diferentes.

FLEXIÓN LATERAL

1 Las flexiones laterales facilitan una respiración más profunda al estirar los músculos intercostales y expandir la caja torácica.

- Estira la columna
- Trabaja los «michelines»
- Tonifica los brazos

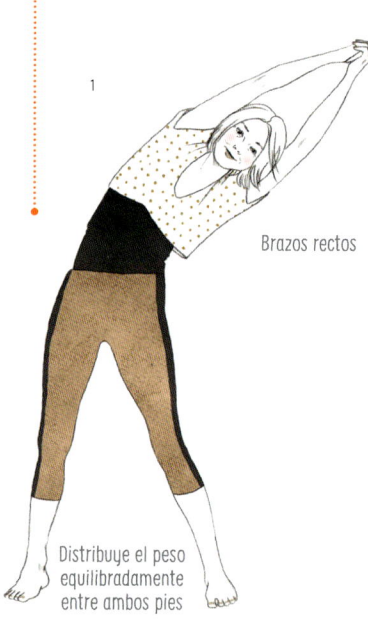

1

Brazos rectos

Distribuye el peso equilibradamente entre ambos pies

1 Comienza en la postura de la montaña. Separa los pies medio metro e inhala mientras subes los brazos. Junta las palmas sobre la cabeza en namasté o en torre. Exhala e inclínate despacio hacia la izquierda. Cuenta hasta 5 e inhala mientras vuelves al centro. Repite del otro lado. Repite en ambos lados 2 veces.

APERTURA DE PECHO

2

Esta asana expande los músculos del pecho y te ayudará a traer más alegría a tu vida.

- Tonifica y reafirma los brazos
- Tonifica y reafirma el busto
- Alivia la tensión en cuello y hombros
- Alinea la columna

2 Inclínate suavemente hacia delante, levantando los brazos por detrás de la espalda. Cuenta hasta 20 mientras respiras. Exhala mientras vuelves a la postura erguida.

Levanta el mentón, arquea con cuidado hacia atrás

1

1 Comienza con la postura de la montaña, con los pies ligeramente separados. Entrelaza los dedos detrás de la espalda. Arquea la espalda y cuenta hasta 10, con una respiración tranquila.

3

Mantén las piernas rectas

2

3 Levanta los brazos a la altura de los hombros y entrelaza los dedos detrás de la espalda. Arquéate hacia atrás de nuevo hasta donde sea cómodo. Cuenta hasta 5, con una respiración tranquila.

El objetivo es acercar la cabeza a las rodillas

4 Vuelve a inclinarte hacia delante, levantando los brazos detrás de la espalda. Trata de acercar la nariz a las rodillas, no estires de más. Cuenta hasta 15 mientras que respiras. Exhala mientras vuelves a la postura erguida. Repite todas las posturas una vez.

Mantén las piernas rectas

4

RESPIRACIÓN PROFUNDA DE PIE

3

Esta sencilla postura puede ayudar a prevenir la falta de aire, el asma, la bronquitis y el enfisema.

- Aumenta la energía y la concentración
- Fortalece la columna vertebral
- Tonifica los brazos y la parte superior del cuerpo
- Mejora el equilibrio y la postura

1

1 Comienza con la postura de la montaña. Exhala y deja que el mentón caiga hacia el pecho. Inhala mientras levantas los brazos. Ponte de puntillas hasta que tus brazos estén completamente estirados sobre la cabeza. Aguanta la respiración y cuenta despacio hasta 5.

Ponte de puntillas

2

Baja los brazos con elegancia y recae sobre los talones

2 Exhala mientras bajas los brazos con elegancia y recaes sobre los talones. Repite 5 veces.

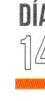

POSTURA DEL ARCO DE PIE

- Mejora la circulación en el corazón y los pulmones
- Aumenta la elasticidad de la columna
- Activa el sistema digestivo
- Mejora el equilibrio y la concentración

4 El arco de pie se basa en el equilibrio. Mantén la vista en un punto fijo frente a ti y muévete lentamente hasta que te sientas estable.

Mantén el brazo recto

1

1 Comienza en la postura de la montaña, con las manos a los lados. Levanta el pie derecho hacia atrás y sujétalo con la palma de la mano derecha.

2

2 Inhala y eleva el brazo izquierdo recto hacia arriba, con la palma mirando hacia delante.

Concéntrate en algo que tengas justo delante para mejorar el equilibrio

Pie en la mano

3

3 Exhala mientras pateas el pie hacia arriba y hacia atrás, sujetándolo firmemente.

4

Abdomen paralelo al suelo

4 A medida que pateas hacia atrás, tu torso se inclinará hacia delante. Continúa pateando hasta que el cuerpo quede paralelo al suelo y la pierna elevada lo más alto posible. Mantén esta postura hasta contar 10, respirando con tranquilidad. Repite del otro lado.

ESTIRAMIENTO LATERAL INTENSO

- Mejora el equilibrio
- Alivia la rigidez en hombros, cuello y muñecas
- Expande el pecho
- Estimula los órganos digestivos
- Fortalece las piernas

5 Si no puedes mantener las manos en la postura de oración detrás de la espalda, mira la alternativa en la página 80.

Mira hacia arriba

1

1 Comienza en la postura de la montaña, con los pies separados. Levanta los brazos a la altura de los hombros. Junta las manos detrás de la espalda en postura de oración, con los dedos apuntando hacia arriba. Gira el torso hacia la derecha, colocando el pie derecho a 90 grados. Mira hacia arriba, arqueando ligeramente la espalda.

2

2 Exhala y estírate hacia delante desde el coxis, con el mentón extendido. Mantén las piernas rectas para mantener el equilibrio.

3 Inclínate hacia delante y sigue mirando al frente. Aguanta 5 segundos.

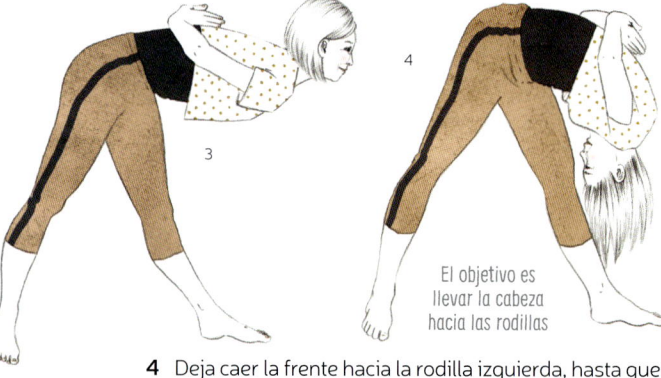

3

4

El objetivo es llevar la cabeza hacia las rodillas

4 Deja caer la frente hacia la rodilla izquierda, hasta que la nariz esté lo más cerca posible de la rótula. Cuenta hasta 5 con una respiración tranquila. Dobla ligeramente la rodilla derecha si el estiramiento es demasiado intenso. Vuelve a la postura erguida y repite del otro lado.

FLEXIÓN HACIA DELANTE DE PIE

6

Este estiramiento intensivo puede ayudar a reducir el estrés, la ansiedad y la fatiga aliviando la tensión en la columna vertebral, el cuello y la espalda.

- Fortalece los músculos de la espalda
- Estira los isquiotibiales
- Tonifica los órganos digestivos
- Puede aliviar dolores de cabeza

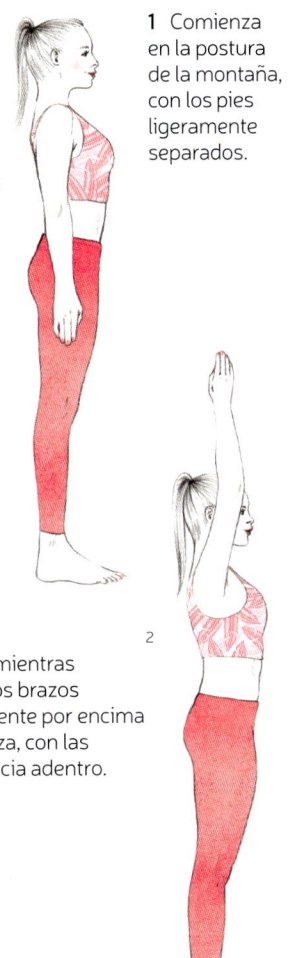

1 Comienza en la postura de la montaña, con los pies ligeramente separados.

2 Inhala mientras levantas los brazos paralelamente por encima de la cabeza, con las palmas hacia adentro.

3 Exhala mientras te inclinas hacia delante desde las caderas. Mantén las piernas rectas y desliza las manos por ellas hasta donde puedas llegar. Si llegas al suelo, apoya las palmas junto a los pies. Si no llegas, sujeta las espinillas, tobillos o pies, llevando la nariz lo más cerca posible de las rodillas, sin forzar. Cuenta hasta 10 con una respiración calmada. Para salir de la postura, coloca las manos en las caderas y levanta con cuidado la parte superior de tu cuerpo hasta estar de pie mientras exhalas. Repite 3 veces.

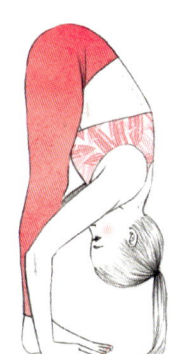

Flexiona las caderas, como una bisagra, manteniendo la espalda recta

Relaja el cuello

Mantén los pies alineados

POSTURA DEL TRIÁNGULO

7

Volvemos a este estiramiento intensivo. Practica las versiones adaptadas si tienes problemas cardíacos o dolor o lesión en el cuello (consulta la página 74).

- Estira y fortalece la columna
- Tonifica las piernas
- Expande el pecho
- Estimula el hígado, el bazo y los riñones
- Desarrolla fuerza y determinación

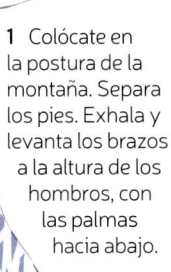

1 Colócate en la postura de la montaña. Separa los pies. Exhala y levanta los brazos a la altura de los hombros, con las palmas hacia abajo.

Cuanto más abras las piernas, más intenso será el estiramiento

2 Gira el pie y la pierna derechos hacia un lado a 90 grados. Gira ligeramente el pie izquierdo hacia el talón derecho.

Gira el pie y la pierna derechos hacia fuera

3 Pon la mano izquierda en la cadera. Exhala mientras deslizas el brazo derecho por la pierna derecha, hasta donde llegues, sin forzar. Mantén el pecho expandido.

4 Estira el brazo izquierdo hacia arriba, alineado con el hombro derecho. Gira la cabeza para mirarte la mano. Cuenta hasta 15 con una respiración tranquila. Repite en ambos lados 3 veces.

Apoya la mano en la espinilla, el tobillo o el suelo, pero evita apoyar o presionar la rodilla

ESTIRAMIENTO DE CUELLO

(8)

Esta postura alivia la rigidez del cuello y los hombros.

- **Libera la tensión del cuello y los hombros**
- **Alivia los dolores de cabeza**
- **Favorece la relajación**

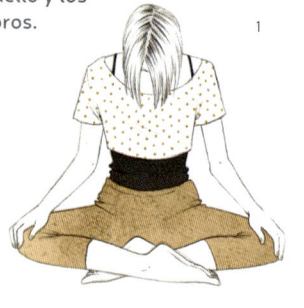

1 Siéntate en el suelo, con las piernas cruzadas. Mantén la espalda recta y deja caer la cabeza hacia delante, con el mentón descansando sobre el pecho.

2 Gira con cuidado la cabeza hacia la derecha, acercando la oreja derecha al hombro derecho. Vuelve a llevar el mentón al pecho y luego inclina la cabeza hacia el hombro izquierdo. Repite 3-5 veces.

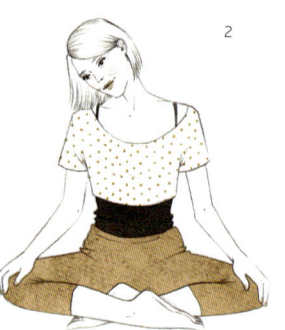

POSTURA DEL ÁNGULO ATADO

(9)

Este estiramiento abre las caderas y estira los músculos de la cara interna de los muslos.

- **Mejora los órganos urinarios y reproductores**
- **Alivia las molestias menstruales**
- **Estira los muslos**
- **Alivia la depresión leve**

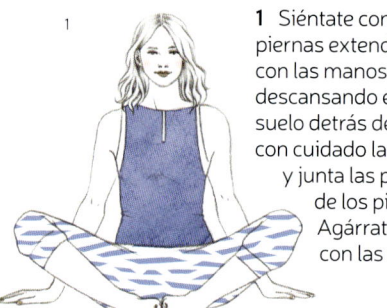

1 Siéntate con las piernas extendidas, con las manos descansando en el suelo detrás de ti. Dobla con cuidado las rodillas y junta las plantas de los pies. Agárrate los pies con las manos.

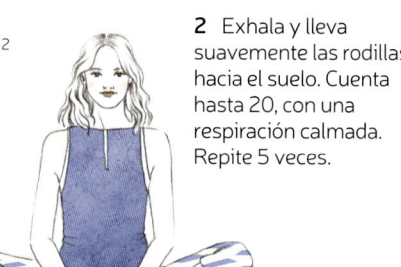

2 Exhala y lleva suavemente las rodillas hacia el suelo. Cuenta hasta 20, con una respiración calmada. Repite 5 veces.

Presiona las rodillas hacia el suelo

POSTURA DEL BARCO

(10)

La postura del barco es una postura de equilibrio en la que el cuerpo parece la forma de un barco en el agua.

- **Fortalece caderas, muslos y espalda**
- **Tonifica el abdomen**
- **Mejora la digestión**
- **Mejora el equilibrio**

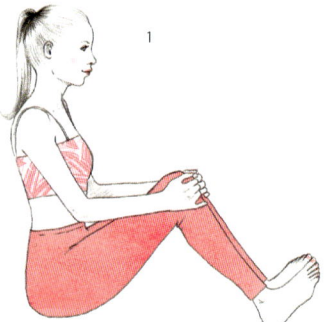

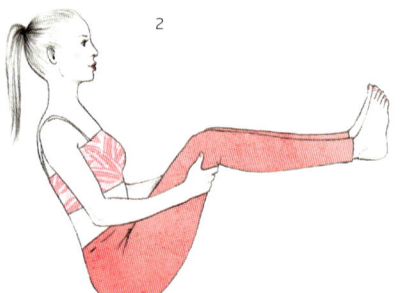

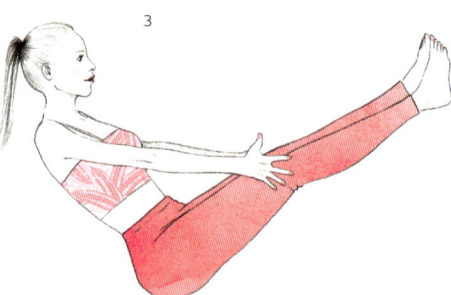

1 Siéntate en la postura del bastón. Dobla las rodillas y agarra las piernas justo por debajo de las rodillas. Inhala mientras estiras la columna y presionas los omóplatos hacia atrás, abriendo el pecho.

2 Exhala mientras te inclinas hacia atrás, deslizando las manos bajo los muslos. Mantén el equilibrio sobre los isquiones.

3 Exhala mientras estiras las piernas en un ángulo hacia arriba, extendiendo los brazos hacia delante. Mantén el equilibrio,con una respiración normal, durante 20-30 segundos o todo el tiempo que puedas sin perder la postura. Repite 3 veces.

POSTURA GATO-VACA

Esta asana puede ayudar a aliviar el dolor asociado a los dolores menstruales, el dolor lumbar y la ciática.

- **Alivia la tensión en la espalda, el cuello y los hombros**
- **Reduce los síntomas del síndrome premenstrual (SPM)**
- **Mejora la digestión**
- **Aumenta la flexibilidad de la columna**

1 Comienza en cuatro apoyos, mirando hacia el suelo. Alinea tus muñecas con los hombros y tus rodillas con las caderas. Aplana tu espalda levantando el abdomen hacia la columna. Asegúrate de que los dedos de los pies no estén flexionados.

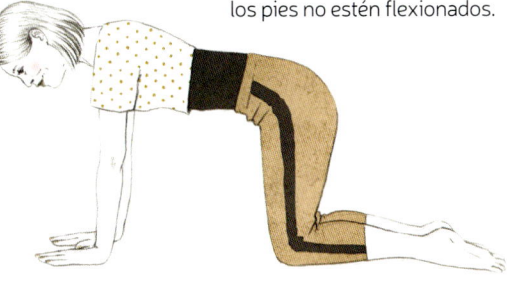

2 Inhala mientras levantas lentamente la cabeza y el coxis, moviendo el pecho hacia delante y llevando los hombros hacia atrás, de modo que la espalda quede cóncava.

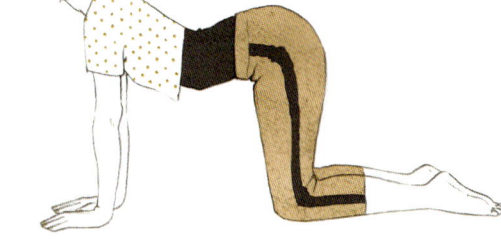

Relaja el cuello

3 Exhala mientras bajas la cabeza y el coxis, levantando el abdomen y arqueando la columna hacia arriba. Deja que la cabeza caiga suavemente entre los hombros, sin forzar el mentón hacia el pecho. Repite 3 veces.

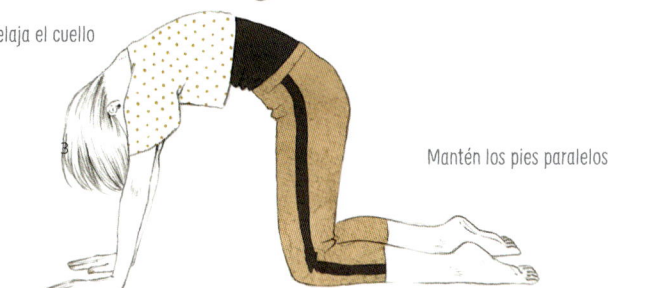

Mantén los pies paralelos

RESPIRACIÓN ABDOMINAL

La respiración abdominal es una postura reparadora y puede utilizarse como «respiro» entre asanas en una sesión de práctica intensa.

- **Estira toda la columna**
- **Relaja el cuello**
- **Favorece la digestión**
- **Relaja todo el cuerpo**

1 Túmbate boca arriba en el suelo, con los pies juntos y los brazos a los lados del cuerpo, palmas hacia abajo.

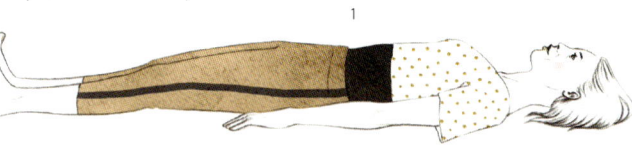

2 Inhala y lleva las rodillas hacia el pecho. Rodéalas con los brazos.

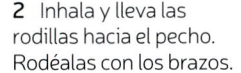

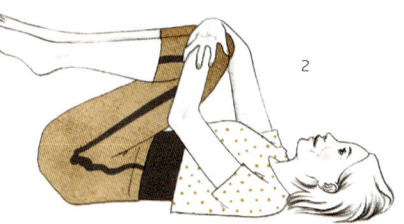

3 Extiende los brazos en cruz, formando un ángulo recto con el cuerpo, con las palmas hacia abajo. Relaja el cuello y los hombros.

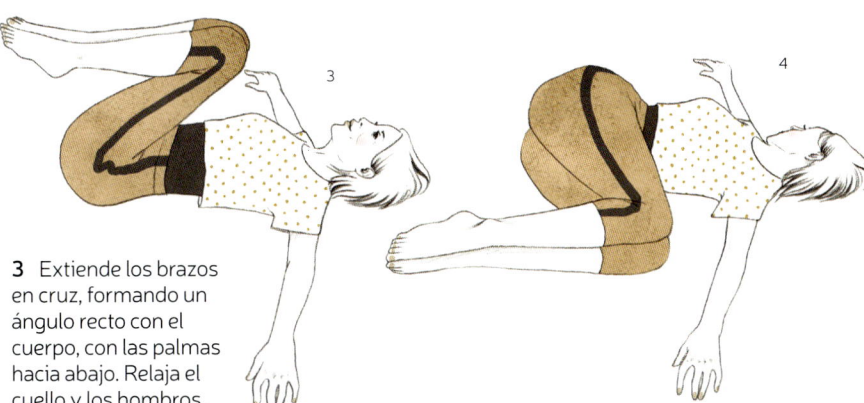

4 Exhala y, manteniendo ambas rodillas juntas, gíralas hacia la izquierda, acercándolas lo más que puedas al suelo. Al mismo tiempo, gira la cabeza hacia la derecha. Mantén ambos hombros en contacto con el suelo. Cuenta hasta 5. Inhala y lleva las rodillas y la cabeza al centro. Repite en ambos lados 3 veces.

POSTURA DE LA PLANCHA

La postura de la plancha tonificará y fortalecerá tus brazos, entre otros beneficios.

- **Fortalece brazos, hombros, espalda y piernas**
- **Tonifica abdominales y glúteos**

1 Siéntate sobre las rodillas. Coloca las manos sobre los muslos y estira la columna.

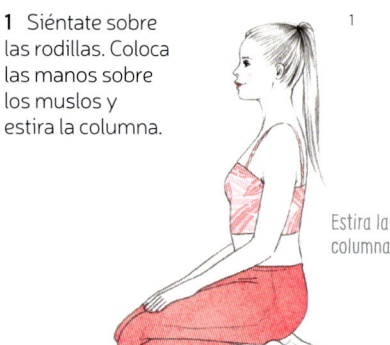

Estira la columna

2 Ponte en posición de cuatro apoyos y mete las caderas, como si llevaras la pelvis hacia las costillas. Mantén alineados los hombros y rodillas con las caderas.

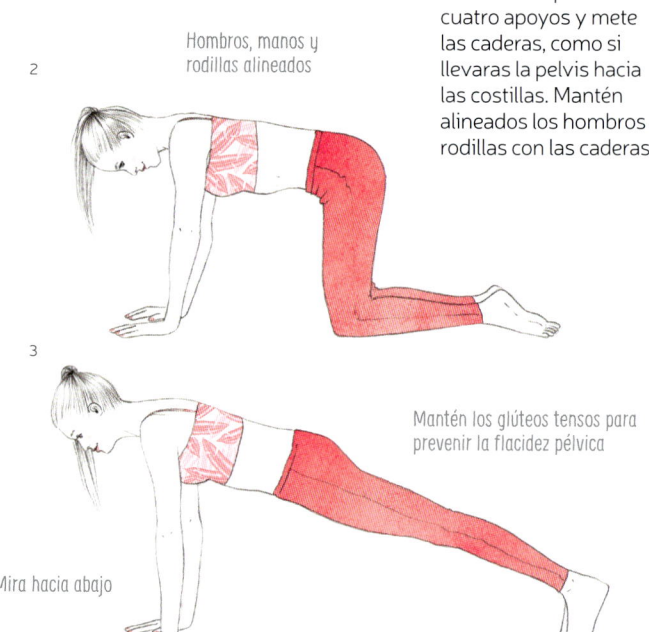

Hombros, manos y rodillas alineados

3 Inhala y extiende las piernas, sube desde la punta de los pies, bloquea las rodillas y los codos, manteniendo el cuerpo lo más recto posible. Cuenta hasta 20 con una respiración tranquila. Repite 3 veces.

Mantén los glúteos tensos para prevenir la flacidez pélvica

Mira hacia abajo

POSTURA DE LA PIERNA LEVANTADA

Esta postura hace maravillas con tus abdominales mientras fortalece la espalda, las caderas y los muslos.

- **Tonifica los músculos del abdomen**
- **Mejora la digestión**
- **Fortalece la espalda, las caderas y los muslos**
- **Energiza los órganos reproductivos**

1 Túmbate boca arriba con las piernas y los brazos estirados. Levanta la pierna derecha hasta que formes un ángulo recto con el cuerpo. Cuenta hasta 5 y, luego, baja la pierna al suelo. Repítelo con la pierna izquierda.

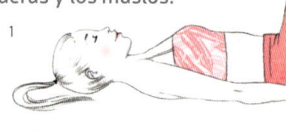

2 Levanta ambas piernas lentamente del suelo sin doblar las rodillas hasta que formen un ángulo de 90 grados. Mantén esta postura hasta contar 5. Repite 3 veces.

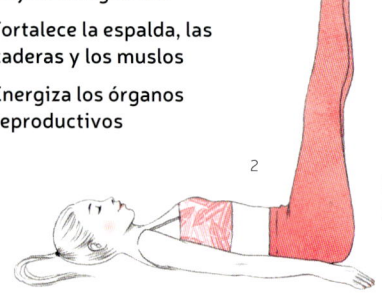

Mantén las piernas rectas

POSTURA DEL ARCO

La postura del arco masajea los órganos del abdomen mientras estira la espalda.

- **Fortalece la columna**
- **Tonifica todo el cuerpo**
- **Expande los pulmones**
- **Mejora la circulación**

1 Túmbate boca abajo en el suelo, con la cabeza girada hacia un lado. Gira la cabeza al frente. Inhala y agarra la parte superior de los pies con las manos mientras levantas el pecho del suelo.

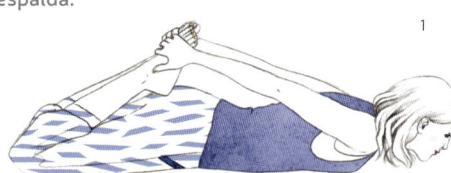

2 Presiona la pelvis contra el suelo y levanta el pecho hacia arriba y hacia delante. Empuja los pies, alejándolos del cuerpo. Aguanta 3-5 respiraciones. Repite 2 veces.

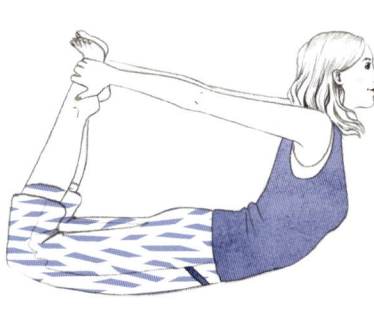

POSTURA DEL MEDIO PUENTE

16

La postura del medio puente estira la columna y también ayuda a reducir el estrés y el cansancio.

1 Acuéstate de espaldas, con las rodillas dobladas y los pies planos sobre el suelo. Coloca los brazos a los lados, con las palmas hacia abajo.

• Expande el pecho

• Alivia el dolor menstrual

• Estimula la glándula tiroides

• Energiza, tonifica y fortalece los glúteos y las piernas

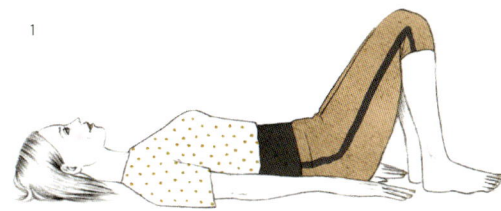

1

2 Levanta suavemente las caderas y la zona lumbar mientras exhalas. Enlaza los brazos debajo de tu cuerpo y mantén la postura hasta contar 10 mientras respiras. Para salir de la postura, vuelve a poner las manos a los lados y baja la columna vértebra por vértebra. Repite 3 veces.

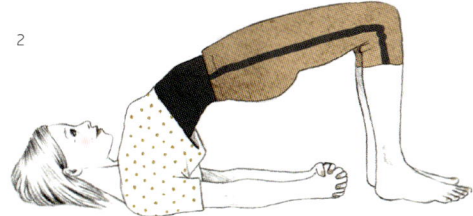

2

POSTURA DEL PERRO BOCA ARRIBA

17

• Fortalece la columna, el torso y los brazos

• Tonifica el abdomen y las caderas

• Expande los pulmones

• Mejora la circulación y la postura

• Estimula la zona abdominal

La acción de apertura del pecho en esta asana es el antídoto perfecto contra la «chepa de oficina».

1 Acuéstate boca abajo en el suelo. Coloca las palmas de las manos en el suelo, justo debajo del nivel de los hombros. Inhala y lleva los hombros hacia las orejas. Luego, levanta los hombros y junta los omóplatos presionándolos hacia adentro.

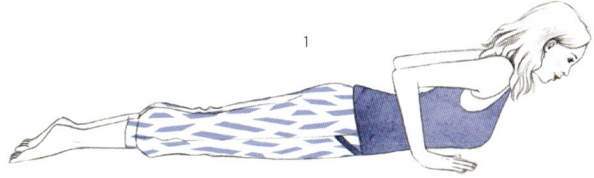

1

2 Exhala, empuja con las manos y levanta la cabeza, el pecho, el tronco y las caderas del suelo. Los pies, las rodillas, las espinillas y los muslos deben permanecer en el suelo. Aguanta durante 5 respiraciones completas. Repite 3 veces.

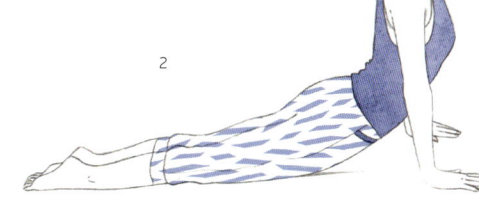

2

POSTURA DEL NIÑO

18

La postura del niño es una posición suave y reparadora. Ayuda a estirar las caderas, los muslos y los tobillos, al mismo tiempo que reduce la sensación de estrés y cansancio.

• Alivia el cansancio

• Relaja cuello y hombros

• Estimula la digestión

• Estira la zona lumbar

1 Arrodíllate en el suelo con los dedos gordos de los pies juntos. Siéntate sobre los talones con la espalda recta y con las rodillas separadas a la anchura de las caderas. Sujeta una muñeca con la otra mano.

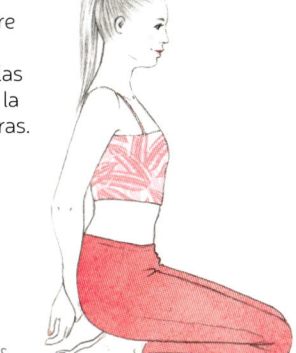

1

Los isquiones deben descansar sobre los talones

2 Exhala mientras te flexionas hacia delante desde las caderas, bajando la cabeza y el pecho con cuidado hasta el suelo. Suelta las manos y apóyalas en el suelo con las palmas hacia arriba. Lleva el coxis hacia los talones y siente cómo se estira la zona lumbar. Mantén la postura y haz respiraciones lentas y profundas durante 2-3 minutos.

Separa ligeramente las rodillas si lo necesitas para permitir que tu cuerpo se hunda cómodamente

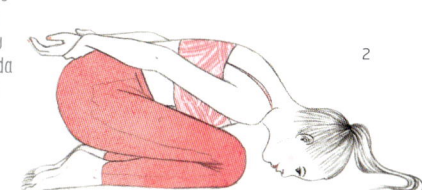
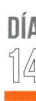

2

Entrar y salir de las posturas

DÍA 15

Después de la intensa sesión de repaso de ayer, hoy nos enfocaremos en estiramientos suaves y en la respiración. También queremos que pongas atención en cómo entras y sales de las asanas, ya que esto es igual de importante que la postura en sí. La seguridad y la comodidad deben ser siempre tu prioridad. Si no estás familiarizada con la asana, asegúrate de aprender bien las instrucciones antes de comenzar. Muévete con calma al entrar y salir de cada postura. Al incorporarte desde una flexión, ya sea de pie o sentada, hazlo lentamente y levanta la cabeza al final. A menos que se indique lo contrario, sal de las posturas reclinadas girándote hacia un costado. Respira profundo un par de veces y, luego, incorpórate con ayuda de las manos. Después de una postura invertida, puede ser útil permanecer en la postura del niño (véase la p. 65) durante unos minutos.

RESPIRACIÓN PROFUNDA DE PIE

1

Este estiramiento suave es una excelente postura de calentamiento. También puedes practicarlo en cualquier momento del día cuando necesites calmarte y centrarte.

- Aumenta la energía y la concentración
- Fortalece la columna
- Tonifica los brazos y la parte superior del cuerpo
- Mejora el equilibrio y la postura

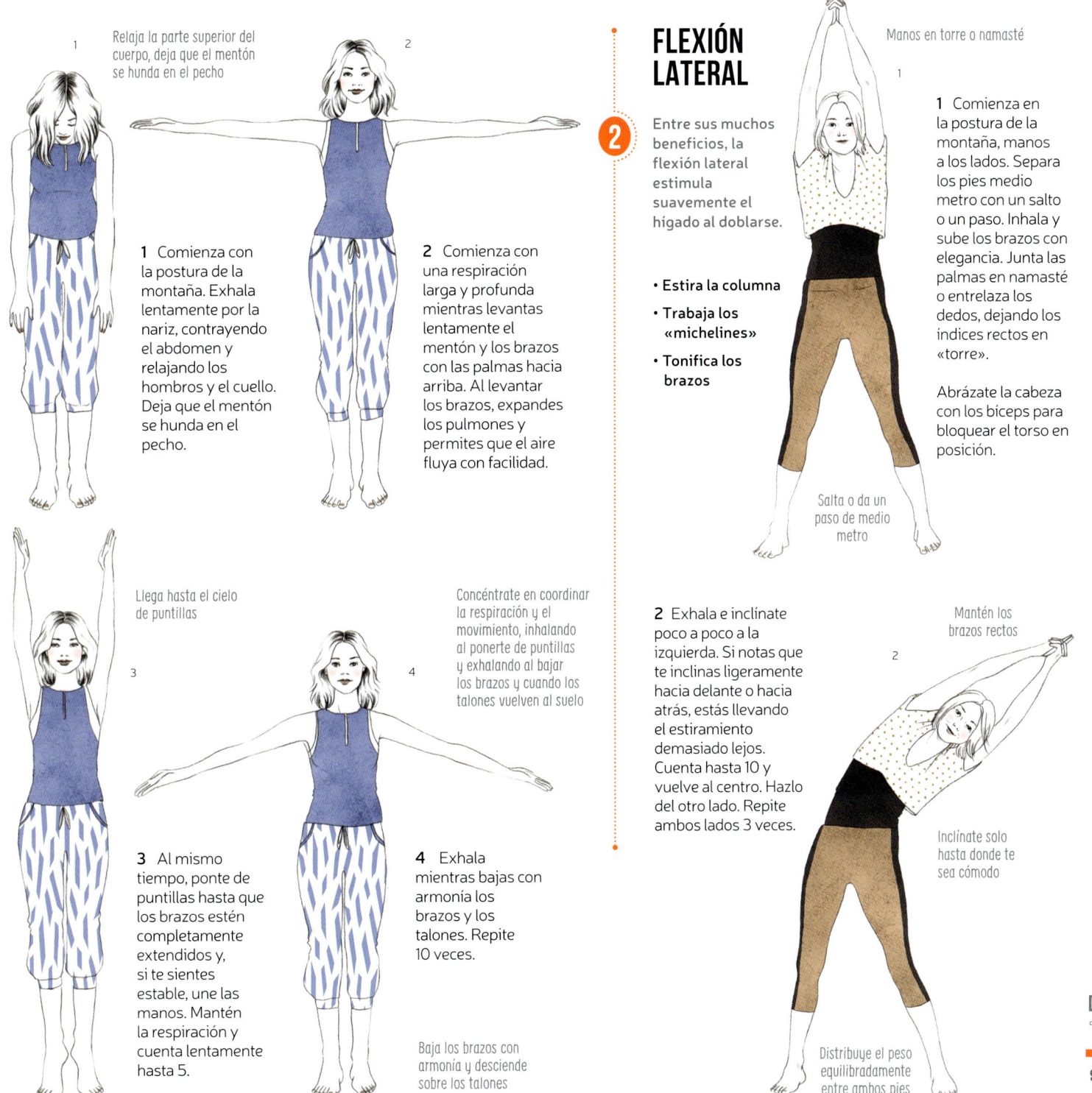

1 Relaja la parte superior del cuerpo, deja que el mentón se hunda en el pecho

1 Comienza con la postura de la montaña. Exhala lentamente por la nariz, contrayendo el abdomen y relajando los hombros y el cuello. Deja que el mentón se hunda en el pecho.

2 Comienza con una respiración larga y profunda mientras levantas lentamente el mentón y los brazos con las palmas hacia arriba. Al levantar los brazos, expandes los pulmones y permites que el aire fluya con facilidad.

Llega hasta el cielo de puntillas

Concéntrate en coordinar la respiración y el movimiento, inhalando al ponerte de puntillas y exhalando al bajar los brazos y cuando los talones vuelven al suelo

3 Al mismo tiempo, ponte de puntillas hasta que los brazos estén completamente extendidos y, si te sientes estable, une las manos. Mantén la respiración y cuenta lentamente hasta 5.

4 Exhala mientras bajas con armonía los brazos y los talones. Repite 10 veces.

Baja los brazos con armonía y desciende sobre los talones

FLEXIÓN LATERAL

Entre sus muchos beneficios, la flexión lateral estimula suavemente el hígado al doblarse.

- Estira la columna
- Trabaja los «michelines»
- Tonifica los brazos

Manos en torre o namasté

1 Comienza en la postura de la montaña, manos a los lados. Separa los pies medio metro con un salto o un paso. Inhala y sube los brazos con elegancia. Junta las palmas en namasté o entrelaza los dedos, dejando los índices rectos en «torre».

Abrázate la cabeza con los bíceps para bloquear el torso en posición.

Salta o da un paso de medio metro

2 Exhala e inclínate poco a poco a la izquierda. Si notas que te inclinas ligeramente hacia delante o hacia atrás, estás llevando el estiramiento demasiado lejos. Cuenta hasta 10 y vuelve al centro. Hazlo del otro lado. Repite ambos lados 3 veces.

Mantén los brazos rectos

Inclínate solo hasta donde te sea cómodo

Distribuye el peso equilibradamente entre ambos pies

POSTURA DE MEDIO LOTO

3

Esta asana fortalece la espalda. También estira las caderas, las rodillas, los tobillos y los muslos.

• Aumenta la flexibilidad en caderas, rodillas y tobillos

• Fortalece la columna y los abdominales

• Mejora la postura

• Aumenta la energía

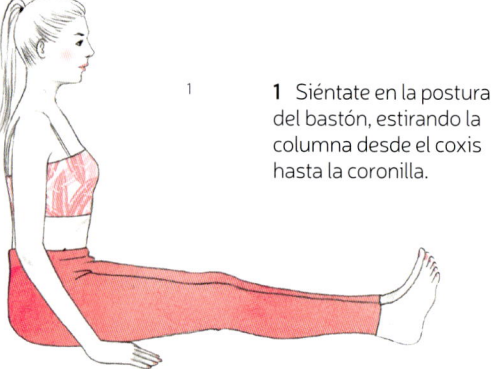

1 Siéntate en la postura del bastón, estirando la columna desde el coxis hasta la coronilla.

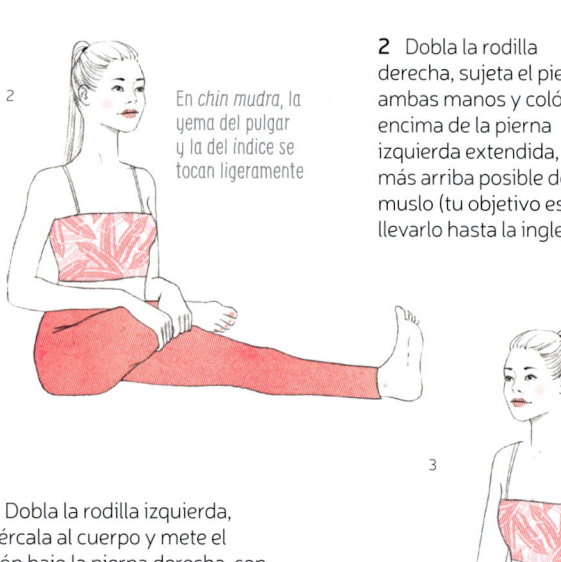

En chin mudra, la yema del pulgar y la del índice se tocan ligeramente

2 Dobla la rodilla derecha, sujeta el pie con ambas manos y colócalo encima de la pierna izquierda extendida, lo más arriba posible del muslo (tu objetivo es llevarlo hasta la ingle).

3 Dobla la rodilla izquierda, acércala al cuerpo y mete el talón bajo la pierna derecha, con el talón pegado a la ingle. Coloca las manos sobre las rodillas con los dedos en *chin mundra*. Cuenta hasta 10 haciendo respiraciones profundas.

RESPIRACIÓN ALTERNA

4

La respiración alterna es una forma sencilla pero eficaz de aliviar el estrés y calmar la mente, al tiempo que aumenta los niveles de energía.

• Disminuye el estrés

• Mejora la actividad mental

• Calma el sistema nervioso

• Favorece la calma y el sueño

• Aumenta la energía

1 Siéntate en la postura de medio loto, o en una más sencilla con las piernas cruzadas si aún no estás cómoda con la postura de medio loto. Coloca las manos sobre las rodillas en el *shuni mudra*.

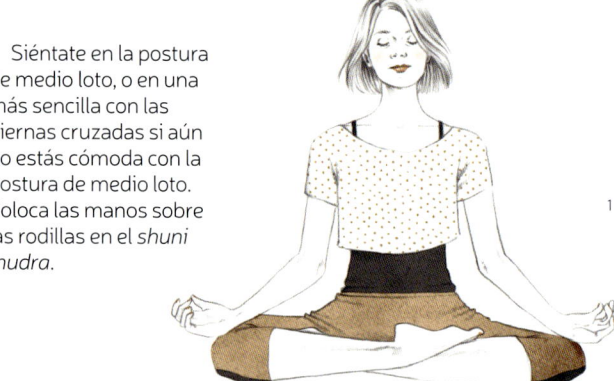

2 Exhala por la fosa nasal izquierda mientras usas el pulgar para cerrar la fosa nasal derecha. Inhala lenta y profundamente por la fosa nasal izquierda. Ahora, usa el anular y el meñique para cerrar la fosa nasal izquierda y exhala lentamente por la fosa nasal derecha. Inhala por la fosa nasal derecha, luego ciérrala con el pulgar. Exhala por la fosa nasal izquierda. Este es un ciclo completo de respiración. Repite 10 veces.

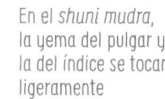

En el shuni mudra, la yema del pulgar y la del índice se tocan ligeramente

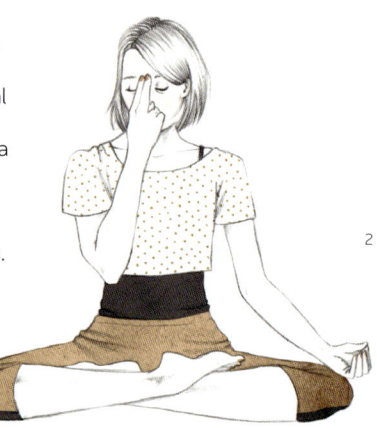

RESPIRACIÓN ABDOMINAL

5

Si observas a un bebé mientras duerme, notarás que esta es su forma natural de respirar. A medida que crecemos y el estrés se instala en nuestra vida y cuerpo, nuestra respiración se vuelve más superficial. Reaprendiendo a respirar profundamente, podemos obtener grandes beneficios tanto para la mente como para el cuerpo.

• Aporta más oxígeno a la sangre

• Masajea los órganos abdominales, mejorando la digestión y el drenaje linfático

• Calma el sistema nervioso, reduciendo la frecuencia cardíaca

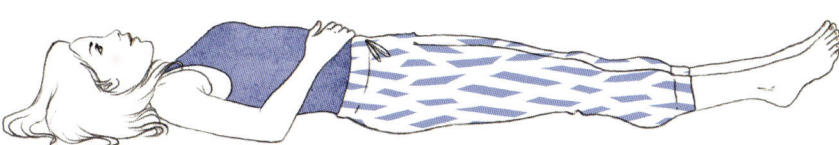

1 Recuéstate en el suelo boca arriba, en la postura del cadáver. Coloca las manos, con las palmas hacia abajo, sobre el abdomen, justo debajo de las costillas. Inhala lenta y profundamente por la nariz. Inhala con calma hasta que no puedas coger más aire cómodamente.

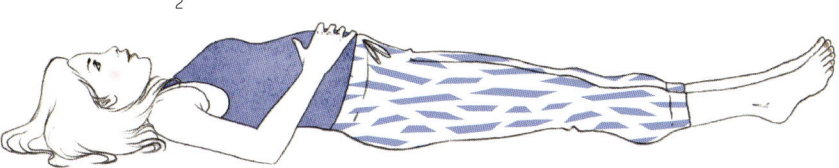

2 Deberías sentir cómo se expande el abdomen con la respiración. Ahora, exhala con suavidad por la boca entreabierta, apretando el abdomen mientras exhalas para expulsar el aire del estómago. Repítelo despacio y con calma durante 2-3 minutos.

POSTURA DEL COCODRILO

La postura del cocodrilo, o *Makarasana*, ayuda a liberar la tensión provocada por posturas más exigentes y favorece una relajación profunda.

• Alivia la rigidez en el cuello y la espalda

• Reduce la ansiedad

• Regula la presión arterial

• Favorece el sueño

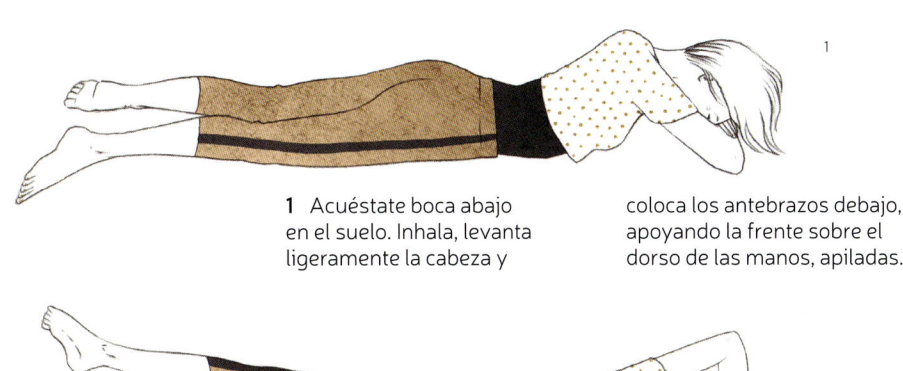

1 Acuéstate boca abajo en el suelo. Inhala, levanta ligeramente la cabeza y coloca los antebrazos debajo, apoyando la frente sobre el dorso de las manos, apiladas.

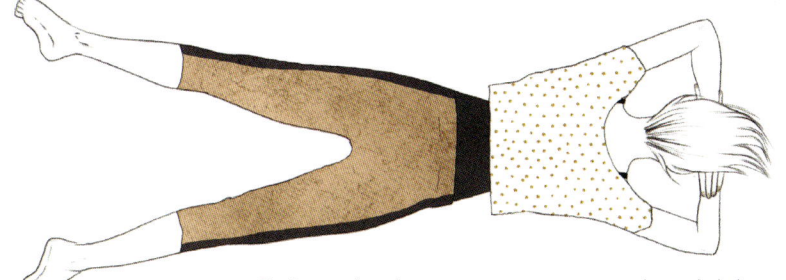

Para salir de la postura, lleva las palmas debajo de los hombros y gírate sobre la espalda con cuidado

2 Separa las piernas aproximadamente al ancho de los hombros, dejando que los talones caigan hacia adentro. Aprieta suavemente los glúteos y presiona el abdomen contra el suelo. Relaja todo el cuerpo y concéntrate en respirar lenta y profundamente durante varios minutos.

Osteoporosis

DÍA 16

Sobre los 35 años alcanzamos nuestra mayor densidad ósea. A partir de entonces, empieza a disminuir de forma natural. Las mujeres, que suelen tener una estructura ósea más liviana, tienden a perder más masa ósea con la edad que los hombres, sobre todo durante los 5-10 años posteriores a la menopausia. De ahí que las mujeres constituyan el 80 % de las personas con osteoporosis, o fragilidad ósea. Cuanta más masa ósea tengas al iniciar, mejor será tu salud ósea. Además de llevar una alimentación equilibrada, la actividad física regular es clave para fortalecer y preservar los huesos. El yoga es especialmente recomendable, dado que sus posturas con carga de peso fortalecen todo el cuerpo, desde el cuello y la columna hasta las muñecas y los tobillos. También mejora la postura, reduciendo la presión sobre los huesos, y ayuda a mantener el equilibrio, disminuyendo el riesgo de caídas. Favorece la digestión, y ayuda al organismo a absorber todos los nutrientes necesarios para unos huesos sanos. El yoga equilibra, asimismo, las hormonas, manteniendo más estrógeno en el organismo durante más tiempo.

FLEXIÓN HACIA DELANTE DE PIE

1 Volvemos a esta intensa flexión hacia delante. Intenta acercar la nariz a las rodillas un poco más que en otras ocasiones.

- Fortalece los músculos de la espalda
- Estira los isquiotibiales
- Tonifica los órganos digestivos
- Puede aliviar dolores de cabeza

1 Comienza en la postura de la montaña, con los pies ligeramente separados.

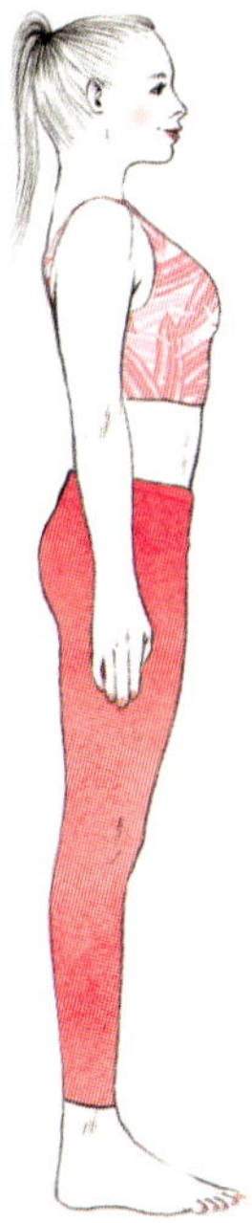

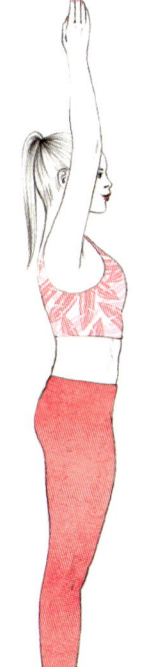

Levanta los brazos lentamente y, mientras inhalas, permite que el aire fluya profundamente hacia los pulmones

2 Inhala mientras levantas los brazos paralelamente por encima de la cabeza, con las palmas hacia adentro.

3 Exhala mientras te inclinas hacia delante desde las caderas. Mantén las piernas rectas y desliza las manos por ellas hasta donde puedas llegar. Si llegas al suelo, apoya las palmas junto a los pies. Si no llegas, sujeta las espinillas, tobillos o pies, llevando la nariz lo más cerca posible de las rodillas, sin forzar. Cuenta hasta 10 con una respiración calmada. Para salir de la postura, coloca las manos en las caderas y levanta con cuidado la parte superior de tu cuerpo hasta estar de pie mientras exhalas. Repite 3 veces.

Piernas rectas (si es posible)

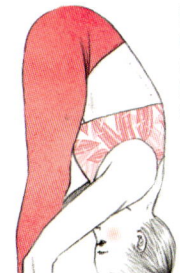

Flexiona las caderas, como una bisagra, manteniendo la espalda recta

Relaja el cuello

Mantén los pies paralelos

1 Comienza en la postura de la montaña, con los brazos a los lados. Fija la mirada en un punto frente a ti y sostenla durante toda la asana para ayudar a mantener el equilibrio.

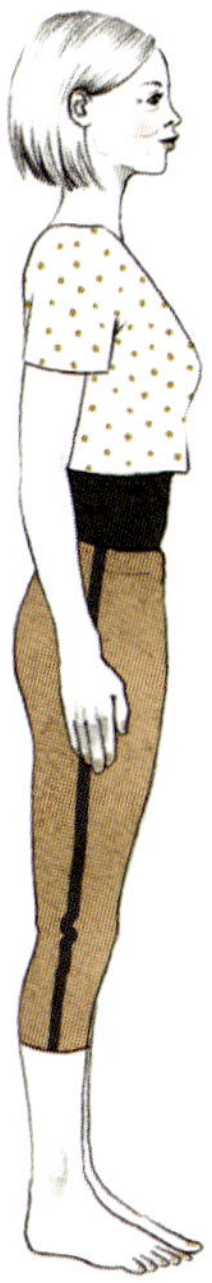

2 Exhala mientras das un paso hacia delante con el pie derecho y flexionas la rodilla en un ángulo de 90 grados. Al mismo tiempo, levanta los brazos y extiéndelos hacia delante, inclinando el torso sobre el muslo derecho.

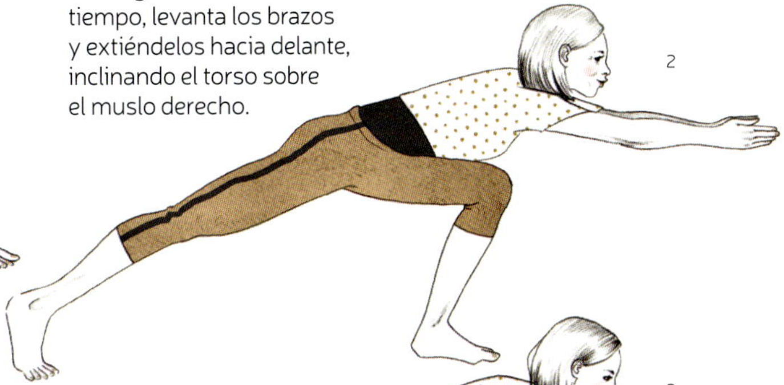

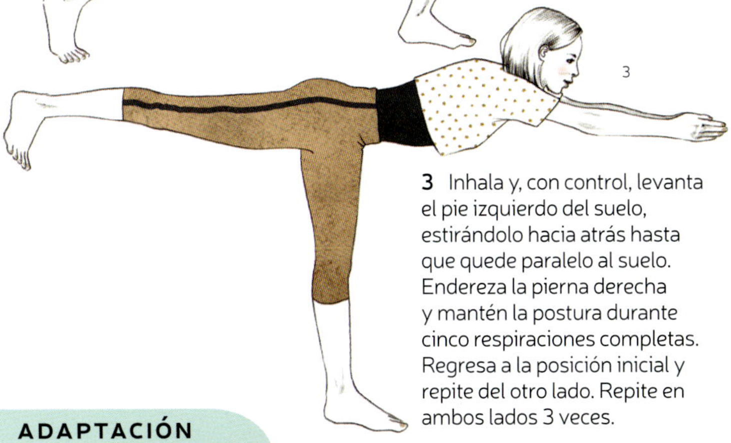

GUERRERO III

Esta es la tercera de las tres posturas del guerrero, conocida en sánscrito como *Virabhadrasana III*.

- **Fortalece la columna, los hombros y los músculos de la cadera**
- **Expande el pecho**
- **Mejora el equilibrio**
- **Tonifica los abdominales**

3 Inhala y, con control, levanta el pie izquierdo del suelo, estirándolo hacia atrás hasta que quede paralelo al suelo. Endereza la pierna derecha y mantén la postura durante cinco respiraciones completas. Regresa a la posición inicial y repite del otro lado. Repite en ambos lados 3 veces.

ADAPTACIÓN

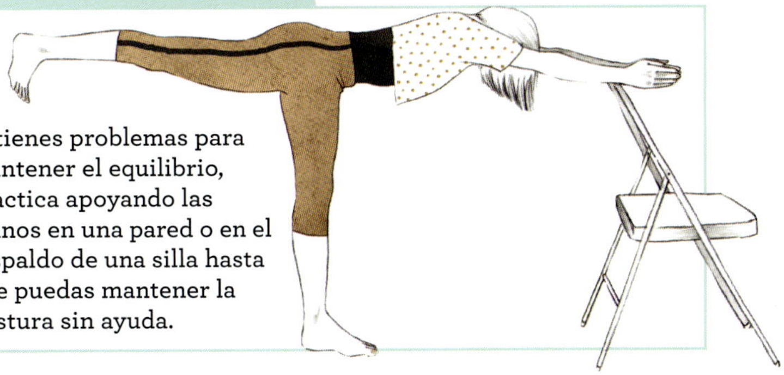

Si tienes problemas para mantener el equilibrio, practica apoyando las manos en una pared o en el respaldo de una silla hasta que puedas mantener la postura sin ayuda.

POSTURA DEL TRIÁNGULO

Este estiramiento fortalece las piernas, los músculos alrededor de la rodilla, las articulaciones del tobillo, las caderas, los músculos de la ingle, los isquiotibiales, las pantorrillas, los hombros, el pecho y la columna.

- Estira y fortalece la columna
- Tonifica las piernas
- Expande el pecho

- Estimula el hígado, el bazo y los riñones
- Desarrolla fuerza y determinación

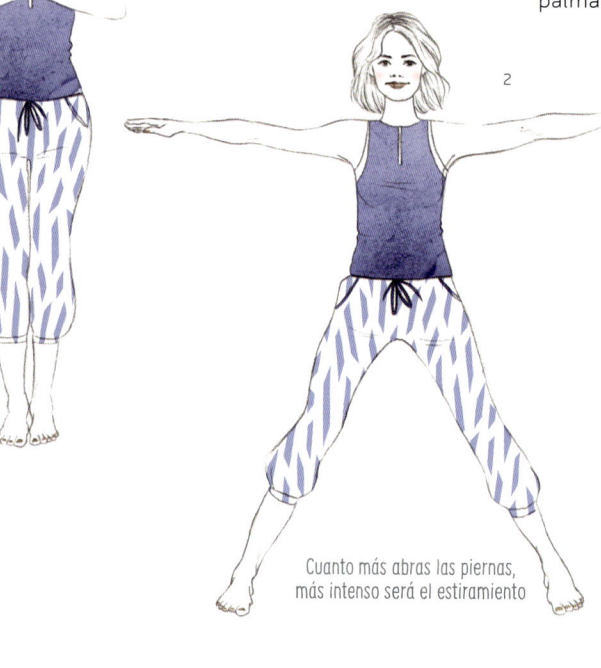

1 Mantén la postura de la montaña con las palmas unidas frente al pecho.

2 Separa los pies entre medio metro y un metro. Levanta los brazos hasta la altura de los hombros al inhalar, con las palmas hacia abajo.

Cuanto más abras las piernas, más intenso será el estiramiento

3 Gira el pie y la pierna derechos hacia fuera unos 90 grados. Gira ligeramente el pie izquierdo hacia el talón derecho.

Gira el pie y la pierna derechos hacia fuera

4 Pon la mano izquierda en la cadera. Exhala mientras deslizas el brazo derecho por la pierna derecha, hasta donde llegues, sin forzar. Mantén el pecho extendido.

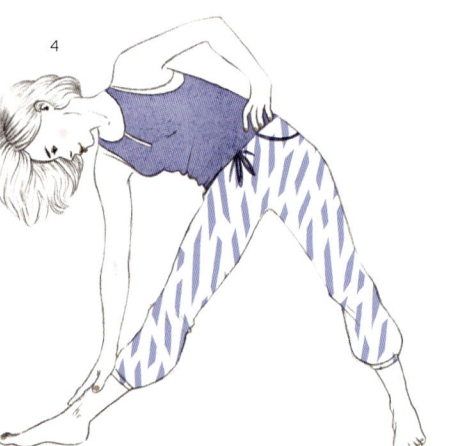

Apoya la mano en la espinilla, el tobillo o el suelo, pero evita apoyar o presionar la rodilla

5 Estira el brazo izquierdo hacia arriba, alineándolo con tu hombro derecho. Gira la cabeza para mirarte la mano levantada. Mantén la postura hasta contar 15 con una respiración tranquila. Repite del otro lado y, luego, vuelve a realizar el ejercicio en ambos lados 2 veces más.

MEDIA TORSIÓN

Esta suave torsión energiza la columna vertebral y mejora la digestión.

- Masajea los órganos digestivos, facilitando la evacuación
- Estimula el flujo linfático
- Fortalece el sistema inmunológico
- Calma el sistema nervioso

1 Siéntate en el suelo con los pies juntos y extendidos frente a ti, y las manos en el suelo a los lados de las caderas.

2 Inhala para estirar la columna y presionar los huesos de la pelvis contra el suelo. Exhala y dobla la rodilla derecha, acercándola hacia el pecho. Coloca el pie derecho en el suelo, justo fuera de la rodilla izquierda.

3 Coloca la mano derecha en el suelo detrás de ti y lleva la mano izquierda sobre la rodilla izquierda.

Mira por encima del hombro derecho

4 Gira con cuidado la cabeza y el cuello hacia la derecha, sin forzar. Aguanta 5 respiraciones completas. Vuelve a la posición inicial y repite del otro lado. Repite en ambos lados 2 veces.

POSTURA DE LA PINZA SENTADA

Hoy volvemos a esta intensa flexión hacia delante. Mantén los hombros hacia atrás y relajados, y lleva el esternón hacia delante en dirección a los dedos de los pies.

- Fortalece la columna
- Mejora la digestión
- Puede ayudar con la infertilidad, la hipertensión y el insomnio
- Alivia molestias menstruales y síntomas de la menopausia

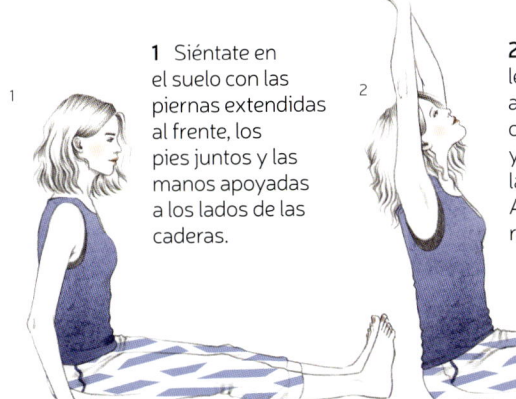

1 Siéntate en el suelo con las piernas extendidas al frente, los pies juntos y las manos apoyadas a los lados de las caderas.

2 Inhala mientras levantas los brazos con armonía por encima de la cabeza. Eleva la mirada y arquea ligeramente la espalda hacia atrás. Aguanta durante 2-3 respiraciones.

3 Exhala mientras bajas los brazos y sujetas tus rodillas. Dobla los codos hacia fuera al inclinarte hacia ellas. Cuenta hasta 15. Vuelve a la postura inicial.

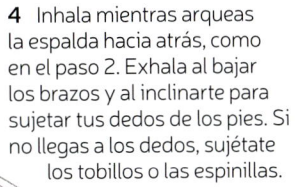

4 Inhala mientras arqueas la espalda hacia atrás, como en el paso 2. Exhala al bajar los brazos y al inclinarte para sujetar tus dedos de los pies. Si no llegas a los dedos, sujétate los tobillos o las espinillas.

5 Baja la frente lo más cerca posible de las rodillas. Cuenta hasta 15. Vuelve a la postura del bastón y repite la postura 3 veces.

POSTURA DEL GATO EN EQUILIBRIO

6

La postura del gato en equilibrio, o *Dandayamna Bharmanasana*, desarrolla la coordinación y la fuerza.

- **Mejora el equilibrio y la coordinación**
- **Estira la columna**
- **Fortalece el tronco**

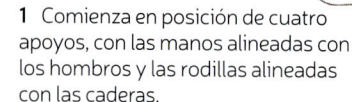
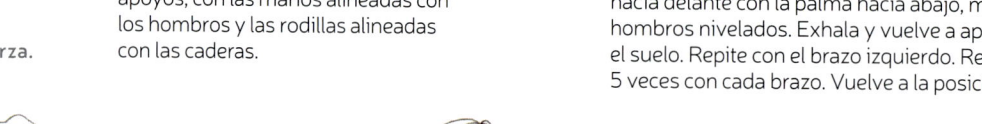

Mantén la mirada hacia abajo

1 Comienza en posición de cuatro apoyos, con las manos alineadas con los hombros y las rodillas alineadas con las caderas.

2 Inhala, activa el abdomen y extiende el brazo derecho hacia delante con la palma hacia abajo, manteniendo los hombros nivelados. Exhala y vuelve a apoyar la mano en el suelo. Repite con el brazo izquierdo. Repite 5 veces con cada brazo. Vuelve a la posición inicial.

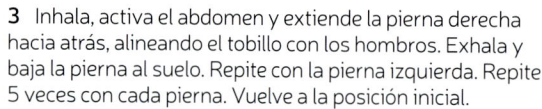
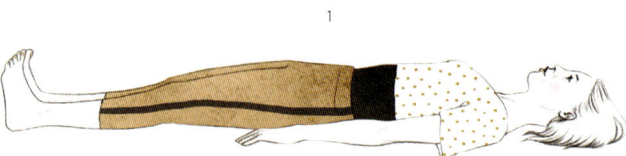

3 Inhala, activa el abdomen y extiende la pierna derecha hacia atrás, alineando el tobillo con los hombros. Exhala y baja la pierna al suelo. Repite con la pierna izquierda. Repite 5 veces con cada pierna. Vuelve a la posición inicial.

4 Inhala, contrae el abdomen y extiende al mismo tiempo la pierna izquierda y el brazo derecho. Cuenta hasta 5 y cambia de lado. Repite 5 veces en cada lado.

TORSIÓN ABDOMINAL

7

Esta asana expande la zona lumbar y libera tensiones. Puede ayudar con molestias y dolores de espalda y piernas.

- **Estira toda la columna**
- **Relaja el cuello**
- **Favorece la digestión**
- **Relaja todo el cuerpo**

1 Túmbate boca arriba en el suelo, con los pies juntos y los brazos a los lados del cuerpo, palmas hacia abajo.

2 Inhala y lleva las rodillas hacia el pecho. Rodéalas con los brazos.

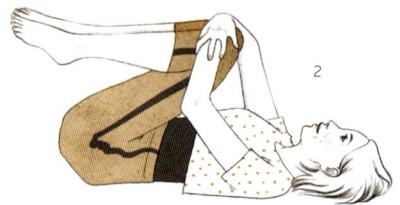

3 Extiende los brazos en cruz, formando un ángulo recto con el cuerpo, con las palmas hacia abajo. Relaja el cuello y los hombros.

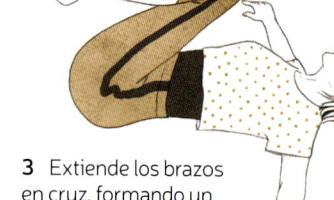

4 Exhala y, manteniendo ambas rodillas juntas, gíralas hacia la izquierda, acercándolas lo más que puedas al suelo. Al mismo tiempo, gira la cabeza hacia la derecha. Mantén ambos hombros en contacto con el suelo. Cuenta hasta 5. Inhala y lleva las rodillas y la cabeza al centro. Repite del otro lado. Repite 3 veces en cada lado.

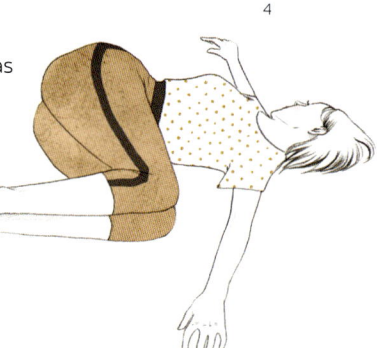

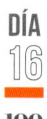

POSTURA DEL PERRO BOCA ARRIBA

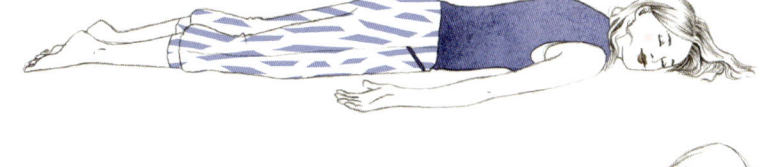

La postura del perro boca arriba es un estiramiento potente para la espalda. Hoy vamos a hacer la postura completa.

- Fortalece la columna, el torso y los brazos
- Tonifica el abdomen y las caderas
- Expande los pulmones
- Mejora la circulación y la postura
- Estimula la zona abdominal

1 Túmbate boca abajo en el suelo, con la cabeza girada hacia un lado.

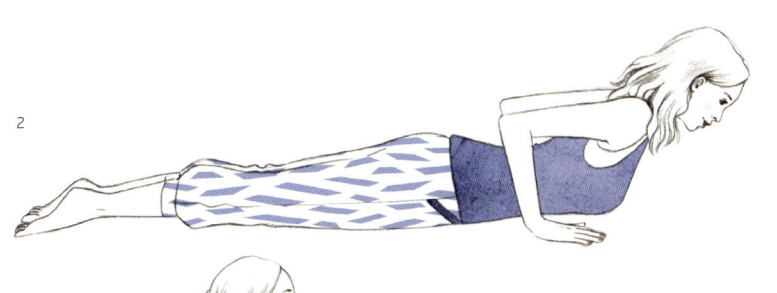

2 Gira la cabeza al frente. Inhala y coloca las palmas de las manos en el suelo justo por debajo del nivel de los hombros. Lleva los hombros hacia las orejas mientras presionas los omóplatos hacia adentro, uno hacia el otro.

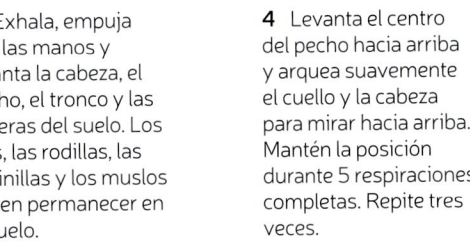

3 Exhala, empuja con las manos y levanta la cabeza, el pecho, el tronco y las caderas del suelo. Los pies, las rodillas, las espinillas y los muslos deben permanecer en el suelo.

4 Levanta el centro del pecho hacia arriba y arquea suavemente el cuello y la cabeza para mirar hacia arriba. Mantén la posición durante 5 respiraciones completas. Repite tres veces.

POSTURA DEL CADÁVER

Reserva 5-10 minutos para disfrutar de la relajación completa de la postura del cadáver.

- Relaja la mente y el cuerpo después del esfuerzo físico
- Favorece la relajación profunda
- Reduce el cansancio

1 Acuéstate sobre la espalda, con los brazos a los lados del cuerpo, las palmas hacia arriba. Deja que tus pies se abran hacia los lados. Cierra los ojos. Comienza desde las plantas de los pies y, poco a poco, haz un escaneo mental que suba hacia la coronilla, liberando la tensión en las articulaciones y músculos a lo largo del recorrido. Invita la paz a tu mente y cuerpo. Utiliza tu respiración como punto de enfoque para despejar la mente y mantenerte presente. Descansa durante 5-10 minutos.

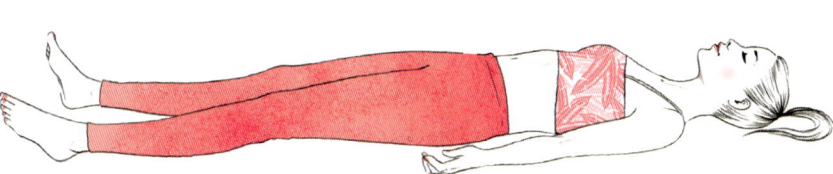

Pérdida de peso

DÍA 17

Notarás, sobre todo en las primeras 2-3 semanas de este plan, que tu cintura, caderas, muslos y brazos estarán más firmes y tonificados. Esto no significa necesariamente que hayas perdido peso, sino que tu musculatura se ha fortalecido y definido. A largo plazo, el yoga te ayudará a conseguir y mantener un peso saludable, pero no es una solución rápida basada en la transpiración intensa. Veamos los números: si pesas alrededor de 68 kg y practicas las asanas de este libro durante 30 minutos, quemarás unas 150 calorías. Si lo haces a diario, en una semana habrás quemado unas 1050 calorías extra. Para perder 500 g de peso corporal, necesitas quemar unas 3500 calorías. La pérdida de peso llegará, pero de forma gradual y, lo mejor de todo, se mantendrá. Si además sigues la dieta del yoga que explicamos en los días 9 y 10, es probable que adelgaces más rápido. Muchas mujeres también descubren que, al relajarse y dormir mejor, les resulta más fácil seguir una dieta equilibrada y evitar comer por ansiedad.

MEDIO LOTO DE PIE

La postura del medio loto de pie, o *Ardha Padmasana Vrksasana*, ayuda a abrir las caderas y mejora el equilibrio y la concentración.

- Mejora el equilibrio
- Aumenta la flexibilidad en caderas, rodillas y tobillos
- Regula el sistema nervioso y linfático

GUERRERO I

Esta zancada hacia delante fortalecerá las piernas y expanderá el pecho y el corazón.

- Fortalece las piernas, especialmente los muslos
- Fortalece la columna
- Estabiliza caderas, rodillas y tobillos
- Aumenta la capacidad pulmonar

1 Ponte de pie en la postura de la montaña, con las manos a los lados. Para mantener mejor el equilibrio, fija la mirada en un objeto frente a ti.

Mira al frente, concentrándote en algo

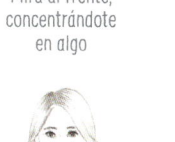
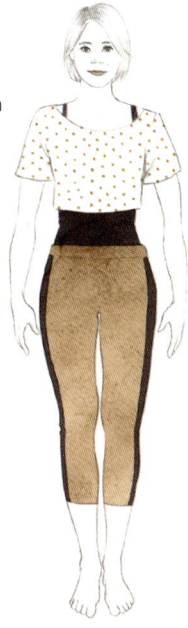

2 Desplaza tu peso al pie derecho. Flexiona la rodilla izquierda, levanta el pie izquierdo y usa la mano derecha para subirlo con cuidado lo más arriba posible en el muslo derecho, sin forzar.

No practiques esta postura si tienes problemas de rodilla o cadera. Las personas con hipertensión no deben levantar los brazos por encima de la cabeza durante la postura.

Activa los músculos de la pierna izquierda para mantener el equilibrio

3 Inhala y eleva los brazos por encima de la cabeza, juntando las palmas. Estira los brazos y mantente erguida. Mantén la postura durante 5 respiraciones completas, luego baja los brazos con suavidad y suelta el pie. Repite con la otra pierna. Repite 2 veces más en cada lado.

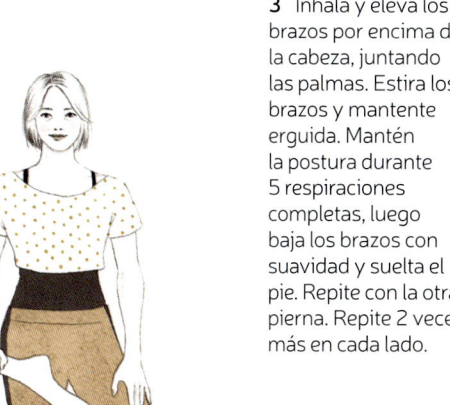
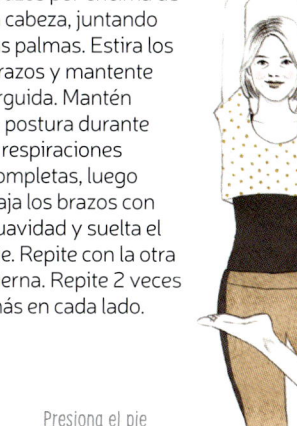

Presiona el pie contra la pierna que está de pie para ayudar a mantener el equilibrio

1 Comienza con la postura de la montaña, con los brazos a los lados.

2 Exhala, da un gran paso hacia delante con el pie izquierdo. Gira el pie derecho hacia fuera unos 45 grados. Coloca las manos en las caderas.

3 Inhala y flexiona la rodilla izquierda, asegurándote de que esté directamente sobre el tobillo izquierdo. Levanta los brazos por encima de la cabeza, uniendo las palmas de las manos. Mantén el talón del pie derecho apoyado en el suelo. Inclina ligeramente la cabeza hacia atrás y mírate las manos en el aire. Aguanta 5 respiraciones. Exhala y regresa a la postura de la montaña. Repite del otro lado. Repite 2 veces más en ambos lados.

Inclina la cabeza para mirarte las manos

Alinea la rodilla y el tobillo derechos

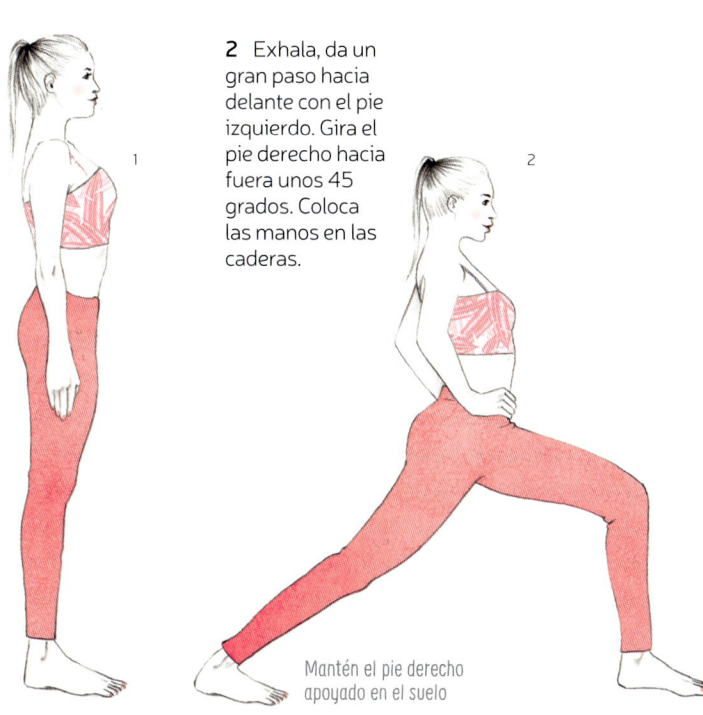

Mantén el pie derecho apoyado en el suelo

FLEXIÓN HACIA DELANTE DE PIE

3

Este estiramiento intensivo te ayudará, entre otras cosas, a fortalecer los muslos y las rodillas.

- **Fortalece los músculos de la espalda**
- **Estira los isquiotibiales**
- **Tonifica los órganos digestivos**
- **Puede aliviar dolores de cabeza**

3 Exhala mientras te inclinas hacia delante desde las caderas. Mantén las piernas rectas y desliza las manos por ellas hasta donde puedas llegar. Si llegas al suelo, apoya las palmas junto a los pies. Si no llegas, sujeta las espinillas, tobillos o pies, llevando la nariz lo más cerca posible de las rodillas, sin forzar. Cuenta hasta 10 con una respiración calmada. Para salir de la postura, coloca las manos en las caderas y levanta con cuidado la parte superior de tu cuerpo hasta estar de pie mientras exhalas. Repite 3 veces.

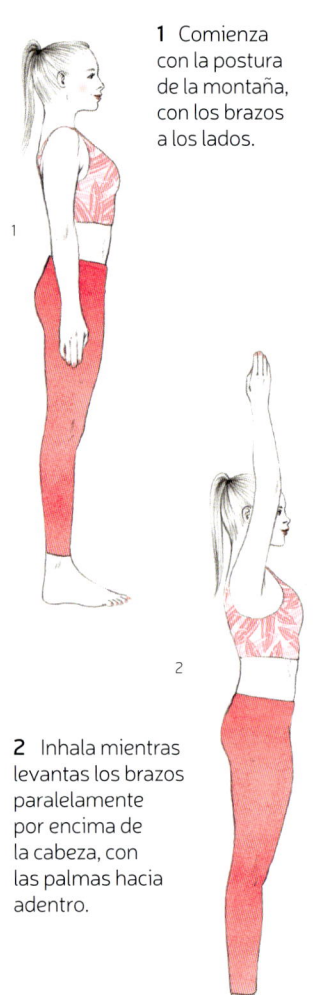

1 Comienza con la postura de la montaña, con los brazos a los lados.

2 Inhala mientras levantas los brazos paralelamente por encima de la cabeza, con las palmas hacia adentro.

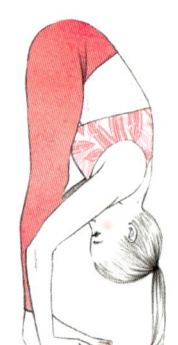

Flexiona las caderas, como una bisagra, manteniendo la espalda recta

Relaja el cuello

Mantén los pies alineados

APERTURA DE PECHO

4

Esta intensa flexión hacia delante estira la columna vertebral y los isquiotibiales.

- **Tonifica y reafirma los brazos**
- **Tonifica y reafirma el busto**
- **Alivia la tensión en cuello y hombros**
- **Alinea la columna**

1 Comienza con la postura de la montaña, con los pies ligeramente separados. Levanta los brazos a la altura de los hombros, luego llévalos por detrás de la espalda y entrelaza las manos. Arquea la espalda con cuidado hacia atrás para abrir el pecho. Cuenta hasta 10, con una respiración tranquila.

2 Inclínate suavemente, levantando los brazos por detrás de la espalda. Siente el estiramiento y escucha a tu cuerpo para evitar forzar. Aguanta hasta contar 15, con una respiración tranquila, y, al exhalar, vuelve lentamente a la postura erguida.

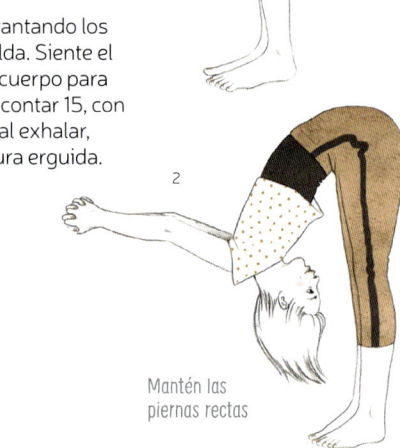

Levanta el mentón, arquea con cuidado hacia atrás

Mantén las piernas rectas

3 Levanta los brazos a la altura de los hombros y entrelaza los dedos detrás de la espalda. Arquea suavemente hacia atrás, hasta donde sea cómodo para ti. Cuenta hasta 5 con una respiración tranquila.

El objetivo es acercar la cabeza a las rodillas

4 Exhala y vuelve a inclinarte, levantando los brazos detrás de la espalda. Acerca la nariz a las rodillas, sin forzar. Mantén la posición hasta contar 15 con una respiración calmada. Exhala mientras regresas a una posición erguida. Repite 2 veces más.

Mantén las piernas rectas

POSTURA DE MEDIO LOTO

5

Sentarse erguida con la columna alineada calma la mente y reduce el estrés, la ansiedad y la depresión leve.

- Aumenta la flexibilidad en caderas, rodillas y tobillos
- Fortalece la columna y los abdominales
- Mejora la postura
- Aumenta la energía

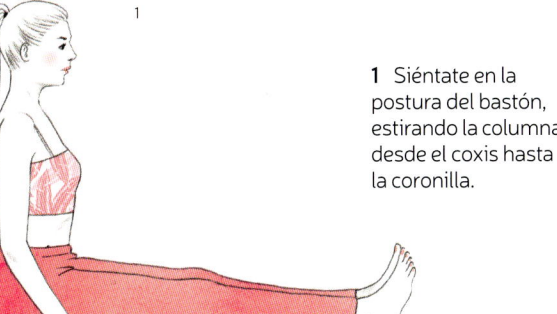

1 Siéntate en la postura del bastón, estirando la columna desde el coxis hasta la coronilla.

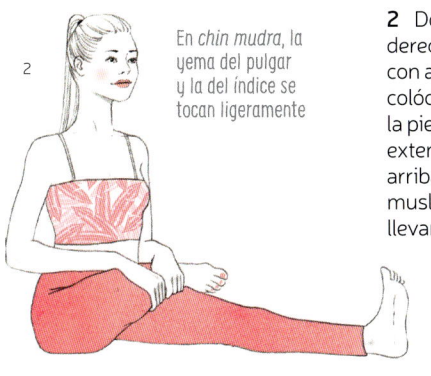

En chin mudra, la yema del pulgar y la del índice se tocan ligeramente

2 Dobla la rodilla derecha, sujeta el pie con ambas manos y colócalo encima de la pierna izquierda extendida, lo más arriba posible del muslo (tu objetivo es llevarlo hasta la ingle).

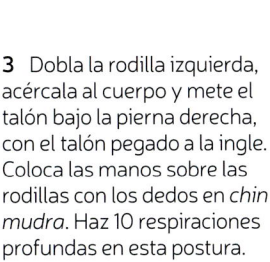

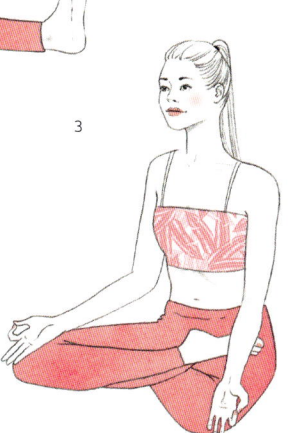

3 Dobla la rodilla izquierda, acércala al cuerpo y mete el talón bajo la pierna derecha, con el talón pegado a la ingle. Coloca las manos sobre las rodillas con los dedos en *chin mudra*. Haz 10 respiraciones profundas en esta postura.

ESTIRAMIENTO DE CUELLO

6

Estirar los músculos del cuello reduce el estrés y ayuda a relajar todo el cuerpo.

- Libera la tensión del cuello y los hombros
- Alivia los dolores de cabeza
- Favorece la relajación

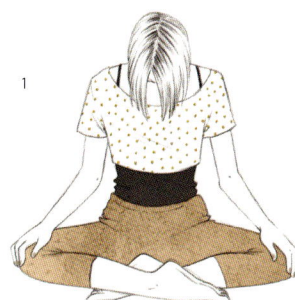

1 Siéntate en el suelo, con las piernas cruzadas en la postura de medio loto o loto. Mantén la espalda recta y deja caer la cabeza hacia delante, con el mentón descansando sobre el pecho.

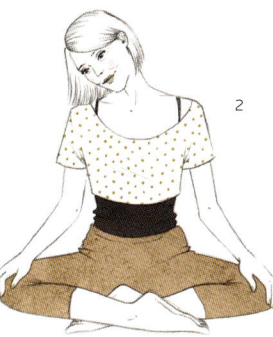

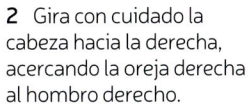

2 Gira con cuidado la cabeza hacia la derecha, acercando la oreja derecha al hombro derecho.

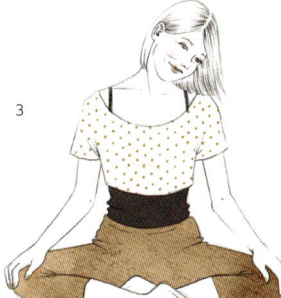

3 Vuelve a llevar el mentón al pecho y luego inclina la cabeza hacia el hombro izquierdo. Repite 3-5 veces.

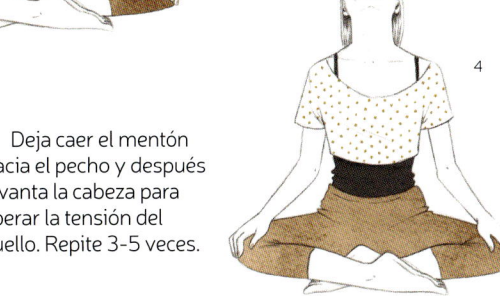

4 Deja caer el mentón hacia el pecho y después levanta la cabeza para liberar la tensión del cuello. Repite 3-5 veces.

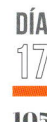

POSTURA DEL CAMELLO

La postura del camello, o *Ushtrasana*, es una flexión hacia atrás de rodillas. Ayuda a expandir las caderas y los hombros.

- **Expande el pecho y los hombros**
- **Fortalece la zona media de la espalda**
- **Estira los abdominales y los muslos**
- **Alivia el malestar menstrual y el dolor leve de espalda**

1 Colócate de rodillas en el suelo con las rodillas a la altura de las caderas. Inhala y eleva los brazos por encima de tu cabeza, con las palmas mirando hacia adentro.

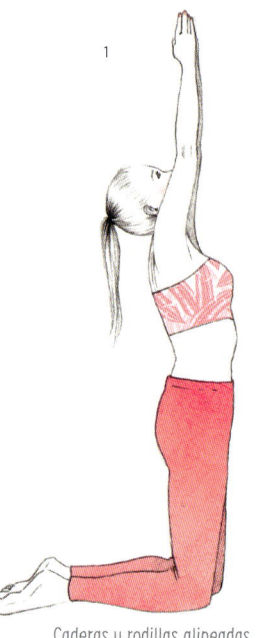

1

Caderas y rodillas alineadas

No practiques esta postura si sufres de hipertensión o presión arterial baja.

Omite esta postura si tienes una lesión grave en el cuello o la espalda.

2 Levanta las costillas y el pecho mientras empujas la pelvis hacia delante. Extiende una mano hacia atrás y coloca la mano derecha sobre el talón derecho. Mira hacia abajo, hacia el talón derecho. Cuenta hasta 10 con una respiración tranquila. Regresa a la posición inicial y repite del otro lado.

2

Mira hacia el talón

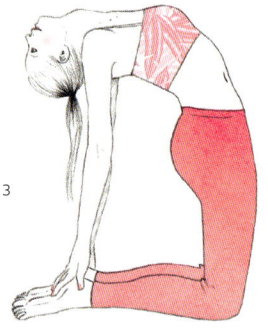

3

3 Vuelve a la posición erguida. Ahora lleva ambas manos hacia atrás para sujetar ambos talones. Expande el pecho, estira la columna y relaja el cuello, permitiendo que la cabeza se incline hacia atrás. Cuenta hasta 15 con una respiración calmada.

ADAPTACIÓN

Si no llegas a los talones o sientes que estás forzando la espalda o el cuello, intenta levantar un poco los talones metiendo los dedos de los pies hacia abajo. Si sigue siendo incómodo, coloca unos bloques justo fuera de cada talón en su posición más alta (generalmente unos 23 cm) y sitúa las manos encima.

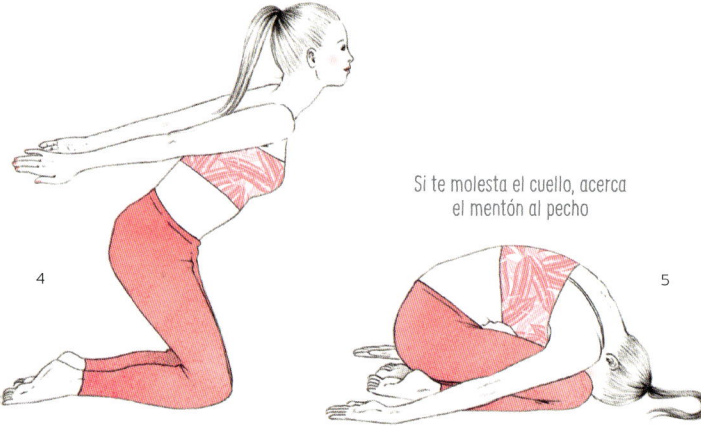

4

4 Para salir de la postura, exhala y relaja los brazos, dejando que los huesos de la pelvis desciendan hacia los talones.

Si te molesta el cuello, acerca el mentón al pecho

5

5 Baja suavemente la frente hacia el suelo, con las manos extendidas hacia atrás y las palmas hacia arriba. Aguanta 30 segundos. Repite la postura una vez más desde el principio hasta el final.

7

POSTURA DEL ARCO

8

El arco es una potente flexión que fortalecerá tu espalda.

- **Fortalece la columna**
- **Tonifica todo el cuerpo**
- **Expande los pulmones**
- **Mejora la circulación**

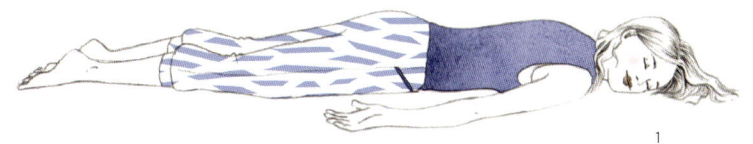

1 Túmbate boca abajo en el suelo, con la cabeza girada hacia un lado.

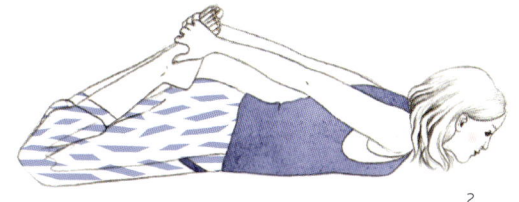

2 Gira la cabeza al frente. Inhala y agarra la parte superior de los pies con las manos mientras levantas el pecho del suelo.

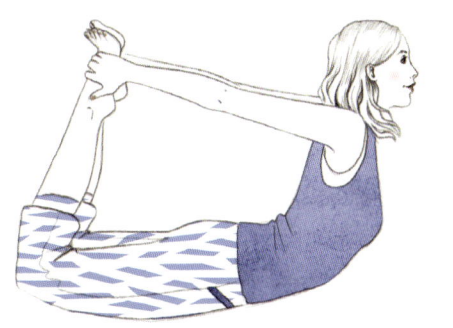

3 Mientras exhalas, empuja los pies contra las palmas de las manos. Al empujar, el cuerpo se elevará de manera natural, pero concéntrate en empujar los pies en lugar de levantarte para evitar lesiones. Mantén la postura durante 3-5 respiraciones. Para salir, baja suavemente y suelta los pies de las manos. Repite 3 veces.

POSTURA DEL CADÁVER

9

Reserva 5-10 minutos para disfrutar de la relajación completa de la postura del cadáver.

- **Relaja la mente y el cuerpo después del esfuerzo físico**
- **Favorece la relajación profunda**
- **Reduce el cansancio**

1 Acuéstate sobre la espalda, con los brazos a los lados del cuerpo, las palmas hacia arriba. Deja que tus pies se abran hacia los lados. Cierra los ojos. Comienza desde las plantas de los pies y, poco a poco, haz un escaneo mental que suba hacia la coronilla, liberando la tensión en las articulaciones y músculos a lo largo del recorrido. Invita a la paz a tu mente y cuerpo. Utiliza tu respiración como punto de enfoque para despejar la mente y mantenerte presente. Descansa durante 5-10 minutos.

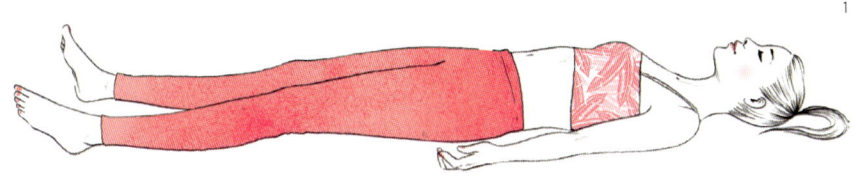

Fertilidad

DÍA
18

El yoga es una forma estupenda de prepararse para el embarazo, tanto a nivel físico como emocional y espiritual. Tener un cuerpo fuerte y flexible te ayudará a enfrentar los retos físicos de llevar un embarazo, mientras que un sistema endocrino equilibrado te permitirá adaptarte mejor a los cambios hormonales. De hecho, en algunos casos, el yoga puede incluso mejorar los problemas de fertilidad y aumentar las probabilidades de concebir. Sorprendentemente, los expertos apuntan a que una de las principales razones por las que las mujeres no logran quedarse embarazadas es el estrés, sobre todo cuando las preocupaciones diarias se ven intensificadas por la ansiedad de no poder concebir. Las técnicas de respiración y las asanas del yoga son perfectas para liberar tensiones y disminuir la ansiedad, ayudando a reducir el estrés y a mejorar el descanso, la relajación y la renovación de energía. Te recomendamos probar el yoga antes de recurrir a tratamientos de fertilidad. Puedes ver nuestra rutina para potenciar la fertilidad en la página 190.

Puedes ver nuestra rutina para potenciar la fertilidad en la página 190.

FLEXIÓN LATERAL

1

Este suave estiramiento aumenta la flexibilidad de la columna.

- Estira la columna
- Trabaja los «michelines»
- Tonifica los brazos

Manos en
torre o
namasté

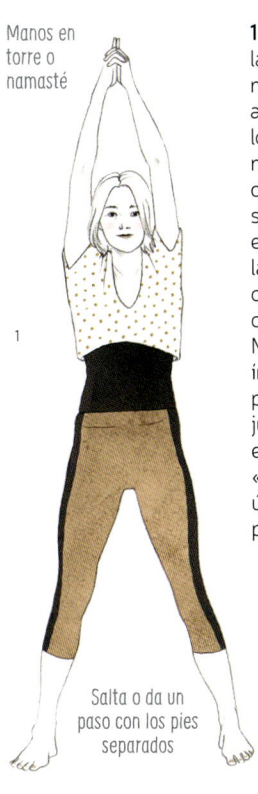

Salta o da un
paso con los pies
separados

1 Comienza en
la postura de la
montaña, manos
a los lados. Separa
los pies medio
metro con un salto
o un paso. Inhala y
sube los brazos con
elegancia. Entrelaza
las manos sobre la
cabeza, abrazándola
con los bíceps.
Mantén los dedos
índices extendidos en
posición de «torre», o
juntando las manos
en la postura de
«namasté». Esto
último aumentará un
poco el estiramiento.

Mantén los brazos rectos

No estires de
más. Entrena
dentro de tus
límites

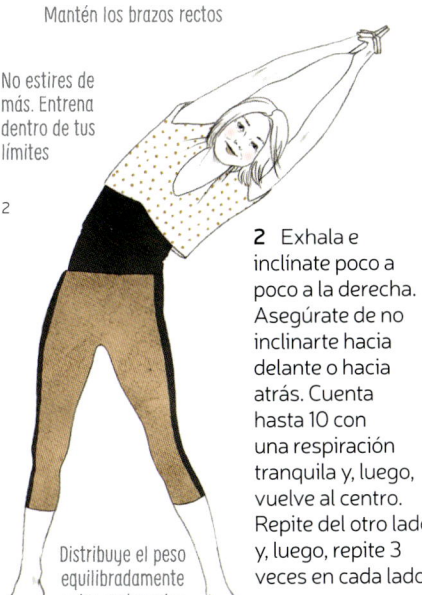

Distribuye el peso
equilibradamente
entre ambos pies

2 Exhala e
inclínate poco a
poco a la derecha.
Asegúrate de no
inclinarte hacia
delante o hacia
atrás. Cuenta
hasta 10 con
una respiración
tranquila y, luego,
vuelve al centro.
Repite del otro lado
y, luego, repite 3
veces en cada lado.

POSTURA DEL ARCO DE PIE

El arco de pie se basa en
el equilibrio. Retrocede
lenta y suavemente
hasta que te sientas
completamente estable.

- Mejora la circulación
  en el corazón y los
  pulmones
- Aumenta la elasticidad
  de la columna
- Activa el sistema
  digestivo
- Mejora el equilibrio y
  la concentración

1 Comienza en la postura de la
montaña, con las manos a los
lados. Levanta el pie derecho
hacia atrás y sujétalo con la
palma de la mano derecha.

Mantén el
brazo recto

2 Inhala y
eleva el brazo
izquierdo recto
hacia arriba,
con la palma
hacia delante.

Pie en la
mano

3 Exhala mientras das
una patada con el pie
hacia arriba y hacia atrás,
sujetándolo firmemente.

Concéntrate en
algo que tengas
justo delante
para mejorar el
equilibrio

4 A medida que pateas hacia
atrás, tu torso se inclinará hacia
delante. Continúa pateando hasta
que el cuerpo quede paralelo al
suelo y la pierna elevada lo más
alto posible. Mantén esta postura
hasta contar 10, respirando con
tranquilidad. Repite del otro lado.
Repite cada lado 2 veces más.

Abdomen
paralelo al
suelo

DÍA
18

POSTURA DE LA DIOSA

3

La postura de la diosa fortalece las caderas y los muslos y también mejora el equilibrio.

1 Ponte en la postura de la montaña. Separa bien las piernas y gira los pies hacia fuera, hasta donde te resulte cómodo. Inhala y levanta los brazos a la altura de los hombros, con las palmas mirando hacia abajo.

2 Exhala y desciende en una posición de sentadilla. Dobla los brazos en un ángulo de 90 grados, con las palmas mirando hacia delante.

3 Mantén las rodillas alineadas y activas para evitar lesiones. Tus caderas se abrirán a medida que estiras la columna. Si necesitas descansar los brazos, junta las palmas en posición de oración. Mantén esta postura durante 20-30 segundos, con una respiración tranquila. Repite 3 veces.

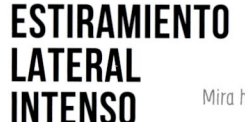

1

• Abre caderas e ingles
• Fortalece los muslos
• Aumenta la fuerza general del cuerpo

2

3

ESTIRAMIENTO LATERAL INTENSO

4

Este estiramiento es similar a la flexión hacia delante de pie (página 14), pero la posición de las piernas (una hacia delante y otra hacia atrás) crea un estiramiento más profundo.

• Mejora el equilibrio
• Alivia la rigidez en hombros, cuello y muñecas
• Expande el pecho
• Estimula los órganos digestivos
• Fortalece las piernas

3 Baja el pecho hacia el suelo, pero sigue mirando al frente. Aguanta 5 segundos.

1

Mira hacia arriba

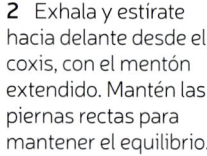

1 Comienza en la postura de la montaña. Exhala y separa los pies a una distancia amplia. Levanta los brazos a la altura de los hombros. Junta las manos detrás de la espalda en postura de oración, con los dedos apuntando hacia arriba. Gira el torso hacia la derecha, colocando el pie derecho a 90 grados. Mira hacia arriba, arqueando ligeramente la espalda.

2

2 Exhala y estírate hacia delante desde el coxis, con el mentón extendido. Mantén las piernas rectas para mantener el equilibrio.

3

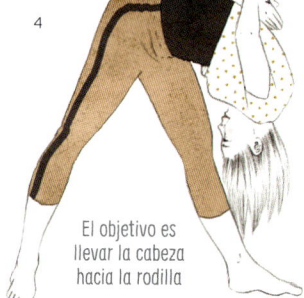

4

El objetivo es llevar la cabeza hacia la rodilla

4 Acerca la frente a la rodilla izquierda, hasta que la nariz toque la rótula. Cuenta hasta 5 mientras respiras normal. Dobla ligeramente la rodilla derecha si el estiramiento es demasiado intenso. Vuelve a la posición erguida y repite del otro lado. Repite ambos lados 2 veces más.

MEDIA TORSIÓN

5

Esta media torsión tiene el poder de transformar tu columna. Aumenta el flujo sanguíneo a los discos y fortalece y flexibiliza los pequeños músculos que sostienen la columna vertebral.

- **Masajea los órganos digestivos, facilitando la evacuación**
- **Estimula el flujo linfático**
- **Fortalece el sistema inmunológico**
- **Calma el sistema nervioso**

1 Siéntate en el suelo con los pies juntos y extendidos frente a ti, y las manos en el suelo a los lados de las caderas.

2 Inhala para estirar la columna y presionar los huesos de la pelvis contra el suelo. Exhala y dobla la rodilla derecha, acercándola hacia el pecho. Coloca el pie derecho en el suelo, justo fuera de la rodilla izquierda.

3 Coloca la mano derecha en el suelo detrás de ti y lleva la mano izquierda sobre la rodilla izquierda.

Mira por encima del hombro derecho

4 Gira con cuidado la cabeza y el cuello hacia la derecha, sin forzar. Aguanta 5 respiraciones completas. Vuelve a la posición inicial y repite del otro lado. Repite en ambos lados 2 veces más.

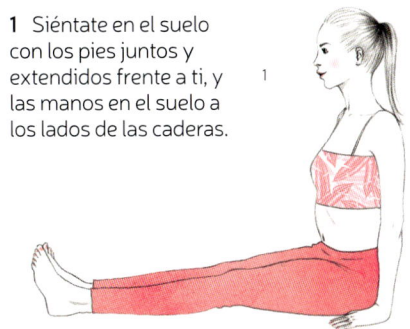
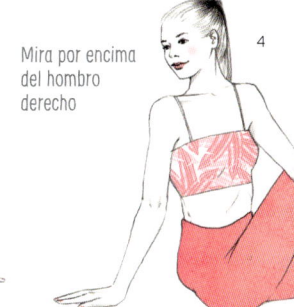

POSTURA DE LA PINZA SENTADA

6

Entre otras cosas, esta postura de la pinza sentada estimula el hígado, los riñones, los ovarios y el útero.

- **Fortalece la columna**
- **Mejora la digestión**
- **Puede ayudar con la infertilidad, la hipertensión y el insomnio**
- **Alivia molestias menstruales y síntomas de la menopausia**

1 Siéntate en el suelo con las piernas extendidas al frente, los pies juntos y las manos apoyadas a los lados de las caderas.

2 Inhala mientras levantas los brazos con armonía por encima de la cabeza. Eleva la mirada y arquea ligeramente la espalda hacia atrás. Aguanta durante 5-8 respiraciones.

Dirige la frente hacia las rodillas. Siente cómo se estira la espalda, pero sin forzarla

3 Exhala mientras bajas los brazos y sujetas tus rodillas. Dobla los codos hacia fuera al inclinarte hacia ellas. Cuenta hasta 15. Vuelve a la postura inicial.

4 Inhala mientras estiras los brazos hacia arriba y hacia atrás, como en el paso 2. Exhala al bajar los brazos y al inclinarte hacia delante para sujetar tus dedos de los pies. Si no llegas a los dedos, sujétate los tobillos o las espinillas.

5 Acerca la frente a las espinillas tanto como te sea cómodo. Aguanta hasta contar 10 con una respiración pausada. Ve tan lejos como te resulte confortable. Repite en ambos lados 2 veces más.

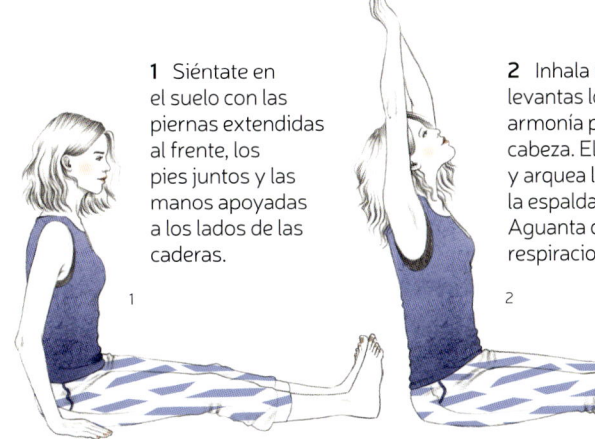
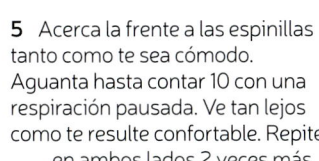

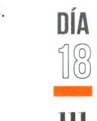

POSTURA DE RODILLAS AL PECHO

7

Esta asana libera la tensión de la zona lumbar. También puede ser útil para el dolor del nervio ciático.

- Alivia la indigestión, la hinchazón, el reflujo ácido, la flatulencia y el estreñimiento
- Mejora los síntomas del síndrome del intestino irritable

1 Acuéstate sobre la espalda con las piernas extendidas. Lleva la rodilla derecha hacia el pecho y entrelaza las manos alrededor de la rodilla. Siente el estiramiento y lleva la pierna hacia ti suavemente. Repite con la otra pierna.

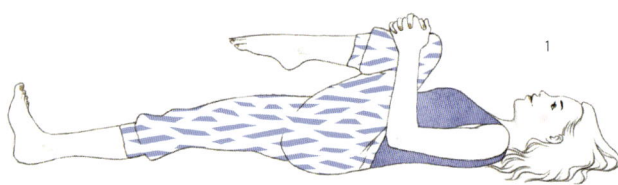

2 Regresa a la posición inicial, recostada sobre la espalda. Luego, lleva ambas rodillas hacia el pecho y entrelaza las manos alrededor de ellas. Siente el estiramiento y lleva las piernas hacia ti. Repite con una o dos piernas 2 veces más.

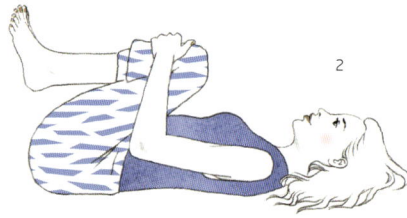

3 Deja caer las piernas suavemente hacia el suelo, manteniendo las rodillas dobladas a medio metro de distancia. Relájate en el suelo y haz 2-3 respiraciones completas; luego, concéntrate en tu respiración durante 1-2 minutos.

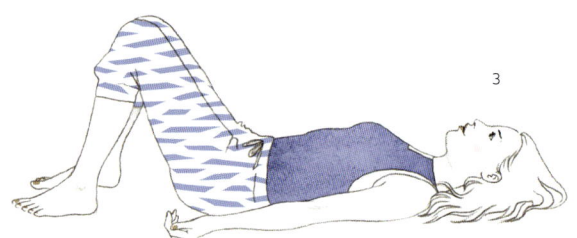

POSTURA DEL GATO EN EQUILIBRIO

8

La postura del gato en equilibrio ayuda a desarrollar la fuerza del tronco y la coordinación.

- Mejora el equilibrio y la coordinación
- Estira la columna
- Fortalece el tronco

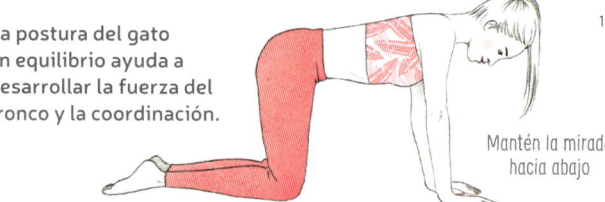

Mantén la mirada hacia abajo

1 Comienza en posición de cuatro apoyos, con las manos alineadas con los hombros y las rodillas alineadas con las caderas.

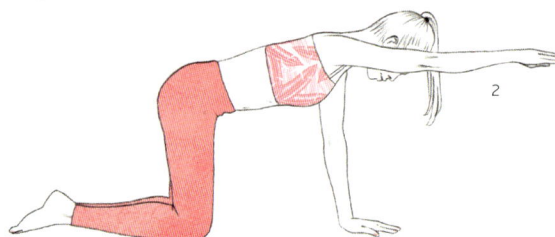

2 Inhala, activa el abdomen y extiende el brazo derecho hacia delante con la palma hacia abajo, manteniendo los hombros nivelados. Exhala y vuelve a apoyar la mano en el suelo. Repite con el brazo izquierdo. Repite 5 veces con cada brazo. Vuelve a la posición inicial.

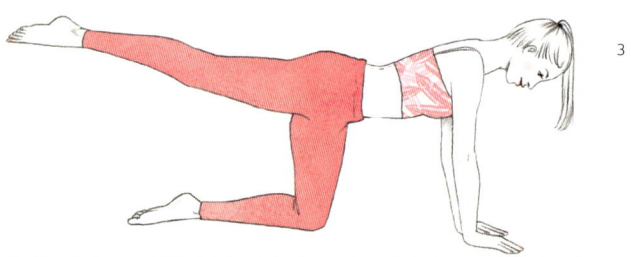

3 Desde la posición inicial, inhala, activa el abdomen y extiende la pierna derecha hacia atrás, alineando el tobillo con los hombros. Exhala y baja la pierna al suelo. Repite con la pierna izquierda. Repite 5 veces con cada pierna. Vuelve a la posición inicial.

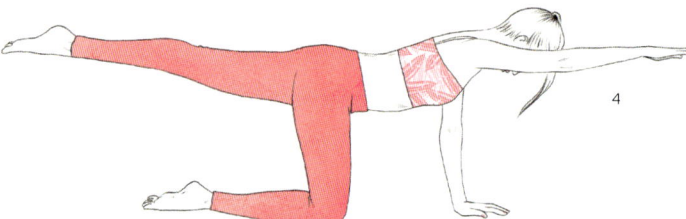

4 Inhala, contrae el abdomen y extiende al mismo tiempo la pierna izquierda y el brazo derecho. Cuenta hasta 5 y cambia de lado. Repite 5 veces, alternando las extremidades.

POSTURA DE LA COBRA

9

Al abrir la cavidad torácica, esta asana crea más espacio para los pulmones, lo que ayuda a aliviar los síntomas del asma y las alergias.

1 Acuéstate boca abajo, con la cabeza girada hacia un lado, con los brazos extendidos a ambos lados.

- **Estira y fortalece la columna**
- **Estimula el cerebro**
- **Tonifica los sistemas respiratorio y digestivo**
- **Energiza las piernas**

2 Gira la cabeza y apoya la frente en el suelo. Coloca las manos, con las palmas hacia abajo, a la altura de los hombros. Relaja los muslos.

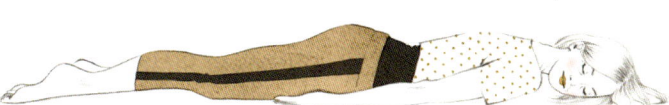

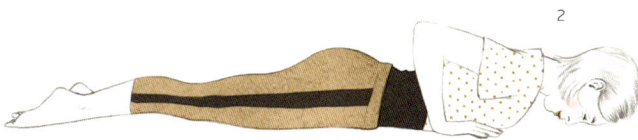

3 Al exhalar, presiona con las manos y levanta lentamente el tronco. Asegúrate de que los hombros se mantienen abajo y relajados.

Los muslos pueden estar tensos; relájalos. Levanta desde la espalda, no desde las piernas

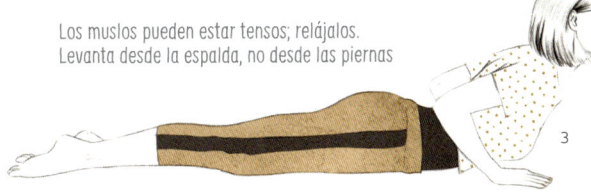

4 Sigue levantando el tronco hasta donde te resulte cómodo. Inclina suavemente la cabeza hacia atrás hasta que el mentón quede paralelo al suelo. Cuenta hasta 15, respirando en esta postura. Baja gradualmente el tronco al suelo, vértebra por vértebra. Repite 3 veces.

Dedos de los pies presionados contra el suelo

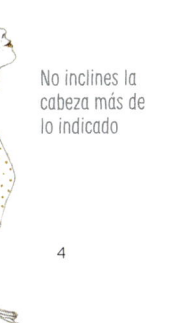

No inclines la cabeza más de lo indicado

POSTURA DEL NIÑO

10

Esta postura relajante es una buena forma de terminar una sesión de entrenamiento. Estira la espalda, libera tensiones y calma la mente.

- **Alivia el cansancio**
- **Relaja cuello y hombros**
- **Estimula la digestión**
- **Estira la zona lumbar**

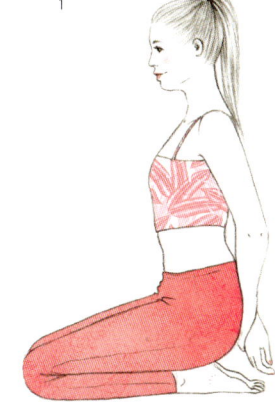

1 Arrodíllate en el suelo con los dedos gordos de los pies juntos. Siéntate sobre los talones con la espalda recta y con las rodillas separadas a la anchura de las caderas. Sujeta la muñeca con la otra mano.

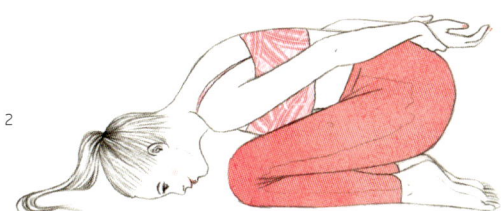

2 Exhala mientras te flexionas hacia delante desde las caderas, bajando la cabeza y el pecho con cuidado hasta donde puedas. Si es posible, apoya la frente en el suelo.

Mantén las rodillas separadas si es necesario para que tu cuerpo se hunda entre ellas hacia el suelo

3 Suelta las manos y apóyalas en el suelo con las palmas hacia arriba. Lleva el coxis hacia los talones y siente cómo se estira la zona lumbar. Mantén la postura 2-3 minutos y haz respiraciones lentas y profundas.

El coxis debe descansar sobre los talones

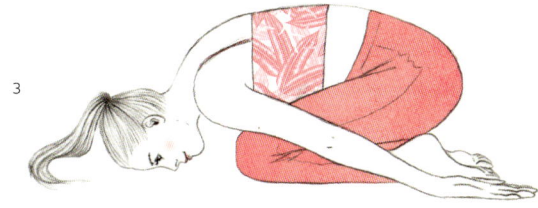

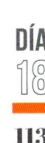

Menopausia

DÍA 19

La transición de la etapa fértil a la madurez se vive de manera distinta en cada mujer. Mientras que algunas experimentan síntomas leves, otras pueden enfrentar molestias más intensas o pasarlo bastante mal. A medida que el ciclo reproductivo llega a su fin, el cuerpo disminuye la producción de estrógeno y progesterona y tus ovarios dejan de producir estas hormonas. Este proceso de ajuste toma tiempo y puede venir acompañado de sofocos, cambios de humor, insomnio y otros síntomas. Se trata de una transformación natural, una nueva etapa que puede traer mayor serenidad y bienestar. A menos que los síntomas sean muy severos o existan condiciones médicas específicas, no es necesario recurrir a medicamentos de inmediato. El yoga es un excelente aliado en este periodo, ya que ayuda a regular el sistema endocrino, mejora la capacidad de relajarse y dormir, y fortalece el cuerpo, aumentando la resistencia. Consulta nuestra rutina para aliviar los síntomas de la menopausia en la página 190.

MEDIO LOTO DE PIE

Volvemos al medio loto de pie. Como con cualquier postura de equilibrio, adóptala despacio y con conciencia. Si entras en la postura demasiado rápido, es más probable que pierdas el equilibrio.

- Mejora el equilibrio
- Aumenta la flexibilidad en caderas, rodillas y tobillos
- Regula el sistema nervioso y linfático

POSTURA DE LA GUIRNALDA

La postura de la guirnalda, o *Malasana*, es una excelente forma de aumentar la fuerza y flexibilidad en la zona de la ingle, las caderas, las rodillas y los tobillos.

- Fortalece la espalda y los abdominales
- Mejora el equilibrio
- Abre la zona de la ingle
- Fortalece los tobillos y los pies

1 Ponte de pie en la postura de la montaña, con las manos a los lados. Para mantener mejor el equilibrio, fija la mirada en un objeto frente a ti.

Mira al frente, concentrándote en algo

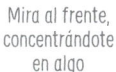

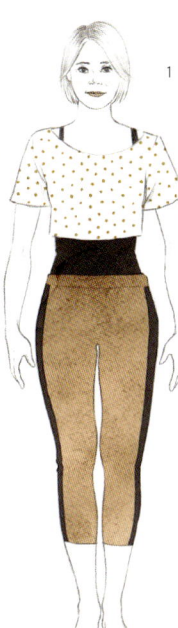

2 Desplaza tu peso al pie derecho. Flexiona la rodilla izquierda, levanta el pie izquierdo y usa la mano derecha para colocarlo suavemente lo más arriba posible en el muslo derecho, sin forzar.

Activa los músculos de las piernas para mantener el equilibrio

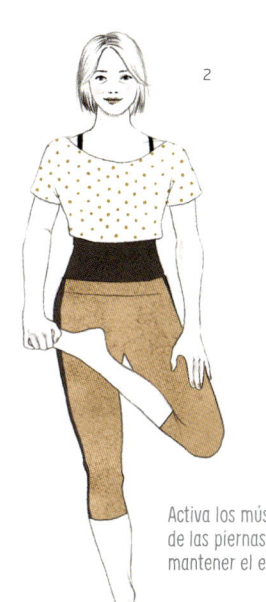

3 Inhala y eleva los brazos por encima de la cabeza, juntando las palmas. Estira los brazos y mantente erguida. Prolonga la postura durante 5 respiraciones completas, luego baja los brazos con suavidad y suelta el pie. Repite con la otra pierna. Repite 2 veces en cada lado.

Presiona el pie contra la pierna que está de pie para ayudar a mantener el equilibrio

1 Comienza en la postura de la montaña, con los pies un poco más separados que el ancho de las caderas. Gira ligeramente los dedos de los pies hacia fuera, de modo que queden un poco más abiertos que los talones.

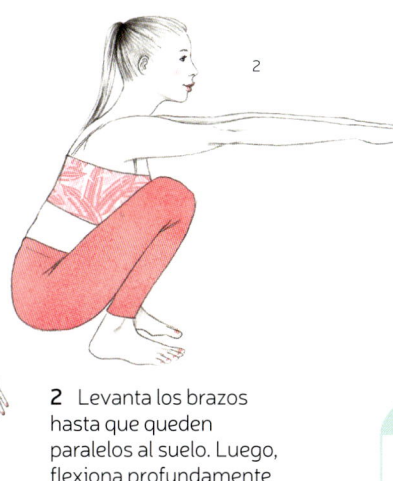

2 Levanta los brazos hasta que queden paralelos al suelo. Luego, flexiona profundamente las rodillas y desciende lentamente hasta que las caderas queden más bajas que las rodillas, a pocos centímetros del suelo. Mantén los talones apoyados en el suelo.

3 Abre las rodillas y presiona suavemente los codos contra ellas. Junta las palmas de las manos frente al pecho en posición de oración. Mantén la postura entre 30 y 60 segundos. Para salir de la postura, puedes apoyarte en los glúteos y sentarte o bien impulsarte hacia arriba y volver a ponerte de pie. Repite hasta conseguirlo.

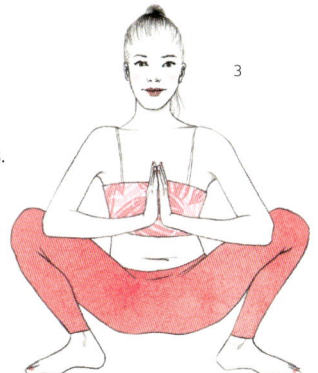

ADAPTACIÓN

Si tienes las pantorrillas tensas y te cuesta mantener el equilibrio, en ese caso colócate una toalla doblada o una manta bajo los talones. A medida que los músculos de la pantorrilla se vuelvan más flexibles, podrás eliminar la manta o la toalla.

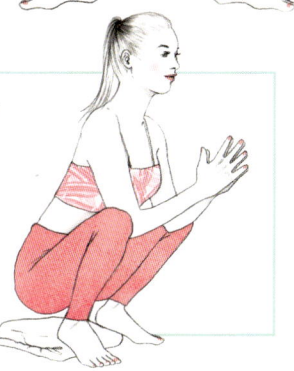

FLEXIÓN HACIA DELANTE DE PIE

3

Volvemos a este estiramiento intensivo que ayudará a mantener la columna fuerte y flexible.

- Fortalece los músculos de la espalda
- Estira los isquiotibiales
- Tonifica los órganos digestivos
- Puede aliviar dolores de cabeza

3 Exhala mientras te inclinas hacia delante desde las caderas. Mantén las rodillas rectas y desliza las manos por las piernas hasta donde puedas llegar. Si llegas al suelo, apoya las palmas junto a los pies. Si no llegas, sujeta las espinillas, tobillos o pies, llevando la nariz lo más cerca posible de las rodillas, sin forzar. Cuenta hasta 10 con una respiración calmada. Para salir de la postura, coloca las manos en las caderas y levanta con cuidado la parte superior de tu cuerpo hasta estar de pie mientras exhalas. Repite 2 veces más.

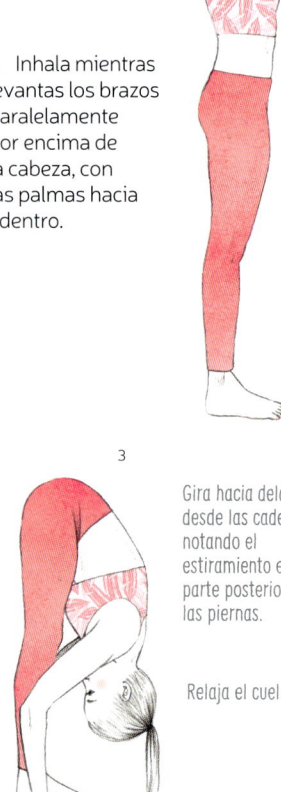

1 Comienza en la postura de la montaña, con los pies ligeramente separados.

2 Inhala mientras levantas los brazos paralelamente por encima de la cabeza, con las palmas hacia adentro.

Gira hacia delante desde las caderas, notando el estiramiento en la parte posterior de las piernas.

Relaja el cuello

Pies alineados

POSTURA DEL TRIÁNGULO

4

Este estiramiento intensivo aporta muchos beneficios, como aliviar el dolor de espalda y los síntomas de la menopausia.

- Estira y fortalece la columna
- Tonifica las piernas
- Expande el pecho
- Estimula el hígado, el bazo y los riñones
- Desarrolla fuerza y determinación

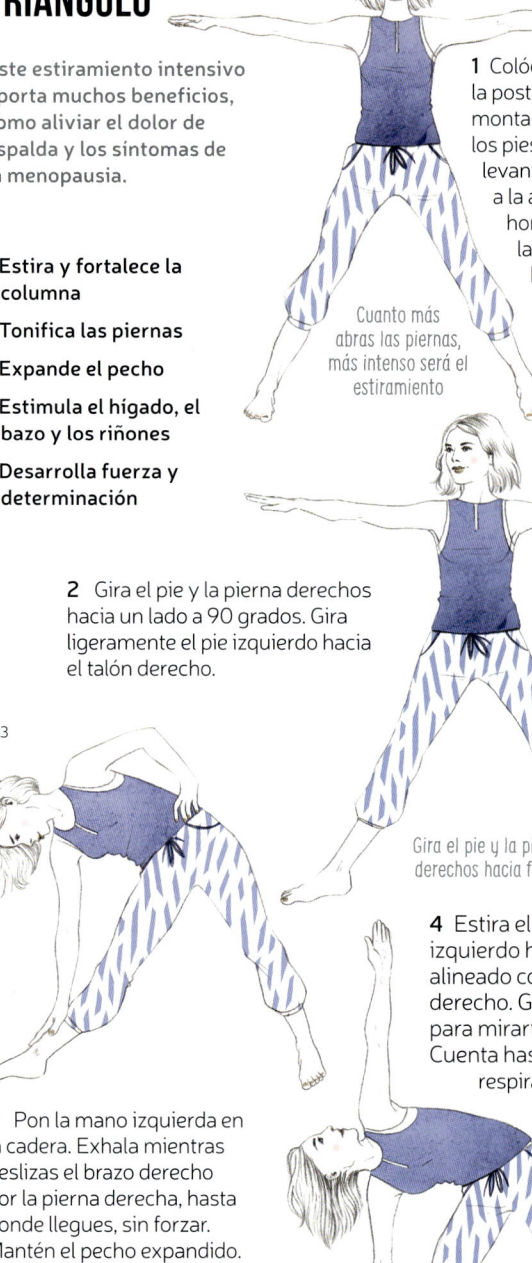

1 Colócate en la postura de la montaña. Separa los pies. Exhala y levanta los brazos a la altura de los hombros, con las palmas hacia abajo.

Cuanto más abras las piernas, más intenso será el estiramiento

2 Gira el pie y la pierna derechos hacia un lado a 90 grados. Gira ligeramente el pie izquierdo hacia el talón derecho.

Gira el pie y la pierna derechos hacia fuera

4 Estira el brazo izquierdo hacia arriba, alineado con el hombro derecho. Gira la cabeza para mirarte la mano. Cuenta hasta 15 con una respiración tranquila. Repite del otro lado. Repite en ambos lados 2 veces.

3 Pon la mano izquierda en la cadera. Exhala mientras deslizas el brazo derecho por la pierna derecha, hasta donde llegues, sin forzar. Mantén el pecho expandido.

Apoya la mano en la espinilla, el tobillo o el suelo, pero evita apoyar o presionar la rodilla

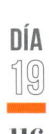

RESPIRACIÓN ALTERNA

⑤

A lo mejor descubres que puedes practicar esta respiración sin utilizar el dedo y el pulgar.

- Reduce el estrés
- Mejora la actividad mental
- Calma el sistema nervioso
- Favorece la calma y el sueño
- Aumenta la energía

1 Siéntate en la postura de medio loto, o en una más sencilla con las piernas cruzadas si es muy difícil. Coloca las manos sobre las rodillas en el *shuni mudra*.

En el shuni mudra, la yema del pulgar y la del índice se tocan ligeramente

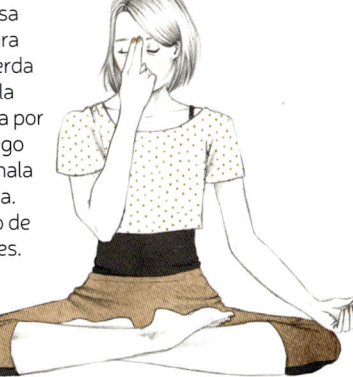

2 Exhala por la fosa nasal izquierda mientras usas el pulgar para cerrar la fosa nasal derecha. Inhala lenta y profundamente por la fosa nasal izquierda. Ahora, usa el anular y el meñique para cerrar la fosa nasal izquierda y exhala lentamente por la fosa nasal derecha. Inhala por la fosa nasal derecha, luego ciérrala con el pulgar. Exhala por la fosa nasal izquierda. Este es un ciclo completo de respiración. Repite 7 veces.

POSTURA DEL BARCO

⑥

La postura del barco fortalece los músculos centrales del cuerpo. Puede que tiembles en la postura, pero no pasa nada. Por otro lado, si notas que aguantas la respiración o sientes molestias en la zona lumbar, tómate un descanso.

- Fortalece caderas, muslos y espalda
- Tonifica el abdomen
- Mejora la digestión
- Mejora el equilibrio

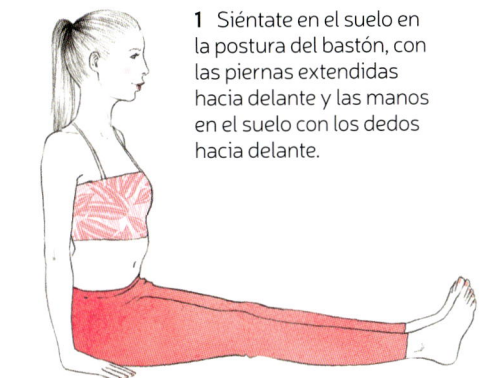

1 Siéntate en el suelo en la postura del bastón, con las piernas extendidas hacia delante y las manos en el suelo con los dedos hacia delante.

2 Dobla las piernas y agárralas justo por debajo de las rodillas. Inhala mientras estiras la columna y presionas los omóplatos hacia atrás, abriendo el pecho.

3 Exhala mientras te inclinas hacia atrás, deslizando las manos bajo los muslos. Mantén el equilibrio sobre los isquiones.

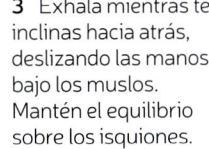

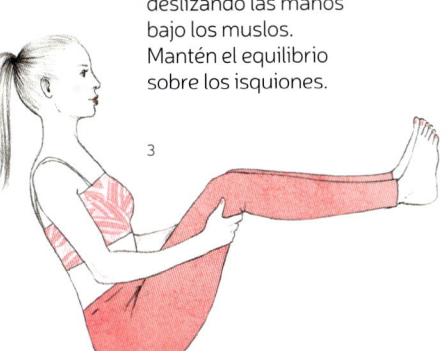

4 Exhala mientras estiras las piernas en un ángulo hacia arriba, extendiendo los brazos hacia delante. Mantén el equilibrio, con una respiración normal, durante 20-30 segundos o todo el tiempo que puedas sin perder la postura. Repite 2 veces.

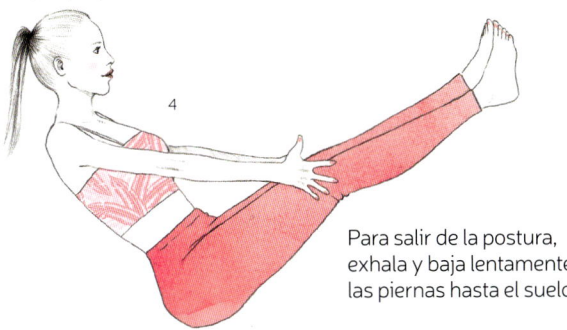

Para salir de la postura, exhala y baja lentamente las piernas hasta el suelo.

PERRO BOCA ABAJO

El perro boca abajo, o *Adho Mukha Shvanasana*, es una postura revitalizante que conviene practicar con frecuencia.

- Fortalece los hombros
- Estira isquiotibiales y pantorrillas
- Aporta energía a todo el cuerpo
- Aumenta el flujo sanguíneo hacia la cabeza
- Alivia síntomas menstruales y de la menopausia

No se recomienda esta asana a personas con presión arterial alta o baja, reflujo ácido o molestias en hombros o muñecas.

1 Colócate en cuatro apoyos, con las manos a la altura de los hombros y las rodillas alineadas con las caderas. Lleva las manos un poco hacia delante.

Rodillas ligeramente detrás de las caderas

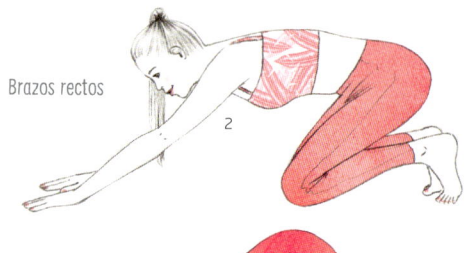

2 Levanta los talones apoyándote en la punta de los pies y lleva las caderas hacia atrás, manteniendo los brazos estirados.

Brazos rectos

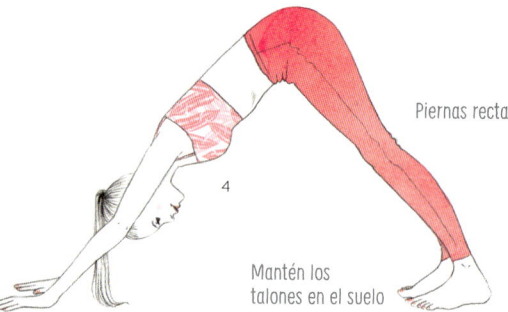

Piernas rectas

Mantén los talones en el suelo

3 Exhala y levanta las caderas hacia el techo, estirando piernas y brazos. Mantén una ligera flexión en las rodillas, presionando tanto las manos como tus pies, mientras intentas llevar el pecho hasta los dedos de los pies.

4 Si tienes los isquiotibiales tensos, los talones quedarán elevados. Asegúrate de no estirarte de más; si no, tus isquiotibiales se tensarán más. Siente cómo estira, pero no fuerces. Relaja el cuello y respira profundo, estirando la columna con cada respiración. Repite.

TORSIÓN ABDOMINAL

La torsión abdominal ayuda a aliviar la tensión en los hombros encorvados. Asegúrate de mantener ambos hombros en contacto con el suelo durante toda la postura.

- Estira toda la columna
- Relaja el cuello
- Favorece la digestión
- Relaja todo el cuerpo

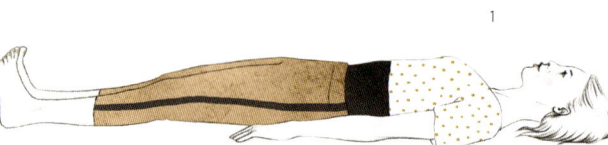

1 Túmbate boca arriba en el suelo, con los pies juntos y los brazos a los lados del cuerpo, palmas hacia abajo.

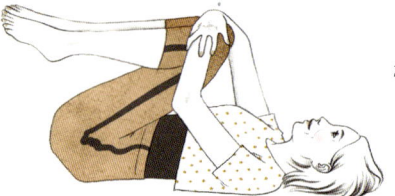

2 Inhala y lleva las rodillas hacia el pecho. Rodéalas con los brazos.

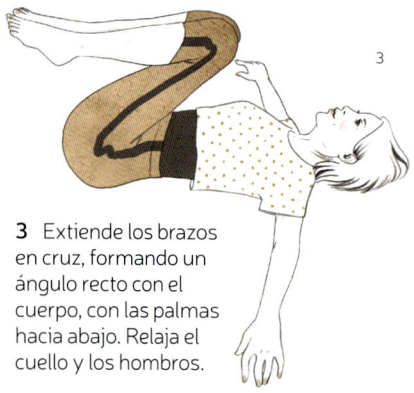

3 Extiende los brazos en cruz, formando un ángulo recto con el cuerpo, con las palmas hacia abajo. Relaja el cuello y los hombros.

4 Exhala y, manteniendo ambas rodillas juntas, gíralas hacia la izquierda, acercándolas lo más que puedas al suelo. Al mismo tiempo, gira la cabeza hacia la derecha. Mantén ambos hombros en contacto con el suelo. Cuenta hasta 5. Inhala y lleva las rodillas y la cabeza al centro. Repite del otro lado. Repite en ambos lados 2 veces más.

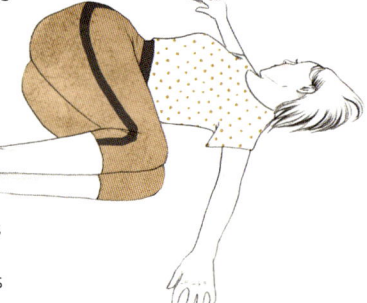

POSTURA DEL PERRO BOCA ARRIBA

9

La postura del perro hacia arriba es un estiramiento intenso que fortalece la columna, los brazos, las muñecas y tonifica los glúteos.

- Fortalece la columna, torso y brazos
- Tonifica el abdomen y las caderas
- Expande los pulmones
- Mejora la circulación y la postura
- Estimula la zona abdominal

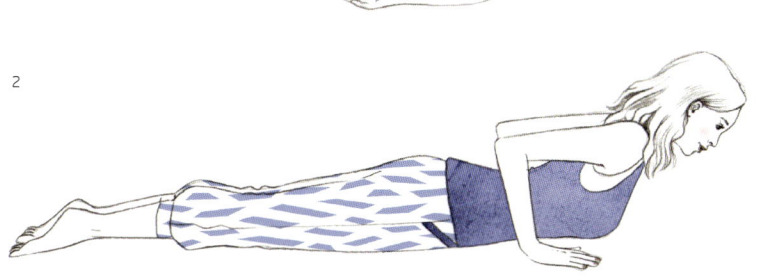

1 Túmbate boca abajo en el suelo, con la cabeza girada hacia un lado.

2 Gira la cabeza al frente. Inhala y coloca las palmas de las manos en el suelo justo por debajo del nivel de los hombros. Lleva los hombros hacia las orejas mientras presionas los omóplatos hacia dentro, uno hacia el otro.

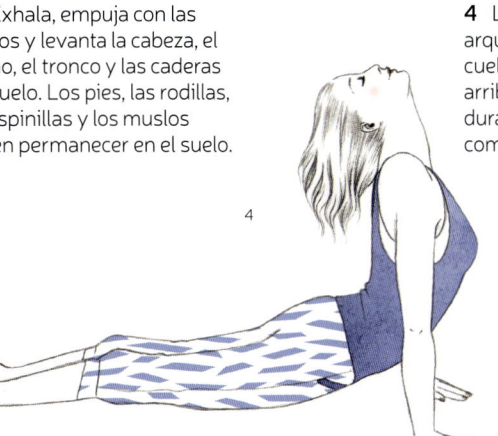

3 Exhala, empuja con las manos y levanta la cabeza, el pecho, el tronco y las caderas del suelo. Los pies, las rodillas, las espinillas y los muslos deben permanecer en el suelo.

4 Levanta el pecho y arquea suavemente el cuello y la cabeza hacia arriba. Mantén la postura durante 5 respiraciones completas. Repite 3 veces.

POSTURA DEL CADÁVER

10

Reserva 5-10 minutos para disfrutar de la relajación completa de la postura del cadáver.

- Relaja la mente y el cuerpo después del esfuerzo físico
- Favorece la relajación profunda
- Reduce el cansancio

1 Acuéstate sobre la espalda, con los brazos a los lados del cuerpo y las palmas hacia arriba. Deja que tus pies se abran hacia los lados. Cierra los ojos. Comienza desde las plantas de los pies y, poco a poco, haz un escaneo mental que suba hacia la coronilla, liberando la tensión en las articulaciones y los músculos a lo largo del recorrido. Invita a la paz a tu mente y cuerpo. Utiliza tu respiración como punto de enfoque para despejar la mente y mantenerte presente. Descansa durante 5-10 minutos.

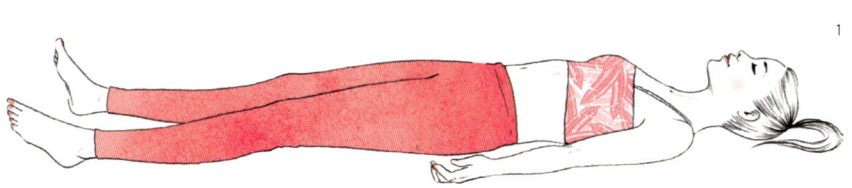

Posparto

DÍA
20

Gestar y dar a luz es una experiencia emocionante y gratificante en la vida de una mujer, pero también es un desafío tanto físico como emocional. Tras el parto, tu cuerpo necesita tiempo para recuperarse: el útero debe eliminar células adicionales, las hormonas han de estabilizarse y, además, tienes un bebé pequeñito que demanda atención constante. Por eso, no es recomendable apresurarse a retomar una rutina de ejercicio intensa. Si tuviste un parto natural, espera al menos 2-3 semanas, o hasta que el sangrado haya cesado, antes de volver a practicar yoga. En caso de cesárea, lo ideal es esperar 6-8 semanas o hasta que la herida haya sanado por completo. Luego, comienza despacio, incorporando ejercicios de respiración y posturas relajantes como la postura del cadáver (véase la p. 17) y la respiración abdominal (véase la p. 53). Cuando tu cuerpo esté totalmente recuperado, a los 3 meses aproximadamente, podrás retomar la práctica completa. Consulta la rutina posparto en la página 189.

RESPIRACIÓN PROFUNDA DE PIE

Hoy empezamos de nuevo con nuestra clásica asana de calentamiento.

- Aumenta la energía y la concentración
- Fortalece la columna
- Tonifica los brazos y la parte superior del cuerpo
- Mejora el equilibrio y la postura

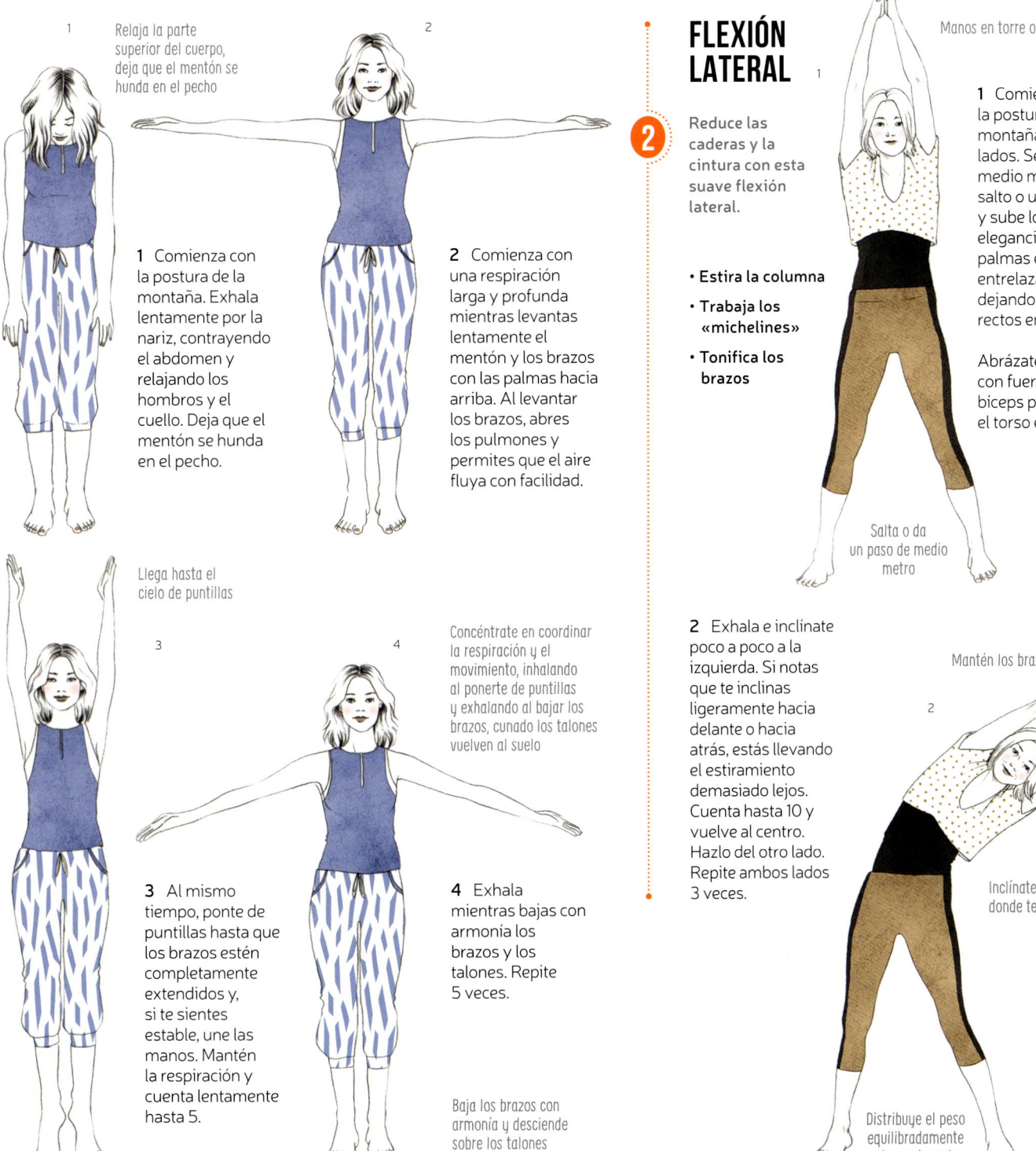

1

1 Relaja la parte superior del cuerpo, deja que el mentón se hunda en el pecho

1 Comienza con la postura de la montaña. Exhala lentamente por la nariz, contrayendo el abdomen y relajando los hombros y el cuello. Deja que el mentón se hunda en el pecho.

2

2 Comienza con una respiración larga y profunda mientras levantas lentamente el mentón y los brazos con las palmas hacia arriba. Al levantar los brazos, abres los pulmones y permites que el aire fluya con facilidad.

Llega hasta el cielo de puntillas

3

3 Al mismo tiempo, ponte de puntillas hasta que los brazos estén completamente extendidos y, si te sientes estable, une las manos. Mantén la respiración y cuenta lentamente hasta 5.

4

Concéntrate en coordinar la respiración y el movimiento, inhalando al ponerte de puntillas y exhalando al bajar los brazos, cuando los talones vuelven al suelo

4 Exhala mientras bajas con armonía los brazos y los talones. Repite 5 veces.

Baja los brazos con armonía y desciende sobre los talones

FLEXIÓN LATERAL

❷

Reduce las caderas y la cintura con esta suave flexión lateral.

- **Estira la columna**
- **Trabaja los «michelines»**
- **Tonifica los brazos**

Manos en torre o namasté

1

1 Comienza en la postura de la montaña, manos a los lados. Separa los pies medio metro con un salto o un paso. Inhala y sube los brazos con elegancia. Junta las palmas en namasté o entrelaza los dedos, dejando los indices rectos en «torre».

Abrázate la cabeza con fuerza con los bíceps para bloquear el torso en posición.

Salta o da un paso de medio metro

2 Exhala e inclínate poco a poco a la izquierda. Si notas que te inclinas ligeramente hacia delante o hacia atrás, estás llevando el estiramiento demasiado lejos. Cuenta hasta 10 y vuelve al centro. Hazlo del otro lado. Repite ambos lados 3 veces.

Mantén los brazos rectos

2

Inclínate solo hasta donde te sea cómodo

Distribuye el peso equilibradamente entre ambos pies

POSTURA DEL ÁRBOL

La postura del árbol, o *Vrikshasana*, recibe su nombre de la palabra sánscrita *Vrksha*, que significa 'árbol'. La pierna de apoyo representa las raíces, mientras que el cuerpo y los brazos extendidos simbolizan las ramas que se elevan hacia el sol.

- **Mejora la concentración y el equilibrio**
- **Reduce el estrés**
- **Fortalece tobillos, pantorrillas, muslos y caderas**
- **Aumenta la fuerza general del cuerpo**

Si tienes la tensión alta, sáltate el paso 5, en el que levantas los brazos por encima de la cabeza.

1 Comienza en postura de la montaña, con los brazos a los lados y los pies ligeramente separados.

1

Fija la mirada en un punto para mantener el equilibrio

2

2 Inhala y eleva la rodilla derecha hacia el pecho, sujetándola con ambas manos. Mantén la mirada en un punto fijo para mejorar el equilibrio.

Levantar las manos por encima de la cabeza es una posición avanzada

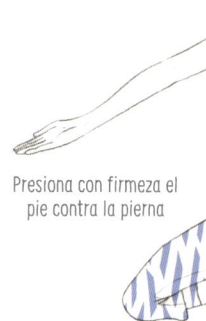

3

Presiona con firmeza el pie contra la pierna

3 Coloca la planta del pie derecho en el muslo interno izquierdo. Si es difícil, apóyala en la pantorrilla o el tobillo, evitando la rodilla. Levanta los brazos.

4

Mantén la pierna recta y firme

4 Junta las manos frente al pecho en *anjali mudra* (postura de oración). Mantén varias respiraciones profundas.

5

5 Si mantienes el equilibrio sin problema, inhala y levanta los brazos sobre la cabeza, doblando los codos para que las palmas apunten hacia arriba por encima de la cabeza. Haz 5 respiraciones profundas. Repite del otro lado. Repite ambos lados una vez.

MEDIA TORSIÓN

Esta suave torsión no solo realinea la columna, sino que también reafirma la cintura.

- **Masajea los órganos digestivos, facilitando la evacuación**
- **Estimula el flujo linfático**
- **Fortalece el sistema inmunológico**
- **Calma el sistema nervioso**

1 Siéntate en el suelo con los pies juntos y extendidos frente a ti, y las manos en el suelo a los lados de las caderas.

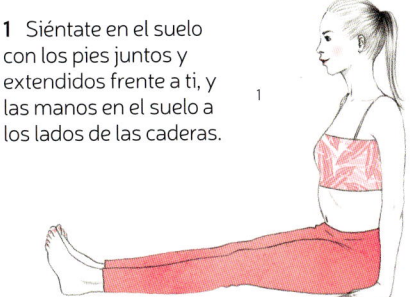

2 Inhala para estirar la columna y presionar los huesos de la pelvis contra el suelo. Exhala y dobla la rodilla derecha, acercándola hacia el pecho. Coloca el pie derecho en el suelo, justo fuera de la rodilla izquierda.

3 Coloca la mano derecha en el suelo detrás de ti y lleva la mano izquierda sobre la rodilla izquierda.

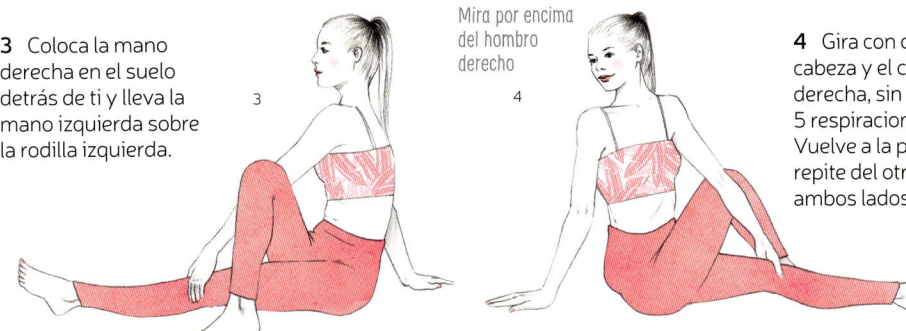

Mira por encima del hombro derecho

4 Gira con cuidado la cabeza y el cuello hacia la derecha, sin forzar. Aguanta 5 respiraciones completas. Vuelve a la posición inicial y repite del otro lado. Repite ambos lados 2 veces más.

POSTURA DE RODILLAS AL PECHO

La postura de las rodillas al pecho es una asana suave que ayuda a aliviar los problemas digestivos.

- **Alivia la indigestión, la hinchazón, el reflujo ácido, la flatulencia y el estreñimiento**
- **Mejora los síntomas del síndrome del colón irritable**

1 Acuéstate sobre la espalda con las piernas extendidas. Lleva la rodilla izquierda hacia el pecho y entrelaza las manos alrededor de la rodilla. Siente el estiramiento y lleva la pierna hacia ti suavemente. Repite con la otra pierna.

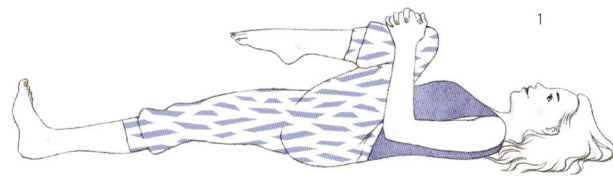

2 Regresa a la posición inicial, recostada sobre la espalda. Luego, lleva ambas rodillas hacia el pecho y entrelaza las manos alrededor de ellas. Siente el estiramiento y lleva las piernas hacia ti.

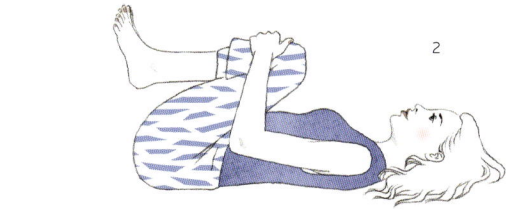

3 Deja caer las piernas suavemente hacia el suelo, manteniendo las rodillas dobladas a medio metro de distancia. Relájate en el suelo y céntrate en tu respiración durante 1-2 minutos.

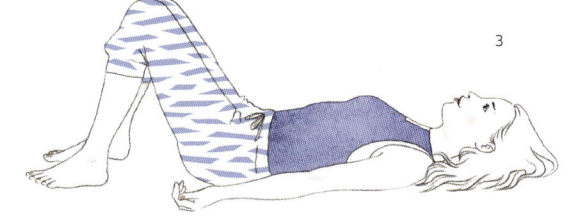

MEDIA LANGOSTA

La media langosta, o *Ardha Shalabhasana*, es una postura preparatoria para la flexión de espalda de la langosta completa.

6

- **Alivia el estrés y la depresión leve**
- **Estimula la tiroides**
- **Favorece el sueño y la vitalidad**
- **Mejora la digestión**
- **Beneficia en casos de infertilidad, asma y sinusitis**
- **Alivia síntomas de la menopausia**

Las personas con presión arterial alta, enfermedades del corazón o que hayan sufrido un derrame cerebral deben evitar esta postura, dado que puede aumentar la presión en el cuello.

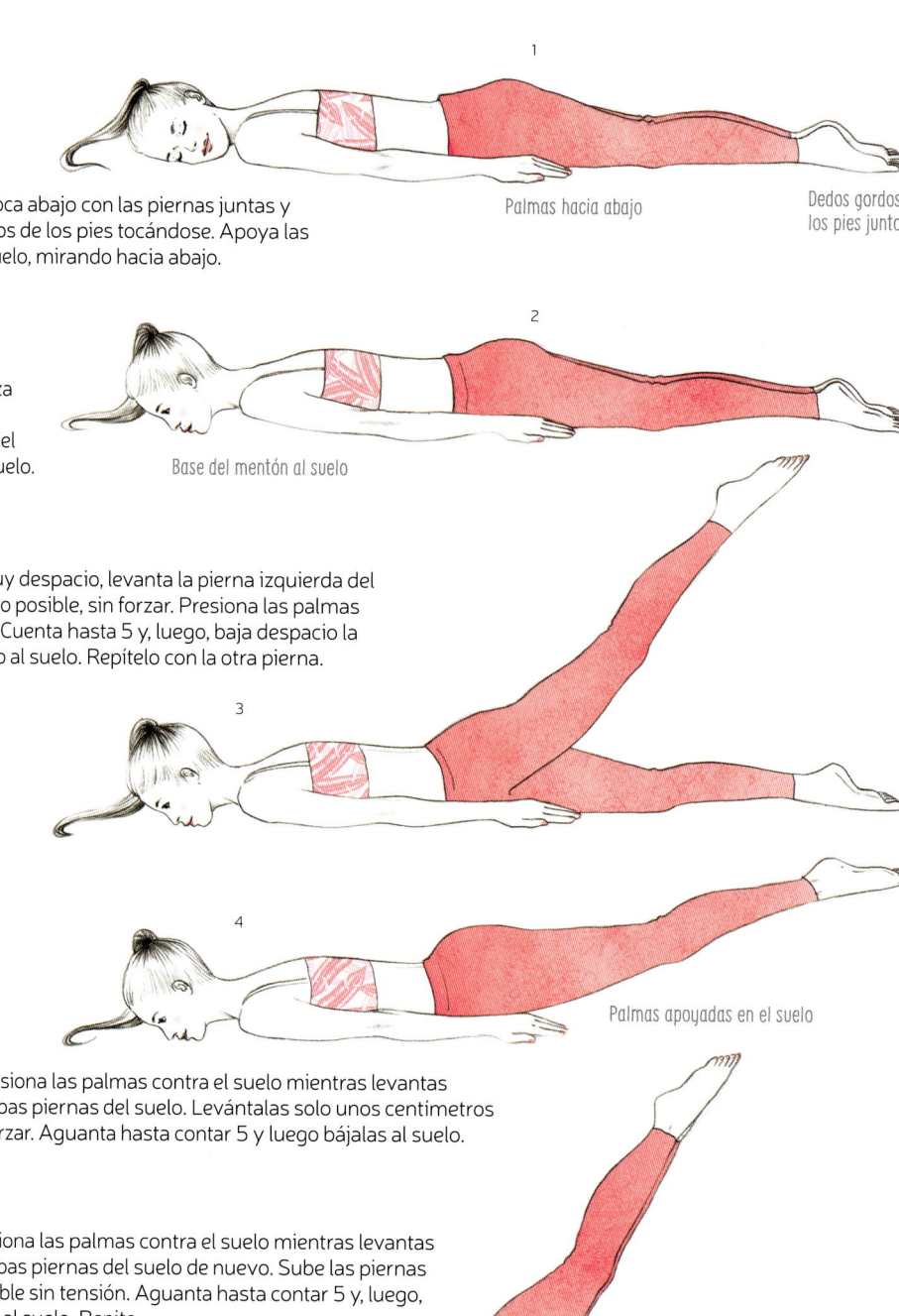

1 Acuéstate boca abajo con las piernas juntas y los dedos gordos de los pies tocándose. Apoya las palmas en el suelo, mirando hacia abajo.

Palmas hacia abajo

Dedos gordos de los pies juntos

2 Gira la cabeza hacia delante y apoya la base del mentón en el suelo.

Base del mentón al suelo

3 Exhala y, muy despacio, levanta la pierna izquierda del suelo lo más alto posible, sin forzar. Presiona las palmas contra el suelo. Cuenta hasta 5 y, luego, baja despacio la pierna de nuevo al suelo. Repítelo con la otra pierna.

4 Exhala y presiona las palmas contra el suelo mientras levantas lentamente ambas piernas del suelo. Levántalas solo unos centímetros del suelo, sin forzar. Aguanta hasta contar 5 y luego bájalas al suelo.

Palmas apoyadas en el suelo

5 Exhala, presiona las palmas contra el suelo mientras levantas lentamente ambas piernas del suelo de nuevo. Sube las piernas lo más alto posible sin tensión. Aguanta hasta contar 5 y, luego, baja las piernas al suelo. Repite.

Apoyar las palmas de las manos en el suelo ayuda a levantar los pies

POSTURA DEL NIÑO

La postura del niño es una asana suave y reparadora que se utiliza para relajar el cuerpo después de posturas más exigentes.

• Alivia el cansancio
• Relaja cuello y hombros
• Estimula la digestión
• Estira la zona lumbar

1 Arrodíllate en el suelo con los dedos gordos de los pies juntos. Siéntate sobre los talones con la espalda recta y con las rodillas separadas a la anchura de las caderas. Sujeta la muñeca con la otra mano.

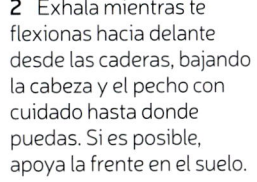

2 Exhala mientras te flexionas hacia delante desde las caderas, bajando la cabeza y el pecho con cuidado hasta donde puedas. Si es posible, apoya la frente en el suelo.

Mantén las rodillas separadas si es necesario para que tu cuerpo se hunda entre ellas hacia el suelo

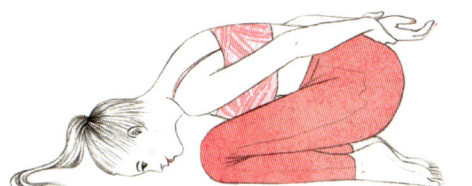

3 Suelta las manos y apóyalas en el suelo con las palmas hacia arriba. Lleva el coxis hacia los talones y siente cómo se estira la zona lumbar. Mantén la postura 1-2 minutos, haciendo respiraciones lentas y profundas.

El coxis debe descansar sobre los talones

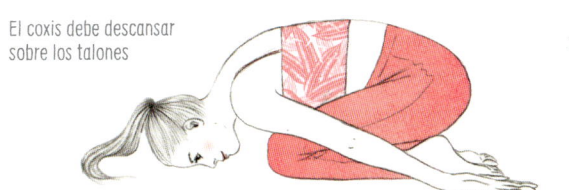

POSTURA DEL ARCO

La postura del arco es una potente flexión de la espalda.

• Fortalece la columna
• Tonifica todo el cuerpo
• Expande los pulmones
• Mejora la circulación

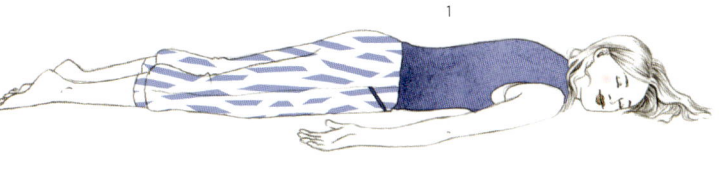

1 Túmbate boca abajo en el suelo, con la cabeza girada hacia un lado.

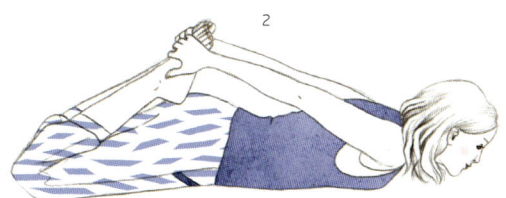

2 Gira la cabeza al frente. Inhala y agarra la parte superior de los pies con las manos mientras levantas el pecho del suelo.

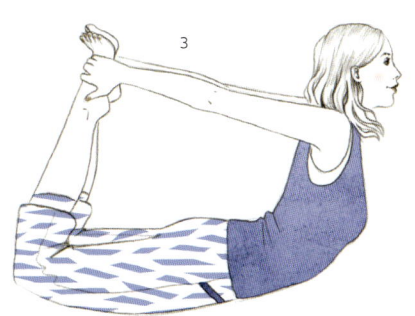

3 Mientras exhalas, empuja los pies contra las palmas de las manos. Al empujar, el cuerpo se elevará de manera natural, pero concéntrate en empujar los pies en lugar de levantarte para evitar lesiones. Mantén la postura durante 3-5 respiraciones. Para salir, baja suavemente y suelta los pies de las manos. Repite 2 veces.

Repaso 3

DÍA 21

Hoy repasaremos 17 de las 39 asanas que has aprendido en las últimas tres semanas. Tómate un momento para reconocer todo tu progreso en tan poco tiempo. Has trabajado muy duro y ¡lo has hecho muy bien! Seguramente ahora te sientes más saludable y calmada que cuando comenzaste este plan. Según tu edad y nivel de condición física, es posible que aún tengas dificultades con algunas asanas. No te preocupes, sigue practicando y recuerda que no debes forzar tu cuerpo. Puede que tardes un poco más con algunas de las posturas, pero no importa. A medida que nos adentremos en la fase final, iremos introduciendo posturas más avanzadas. Si no te sientes preparada para ellas, puedes repetir los últimos 7 días. Avanza al ritmo con el que estés más cómoda.

RESPIRACIÓN PROFUNDA DE PIE

Esta energética postura de calentamiento combina el movimiento con la respiración.

- Aumenta la energía y la concentración
- Fortalece la columna
- Tonifica los brazos y la parte superior del cuerpo
- Mejora el equilibrio y la postura

FLEXIÓN LATERAL

Este estiramiento de cadera ayudará a reducir la flacidez en la cintura y las caderas.

- Estira la columna
- Trabaja los «michelines»
- Tonifica los brazos

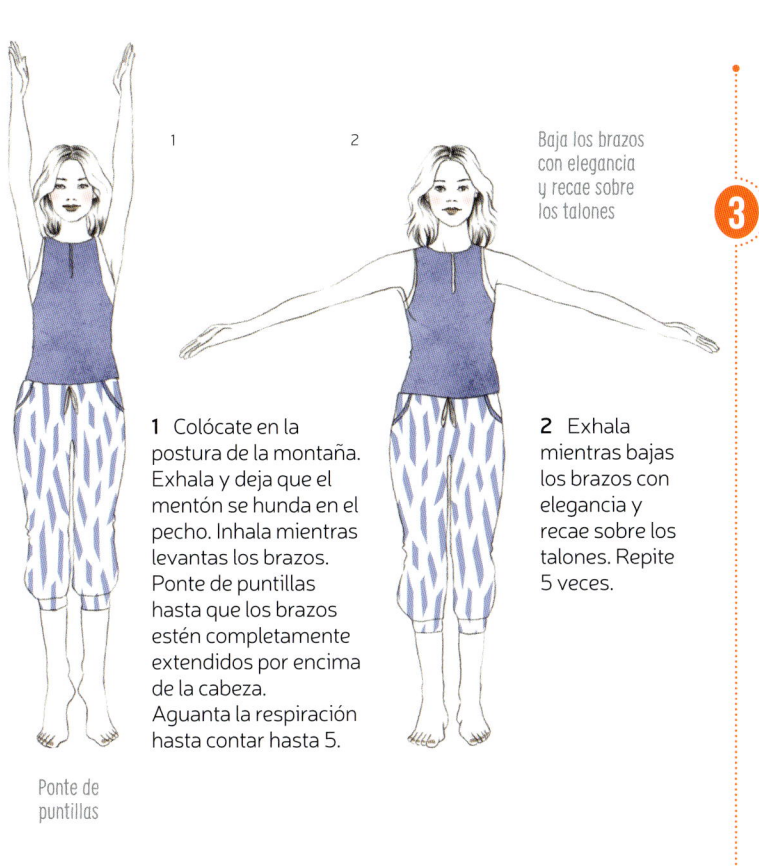

1 Colócate en la postura de la montaña. Exhala y deja que el mentón se hunda en el pecho. Inhala mientras levantas los brazos. Ponte de puntillas hasta que los brazos estén completamente extendidos por encima de la cabeza. Aguanta la respiración hasta contar hasta 5.

Ponte de puntillas

Baja los brazos con elegancia y recae sobre los talones

2 Exhala mientras bajas los brazos con elegancia y recae sobre los talones. Repite 5 veces.

Brazos rectos

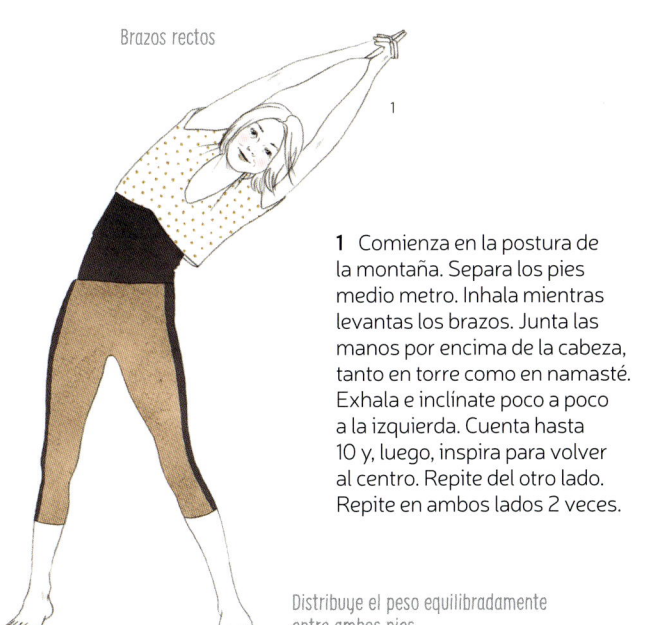

1 Comienza en la postura de la montaña. Separa los pies medio metro. Inhala mientras levantas los brazos. Junta las manos por encima de la cabeza, tanto en torre como en namasté. Exhala e inclínate poco a poco a la izquierda. Cuenta hasta 10 y, luego, inspira para volver al centro. Repite del otro lado. Repite en ambos lados 2 veces.

Distribuye el peso equilibradamente entre ambos pies

GUERRERO III

③ La tercera de las posturas del guerrero combina un movimiento de embestida y equilibrio.

- **Fortalece la columna, los hombros y los músculos de la cadera**
- **Expande el pecho**
- **Mejora el equilibrio**
- **Tonifica los abdominales**

2 Exhala mientras das un paso hacia delante con el pie derecho y flexionas la rodilla en un ángulo de 90 grados. Al mismo tiempo, levanta los brazos y extiéndelos hacia delante por encima de las orejas, inclinando el torso sobre el muslo derecho.

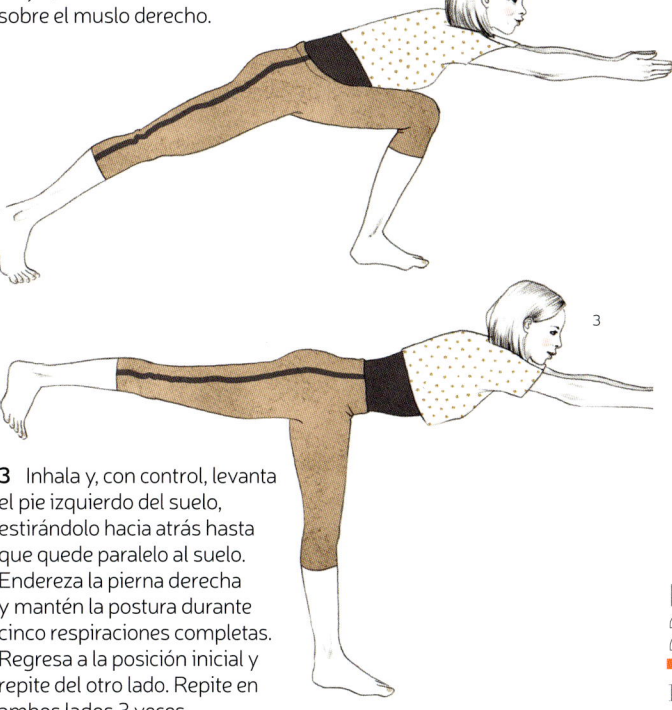

1 Comienza en la postura de la montaña, con los brazos a los lados. Fija la mirada en un punto frente a ti y sostenla durante todo el ejercicio para ayudar a mantener el equilibrio.

3 Inhala y, con control, levanta el pie izquierdo del suelo, estirándolo hacia atrás hasta que quede paralelo al suelo. Endereza la pierna derecha y mantén la postura durante cinco respiraciones completas. Regresa a la posición inicial y repite del otro lado. Repite en ambos lados 3 veces.

POSTURA DEL ARCO DE PIE

La postura del arco de pie se basa en el equilibrio. Retrocede despacio y con cuidado hasta que te sientas estable.

- Mejora la circulación en el corazón y los pulmones
- Aumenta la elasticidad de la columna
- Activa el sistema digestivo
- Mejora el equilibrio y la concentración

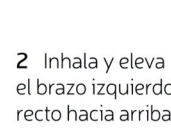

1 Comienza en postura de la montaña, con las manos a los lados. Levanta el pie derecho hacia atrás y sujétalo con la palma de la mano derecha.

Mantén las manos rectas

2 Inhala y eleva el brazo izquierdo recto hacia arriba, con la palma hacia delante.

3 Exhala mientras pateas el pie hacia arriba y hacia atrás, sujetándolo firmemente.

Concéntrate en algo que tengas justo delante para mejorar el equilibrio

Abdomen paralelo al suelo

4 A medida que pateas hacia atrás, tu torso se inclinará hacia delante. Continúa pateando hasta que el cuerpo quede paralelo al suelo y la pierna elevada lo más alto posible. Mantén esta postura hasta contar 10, respirando con tranquilidad. Repite en ambos lados 2 veces más.

POSTURA DE LA GUIRNALDA

Es una forma estupenda de aumentar la fuerza y la flexibilidad de la ingle, las caderas, las rodillas y los tobillos.

- Fortalece la espalda y los abdominales
- Mejora el equilibrio
- Abre la zona de la ingle
- Fortalece los tobillos y los pies

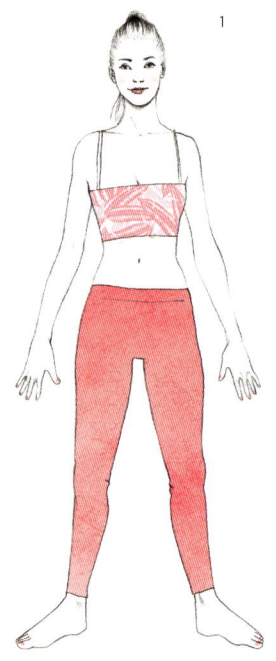

1 Comienza en la postura de la montaña, con los pies un poco más separados que el ancho de las caderas. Gira ligeramente los dedos de los pies hacia fuera, de modo que queden un poco más abiertos que los talones.

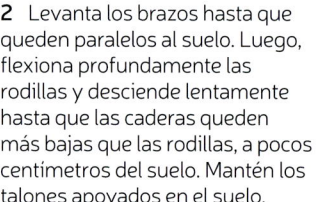

2 Levanta los brazos hasta que queden paralelos al suelo. Luego, flexiona profundamente las rodillas y desciende lentamente hasta que las caderas queden más bajas que las rodillas, a pocos centímetros del suelo. Mantén los talones apoyados en el suelo.

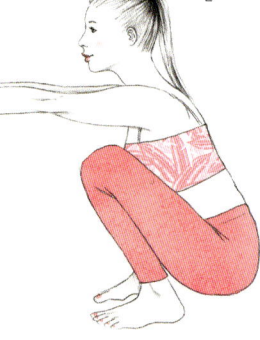

3 Abre las rodillas y presiona suavemente los codos contra ellas. Junta las palmas de las manos frente al pecho en posición de oración. Mantén la postura entre 30-60 segundos. Para salir de la postura, puedes apoyarte en los glúteos y sentarte o bien impulsarte hacia arriba y volver a ponerte de pie. Repite 2 veces.

POSTURA DEL ÁRBOL

6 La postura del árbol mejora el equilibrio y la fuerza en general.

- **Mejora la concentración y el equilibrio**
- **Reduce el estrés**
- **Fortalece tobillos, pantorrillas, muslos y caderas**
- **Aumenta la fuerza general del cuerpo**

1

Centra la mirada en un punto fijo para mantener el equilibrio

1 Comienza en la postura de la montaña. Inhala y eleva la rodilla derecha hacia el pecho, sujetándola con ambas manos. Mantén la mirada en un punto fijo para mejorar el equilibrio.

2 Coloca la planta del pie derecho en el muslo interno izquierdo. Si es difícil, apóyala en la pantorrilla o el tobillo, evitando la rodilla. Levanta los brazos.

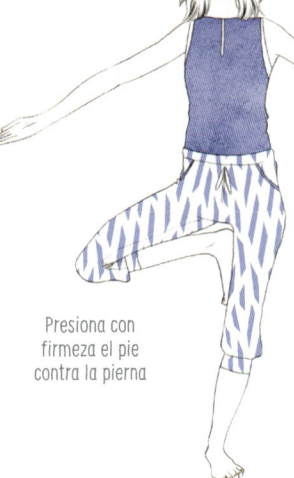

2

Presiona con firmeza el pie contra la pierna

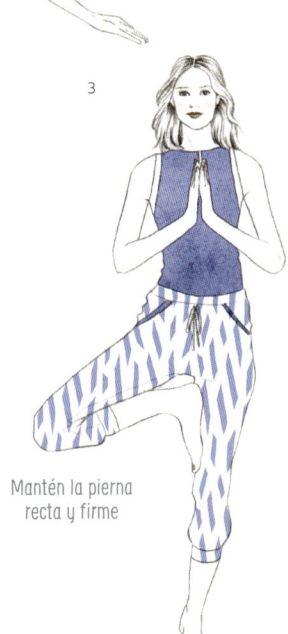

3

Mantén la pierna recta y firme

3 Junta las manos frente al pecho en *anjali mudra* (postura de oración). Mantén varias respiraciones profundas. Repite del otro lado. Repite en ambos lados.

ESTIRAMIENTO LATERAL INTENSO

7 Esta postura es en parte una flexión hacia delante y en parte una postura de equilibrio.

- **Mejora el equilibrio**
- **Alivia la rigidez en hombros, cuello y muñecas**
- **Expande el pecho**
- **Estimula los órganos digestivos**
- **Fortalece las piernas**

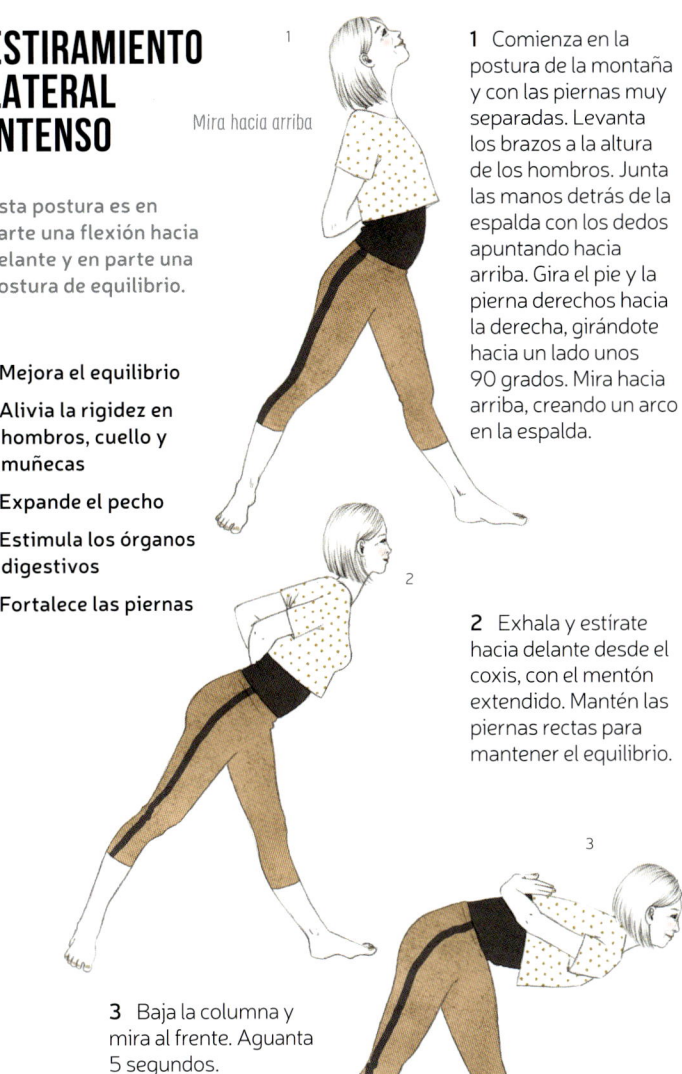

1

Mira hacia arriba

1 Comienza en la postura de la montaña y con las piernas muy separadas. Levanta los brazos a la altura de los hombros. Junta las manos detrás de la espalda con los dedos apuntando hacia arriba. Gira el pie y la pierna derechos hacia la derecha, girándote hacia un lado unos 90 grados. Mira hacia arriba, creando un arco en la espalda.

2

2 Exhala y estírate hacia delante desde el coxis, con el mentón extendido. Mantén las piernas rectas para mantener el equilibrio.

3

3 Baja la columna y mira al frente. Aguanta 5 segundos.

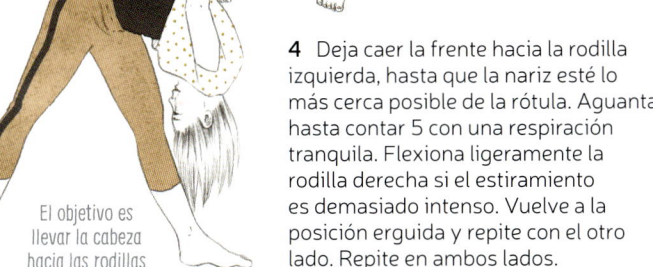

4

El objetivo es llevar la cabeza hacia las rodillas

4 Deja caer la frente hacia la rodilla izquierda, hasta que la nariz esté lo más cerca posible de la rótula. Aguanta hasta contar 5 con una respiración tranquila. Flexiona ligeramente la rodilla derecha si el estiramiento es demasiado intenso. Vuelve a la posición erguida y repite con el otro lado. Repite en ambos lados.

RESPIRACIÓN ALTERNA

8

- Reduce el estrés
- Mejora la actividad mental
- Calma el sistema nervioso
- Favorece la calma y el sueño
- Aumenta la energía

La respiración alterna es una forma sencilla de aliviar el estrés y calmar la mente.

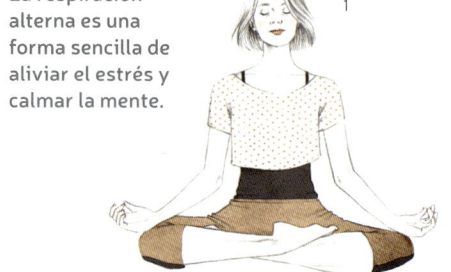

1 Siéntate en la postura de medio loto, o con las piernas cruzadas si la postura de medio loto te sigue costando. Coloca las manos sobre las rodillas en el *shuni mudra*.

2 Exhala por la fosa nasal izquierda mientras usas el pulgar para cerrar la fosa nasal derecha. Inhala lenta y profundamente por la fosa nasal izquierda. Ahora, usa el anular y el meñique para cerrar la fosa nasal izquierda y exhala lentamente por la fosa nasal derecha. Inhala por la fosa nasal derecha, luego ciérrala con el pulgar. Exhala por la fosa nasal izquierda. Este es un ciclo completo de respiración. Repite 7 veces.

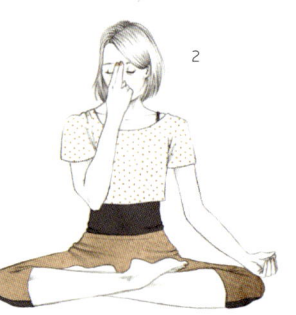

POSTURA DE MEDIO LOTO

9

Esta postura mejora el flujo sanguíneo en la pelvis y puede aliviar las molestias menstruales.

- Aumenta la flexibilidad en caderas, rodillas y tobillos
- Fortalece la columna y los abdominales
- Mejora la postura
- Aumenta la energía

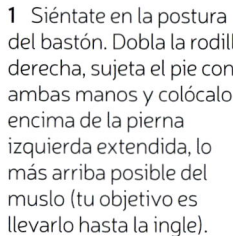

1 Siéntate en la postura del bastón. Dobla la rodilla derecha, sujeta el pie con ambas manos y colócalo encima de la pierna izquierda extendida, lo más arriba posible del muslo (tu objetivo es llevarlo hasta la ingle).

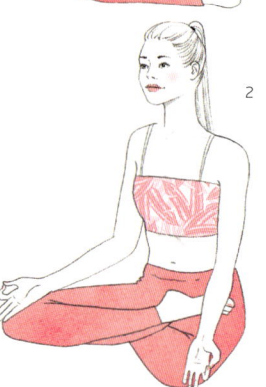

2 Dobla la rodilla izquierda, acércala al cuerpo y mete el talón bajo la pierna derecha, con el talón pegado a la ingle. Mantén la postura durante. 10 respiraciones profundas.

POSTURA DEL BARCO

10

La postura del barco es una posición de equilibrio en la que el cuerpo se parece a un barco en el agua.

- Fortalece caderas, muslos y espalda
- Tonifica el abdomen
- Mejora la digestión
- Mejora el equilibrio

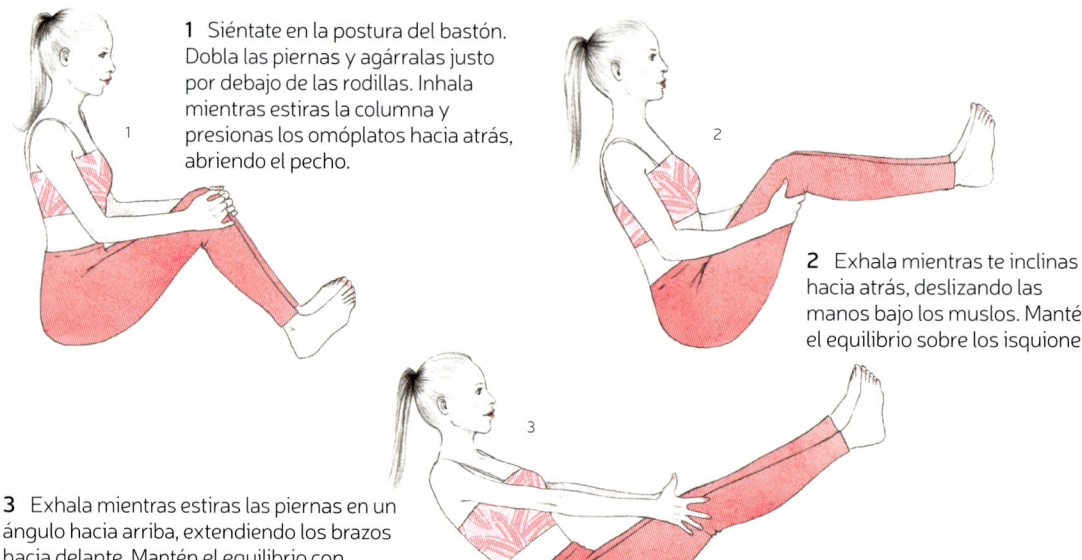

1 Siéntate en la postura del bastón. Dobla las piernas y agárralas justo por debajo de las rodillas. Inhala mientras estiras la columna y presionas los omóplatos hacia atrás, abriendo el pecho.

2 Exhala mientras te inclinas hacia atrás, deslizando las manos bajo los muslos. Mantén el equilibrio sobre los isquiones.

3 Exhala mientras estiras las piernas en un ángulo hacia arriba, extendiendo los brazos hacia delante. Mantén el equilibrio, con una respiración normal, durante 20-30 segundos o todo el tiempo que puedas sin perder la postura. Repite 2 veces.

POSTURA DE LA PINZA SENTADA

Este estiramiento ayuda a calmar los dolores de cabeza y la ansiedad y reduce el cansancio.

- Fortalece la columna
- Mejora la digestión
- Puede ayudar con la infertilidad, la hipertensión y el insomnio
- Alivia molestias menstruales y síntomas de la menopausia

1 Siéntate en el suelo con las piernas extendidas al frente, los pies juntos y las manos apoyadas a los lados de las caderas.

2 Inhala mientras levantas los brazos con armonía por encima de la cabeza. Eleva la mirada y arquea ligeramente la espalda hacia atrás. Aguanta 5-8 respiraciones.

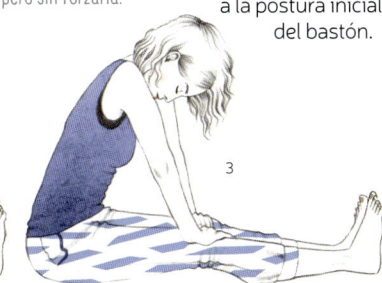

Dirige la frente hacia las rodillas. Siente cómo se estira la espalda, pero sin forzarla.

3 Exhala mientras bajas los brazos y sujetas tus rodillas. Cuenta hasta 15. Vuelve a la postura inicial del bastón.

4 Inhala mientras arqueas la espalda hacia atrás, como en el paso 2. Exhala al bajar los brazos y al inclinarte hacia delante para sujetar tus dedos de los pies. Si no llegas a los dedos, sujétate los tobillos o las espinillas.

Mantén los pies paralelos

5 Acerca la frente a las rodillas tanto como te resulte cómodo. Cuenta hasta 10 con una respiración tranquila. Llega solo hasta donde te sea cómodo. Repite 2 veces.

TORSIÓN ABDOMINAL

Al igual que la media torsión, esta asana también ayuda con la mala digestión.

- Estira toda la columna
- Relaja el cuello
- Favorece la digestión
- Relaja todo el cuerpo

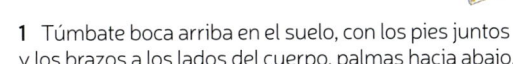
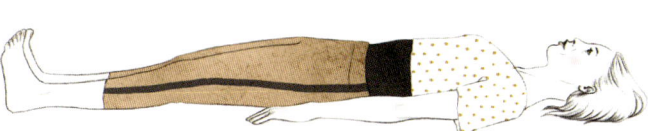

1 Túmbate boca arriba en el suelo, con los pies juntos y los brazos a los lados del cuerpo, palmas hacia abajo.

2 Inhala y lleva las rodillas hacia el pecho. Rodéalas con los brazos.

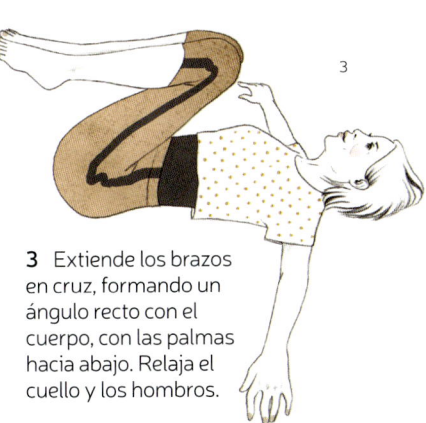

3 Extiende los brazos en cruz, formando un ángulo recto con el cuerpo, con las palmas hacia abajo. Relaja el cuello y los hombros.

4 Exhala y, manteniendo ambas rodillas juntas, gíralas hacia la izquierda, acercándolas lo más que puedas al suelo. Al mismo tiempo, gira la cabeza hacia la derecha. Mantén ambos hombros en contacto con el suelo. Cuenta hasta 5. Inhala y lleva las rodillas y la cabeza al centro. Repite en ambos lados.

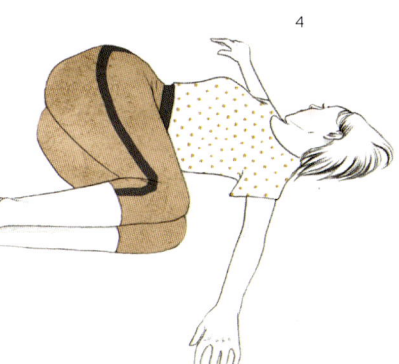
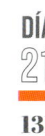

POSTURA DEL GATO EN EQUILIBRIO

13

La postura del gato en equilibrio ayuda a desarrollar la fuerza central y la coordinación.

- Mejora el equilibrio y la coordinación

- Estira la columna
- Fortalece el tronco

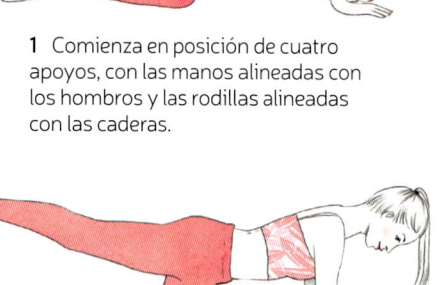

Hombros, manos y rodillas alineados

Mantén la mirada hacia abajo

1 Comienza en posición de cuatro apoyos, con las manos alineadas con los hombros y las rodillas alineadas con las caderas.

2 Inhala, activa el abdomen y extiende el brazo derecho hacia delante con la palma hacia abajo, manteniendo los hombros nivelados. Exhala y vuelve a apoyar la mano en el suelo. Repite con el brazo izquierdo. Repite 5 veces con cada brazo. Vuelve a la posición inicial.

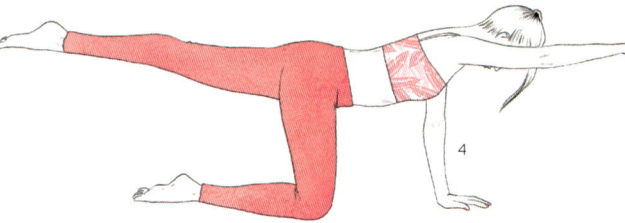

3 Inhala, activa el abdomen y extiende la pierna derecha hacia atrás. Exhala y baja la pierna al suelo. Repite con la pierna izquierda. Repite 5 veces con cada pierna. Vuelve a la posición inicial.

4 Inhala, contrae el abdomen y extiende al mismo tiempo la pierna izquierda y el brazo derecho. Cuenta hasta 5 y cambia de lado. Repite 5 veces, alternando extremidades.

POSTURA DE RODILLAS AL PECHO

14

Esta postura ayuda a eliminar las impurezas a través de los pulmones y el sistema excretor.

1 Acuéstate sobre la espalda con las piernas rectas. Lleva la rodilla izquierda hacia el pecho y entrelaza las manos alrededor de la rodilla. Siente el estiramiento y lleva la pierna hacia ti suavemente. Repite con la otra pierna.

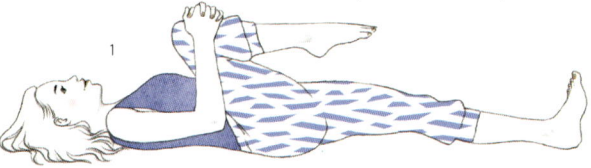

- Alivia la indigestión, la hinchazón, el reflujo ácido, la flatulencia y el estreñimiento
- Mejora los síntomas del síndrome del intestino irritable

2 Ahora lleva ambas rodillas hacia ti y entrelaza las manos alrededor de ellas. Siente el estiramiento y lleva las piernas hacia ti. Cuenta hasta 5. Deja caer las piernas al suelo. Mantén las rodillas flexionadas con una separación de medio metro. Relájate en el suelo. Repite 2 veces.

POSTURA DEL ARCO

15

La postura del arco masajea los órganos del abdomen, además de estirar y tonificar la espalda.

- Fortalece la columna
- Tonifica todo el cuerpo
- Expande los pulmones
- Mejora la circulación

1 Túmbate boca abajo con la cabeza girada hacia un lado. Gira la cabeza al frente. Inhala y agarra la parte superior de los pies con las manos mientras levantas el pecho del suelo.

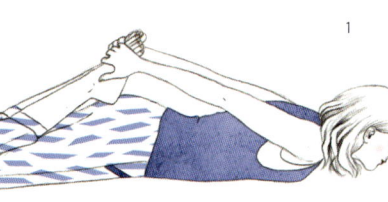

2 Presiona la pelvis contra el suelo y levanta el pecho hacia arriba y hacia delante. Separa los pies del cuerpo. Mantén la postura de 3-5 respiraciones. Repite 2 veces.

POSTURA DEL MEDIO PUENTE

16

La postura del medio puente estira la columna y también reduce la sensación de estrés y cansancio.

- **Expande el pecho**
- **Alivia el dolor menstrual**
- **Estimula la glándula tiroides**
- **Energiza, tonifica y fortalece los glúteos y las piernas**

1 Acuéstate de espaldas, con las rodillas dobladas y los pies planos sobre el suelo. Coloca los brazos a los lados, con las palmas hacia abajo.

2 Levanta suavemente las caderas y la zona lumbar del suelo mientras exhalas. Enlaza los brazos debajo de tu cuerpo y mantén la postura hasta contar 10 mientras respiras. Para salir de la postura, vuelve a poner las manos a los lados y baja la columna vértebra por vértebra. Repite 2 veces.

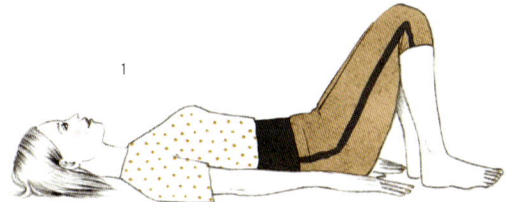

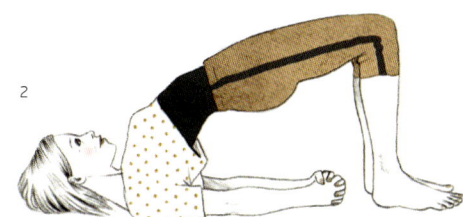

POSTURA DEL CAMELLO

17

La postura del camello es una flexión de rodillas hacia atrás. Abre las caderas y los hombros.

- **Expande el pecho y los hombros**
- **Fortalece la zona media de la espalda**
- **Estira los abdominales y los muslos**
- **Alivia el malestar menstrual y el dolor leve de espalda**

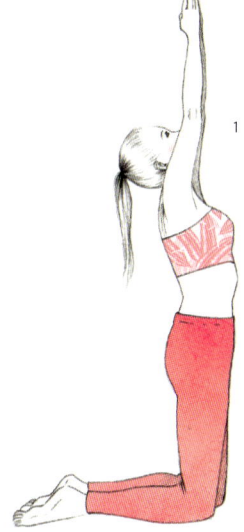

1 Colócate de rodillas en el suelo con las rodillas a la altura de las caderas. Inhala y eleva los brazos por encima de tu cabeza, con las palmas mirando hacia adentro.

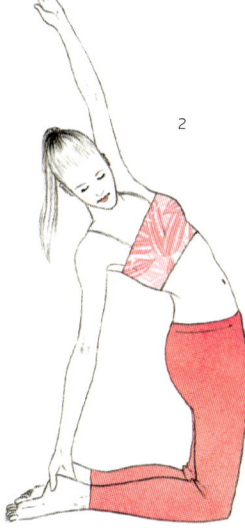

2 Levanta las costillas y el pecho mientras empujas la pelvis hacia delante. Extiende una mano hacia atrás y coloca la mano derecha sobre el talón derecho. Mira hacia abajo, hacia el talón derecho. Cuenta hasta 10 con una respiración tranquila. Regresa a la posición inicial y repite del otro lado.

3 Vuelve a la posición erguida. Ahora lleva ambas manos hacia atrás para sujetar ambos talones. Expande el pecho, estira la columna y relaja el cuello, permitiendo que la cabeza se incline hacia atrás. Cuenta hasta 15 con una respiración calmada.

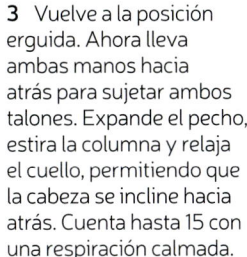

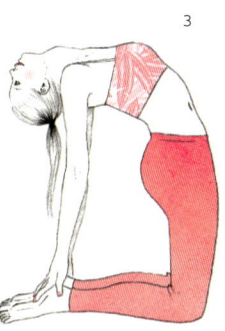

4 Para salir de la postura, exhala y relaja los brazos, dejando que los huesos de la pelvis desciendan hacia los talones.

5 Baja suavemente la frente hacia el suelo, con las manos extendidas hacia atrás y las palmas hacia arriba. Aguanta durante 1-2 minutos.

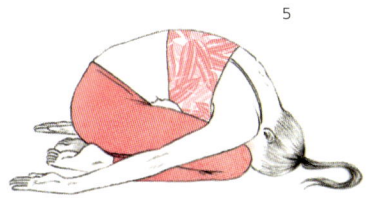

Meditación

DÍA
22

Terminaremos la sesión de hoy aprendiendo la postura del loto. No te preocupes si no logras la postura completa; ve hasta donde puedas y luego encuentra una posición cómoda con las piernas cruzadas en el suelo. Prepárate para el maravilloso viaje interior que es la meditación. Muchos yoguis consideran la *dhyana*, o meditación, como el séptimo paso en el camino de ocho etapas hacia la Iluminación. Existen muchas formas de meditar, y lo ideal es que encuentres la que mejor se adapte a ti. Con los ojos abiertos o cerrados, comienza enfocándote en un sonido o en una imagen específica. Si prefieres un sonido, o mantra, puedes elegir el clásico om, repitiéndolo mentalmente mientras despejas tu mente de pensamientos. Si optas por una imagen, concéntrate en un objeto o un lugar que te transmita paz y felicidad. También puedes simplemente observar el ritmo natural de tu respiración. Dedica entre 5 y 10 minutos a esta contemplación en silencio.

MEDIO LOTO DE PIE

1 Esta postura estira y fortalece las caderas, los isquiotibiales, los hombros y las rodillas.

- Mejora el equilibrio
- Aumenta la flexibilidad en caderas, rodillas y tobillos
- Regula el sistema nervioso y linfático

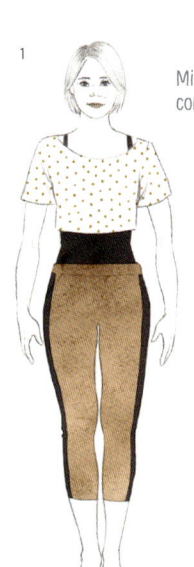

Mira al frente, concentrándote en algo

1 Ponte de pie en la postura de la montaña, con las manos a los lados.

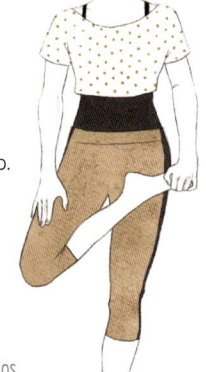

2 Desplaza el peso de tu cuerpo hacia el pie izquierdo. Flexiona la rodilla derecha, levanta el pie derecho y usa la mano izquierda para subirlo con cuidado lo más arriba posible en el muslo izquierdo, sin forzar.

Activa los músculos de la pierna izquierda para mantener el equilibrio

3 Inhala y eleva los brazos por encima de la cabeza, juntando las palmas. Estira los brazos y mantente erguida. Mantén la postura durante 5 respiraciones completas, luego baja los brazos con suavidad y suelta el pie. Repite con la otra pierna. Repite 2 veces más en cada lado.

Presiona el pie contra la pierna que está de pie para ayudar a mantener el equilibrio

POSTURA DEL ARCO DE PIE

②

- **Mejora la circulación en el corazón y los pulmones**
- **Aumenta la elasticidad de la columna**
- **Activa el sistema digestivo**
- **Mejora el equilibrio y la concentración**

Esta postura mejora la elasticidad y aumenta la capacidad pulmonar. También fortalece los muslos, los brazos, las caderas y las nalgas, y aumenta la flexibilidad y la fuerza de la columna.

1 Comienza en postura de la montaña, con las manos a los lados. Levanta el pie derecho hacia atrás y sujétalo con la palma de la mano derecha.

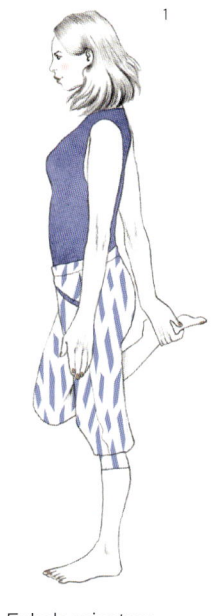

Mantén el brazo recto

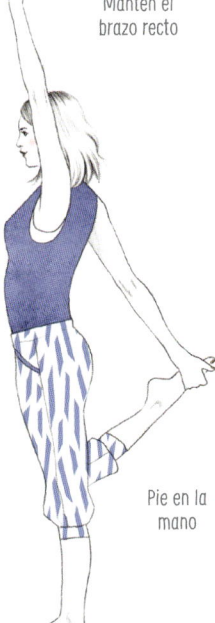

2 Inhala y eleva el brazo izquierdo recto hacia arriba, con la palma mirando hacia delante.

Pie en la mano

3 Exhala mientras pateas suavemente el pie hacia arriba y hacia atrás, sujetándolo firmemente.

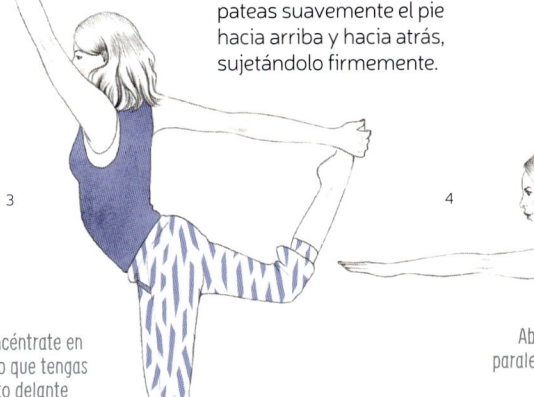

Concéntrate en algo que tengas justo delante para mejorar el equilibrio

Abdomen paralelo al suelo

4 A medida que pateas hacia atrás, tu torso se inclinará hacia delante. Continúa pateando hasta que el cuerpo quede paralelo al suelo y la pierna elevada lo más alto posible. Mantén esta postura hasta contar 10, respirando con tranquilidad. Repite del otro lado. Repite 2 veces más en cada lado.

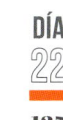

DÍA
22

POSTURA GATO-VACA

3

La postura del gato-vaca masajea y estimula los órganos internos, como los riñones y las glándulas suprarrenales.

- Alivia la tensión en la espalda, cuello y hombros
- Reduce los síntomas del síndrome premenstrual (SPM)
- Mejora la digestión
- Aumenta la flexibilidad de la columna

1 Comienza en cuatro apoyos, mirando hacia el suelo. Alinea tus muñecas con los hombros y tus rodillas con las caderas. Aplana tu espalda levantando el abdomen hacia la columna. Asegúrate de que los dedos de los pies no estén flexionados.

2 Inhala mientras levantas lentamente la cabeza y el coxis, moviendo el pecho hacia delante y llevando los hombros hacia atrás, de modo que la espalda quede cóncava.

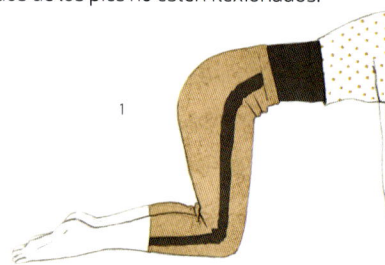

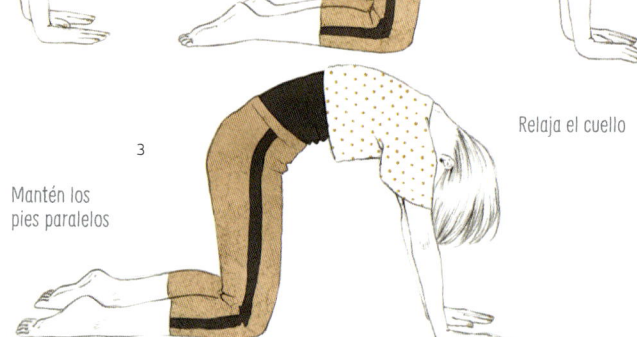

Relaja el cuello

3 Exhala mientras bajas la cabeza y el coxis, levantando el abdomen y arqueando la columna hacia arriba. Deja que la cabeza caiga suavemente entre los hombros, sin forzar el mentón hacia el pecho. Repite 5 veces.

Mantén los pies paralelos

POSTURA DE RODILLAS AL PECHO

4

Esta postura reduce la hinchazón, mejora la circulación y ayuda a reequilibrar la energía.

- Alivia la indigestión, la hinchazón, el reflujo ácido, la flatulencia y el estreñimiento
- Mejora los síntomas del síndrome del intestino irritable

1 Acuéstate sobre la espalda con las piernas extendidas. Lleva la rodilla izquierda hacia el pecho y entrelaza las manos alrededor de la rodilla. Siente el estiramiento y lleva la pierna hacia ti suavemente. Repite con la otra pierna.

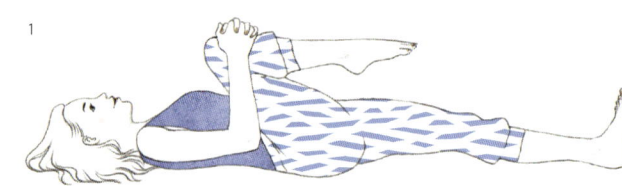

2 Regresa a la posición inicial, recostada sobre la espalda. Luego, lleva ambas rodillas hacia el pecho y entrelaza las manos alrededor de ellas. Siente el estiramiento y lleva las piernas hacia ti.

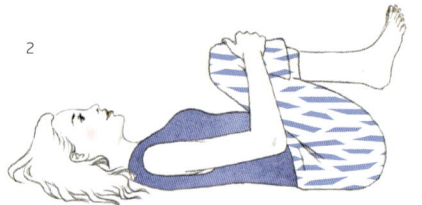

3 Deja caer las piernas suavemente hacia el suelo, manteniendo las rodillas dobladas a medio metro de distancia. Relájate en el suelo y concéntrate en la respiración. Repite 3 veces.

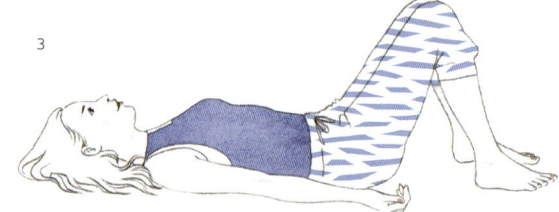

RESPIRACIÓN ALTERNA

5

Esta postura armoniza los dos hemisferios del cerebro, lo que se traduce en un bienestar físico, mental y emocional equilibrado.

- Reduce el estrés
- Mejora la actividad mental
- Calma el sistema nervioso
- Favorece la calma y el sueño
- Aumenta la energía

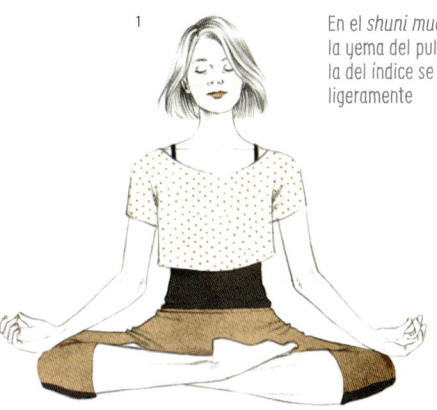

En el *shuni mudra*, la yema del pulgar y la del índice se tocan ligeramente

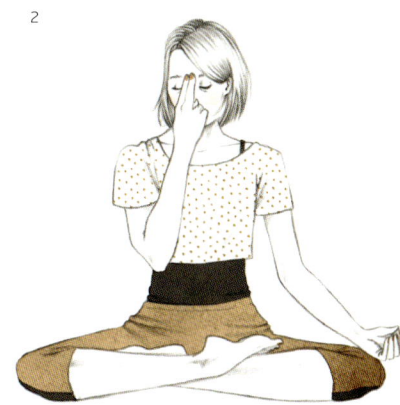

1 Siéntate en la postura del loto, o en una más sencilla con las piernas cruzadas como el medio loto. Coloca las manos sobre las rodillas en el *shuni mudra*.

2 Exhala por la fosa nasal izquierda mientras usas el pulgar para cerrar la fosa nasal derecha. Inhala lenta y profundamente por la fosa nasal izquierda. Ahora, usa el anular y el meñique para cerrar la fosa nasal izquierda y exhala lentamente por la fosa nasal derecha. Inhala por la fosa nasal derecha, luego ciérrala con el pulgar. Exhala por la fosa nasal izquierda. Este es un ciclo completo de respiración. Repite 7 veces.

POSTURA DEL LOTO

6

Hoy aprenderemos la postura del loto completa, o *Padmasana*. Si tus caderas y muslos aún no son lo suficientemente flexibles, no te preocupes. Siéntate en la postura del medio loto o en cualquier otra variante que te resulte cómoda.

- Aumenta la flexibilidad en caderas, rodillas y tobillos
- Fortalece la columna y los abdominales
- Mejora la postura
- Aumenta la energía

Omite esta asana o consulta con tu médico si tienes una lesión reciente en la rodilla o si llevas prótesis de rodilla o cadera.

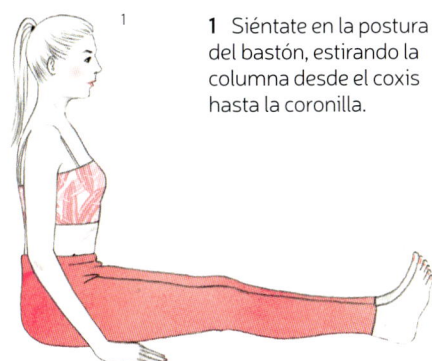

1 Siéntate en la postura del bastón, estirando la columna desde el coxis hasta la coronilla.

2 Dobla la rodilla derecha, sujeta el pie con ambas manos y colócalo encima de la pierna izquierda extendida, lo más arriba posible del muslo (tu objetivo es llevarlo hasta la ingle).

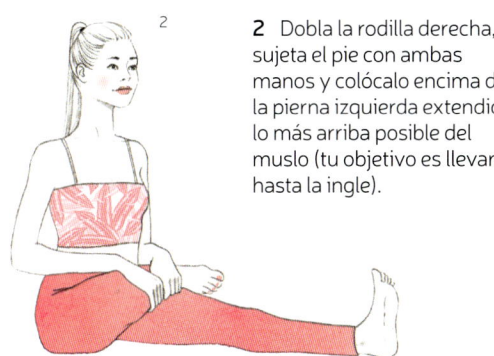

3 Dobla la rodilla izquierda y lleva la pierna hacia dentro colocándola sobre el muslo derecho, lo más cerca posible del pliegue de la cadera.

4 Descansa las manos sobre las rodillas y estira la columna. Relájate, cierra los ojos y concéntrate en respirar de manera calmada. Ahora, comienza tu meditación, siguiendo las indicaciones de la introducción del día 22.

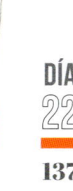

Cardiopatías

DÍA 23

Antes se creía que las enfermedades cardiovasculares afectaban principalmente a los hombres, pero hoy sabemos que son la primera causa de muerte en mujeres mayores. Aunque las mujeres jóvenes tienen menos infartos y accidentes cerebrovasculares que los hombres, pocos años después de la menopausia su riesgo se equipara. La buena noticia es que hay muchas formas de prevenir o retrasar su aparición. Llevar una alimentación equilibrada, al estilo mediterráneo, rica en verduras, frutas, cereales integrales, pescado, frutos secos y grasas saludables, junto con ejercicio moderado, puede reducir significativamente el riesgo. El yoga es un gran aliado para la salud del corazón. A nivel físico, las asanas y técnicas de respiración ayudan a disminuir la presión arterial, mejorar la circulación y fortalecer el cuerpo. A nivel emocional, el yoga libera tensiones, reduce la ansiedad y la depresión, y fomenta un estado de calma y una actitud abierta y flexible ante la vida.

POSTURA DEL ÁRBOL

1 Esta postura estira los muslos, la ingle y los hombros. Refuerza los tobillos y las pantorrillas y tonifica los abdominales.

- Mejora la concentración y el equilibrio
- Reduce el estrés
- Fortalece tobillos, pantorrillas, muslos y caderas
- Aumenta la fuerza general del cuerpo

1

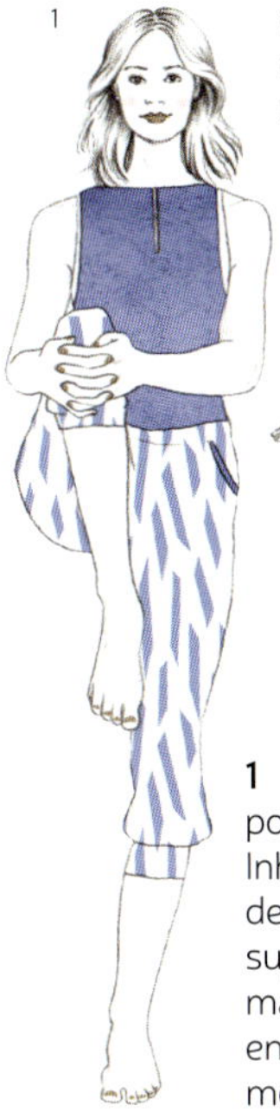

Centra la mirada en un punto fijo para mantener el equilibrio

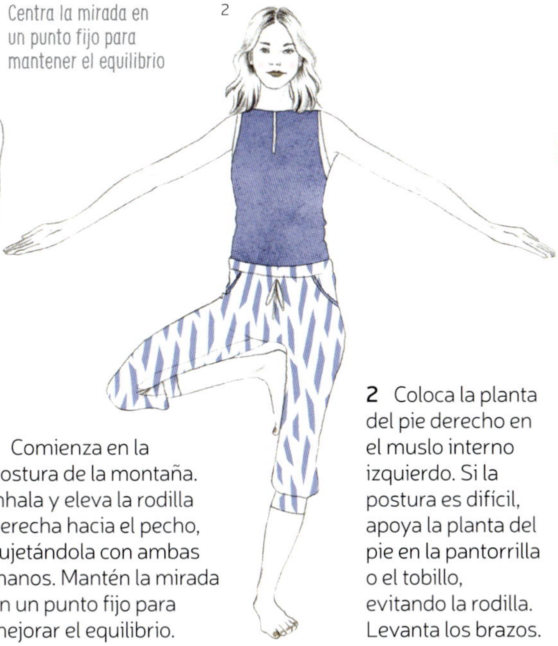

1 Comienza en la postura de la montaña. Inhala y eleva la rodilla derecha hacia el pecho, sujetándola con ambas manos. Mantén la mirada en un punto fijo para mejorar el equilibrio.

2

2 Coloca la planta del pie derecho en el muslo interno izquierdo. Si la postura es difícil, apoya la planta del pie en la pantorrilla o el tobillo, evitando la rodilla. Levanta los brazos.

3

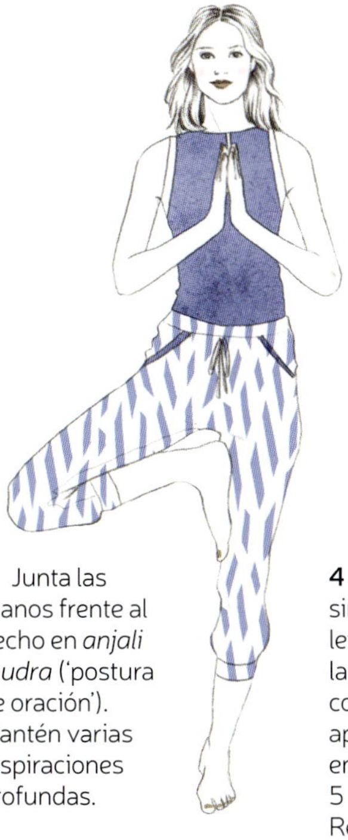

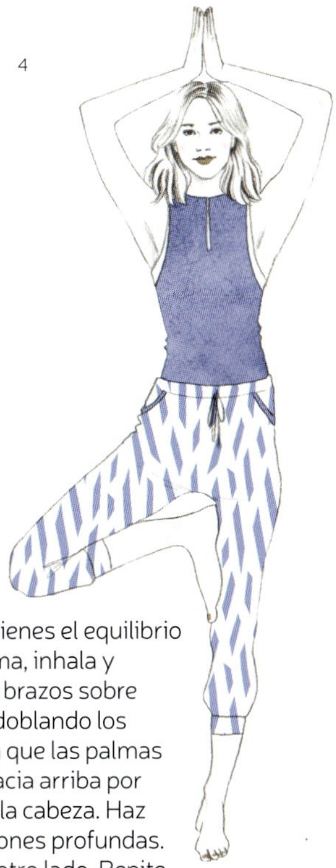

3 Junta las manos frente al pecho en *anjali mudra* ('postura de oración'). Mantén varias respiraciones profundas.

4

4 Si mantienes el equilibrio sin problema, inhala y levanta los brazos sobre la cabeza, doblando los codos para que las palmas apunten hacia arriba por encima de la cabeza. Haz 5 respiraciones profundas. Repite del otro lado. Repite ambos lados 2 veces.

APERTURA DE PECHO

2 Esta postura también facilitará la digestión.

- **Tonifica y reafirma los brazos**
- **Tonifica y reafirma el busto**
- **Alivia la tensión en cuello y hombros**
- **Alinea la columna**

2 Inclínate suavemente hacia delante, levantando los brazos por detrás de la espalda. Aguanta hasta contar 20 mientras respiras. Exhala mientras vuelves lentamente a la postura erguida. Repite 3 veces.

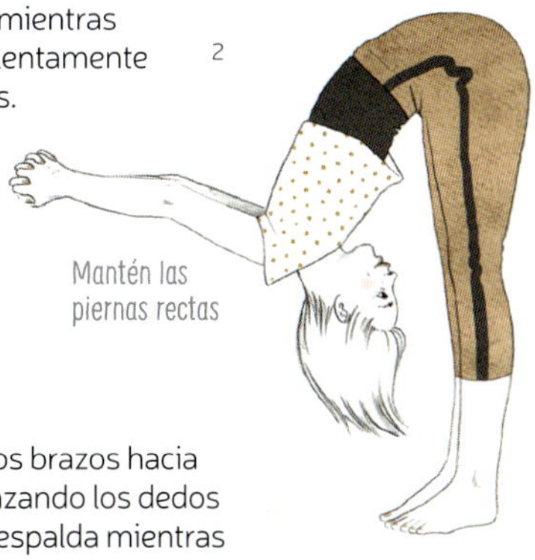

3

3 Levanta los brazos hacia atrás, entrelazando los dedos detrás de tu espalda mientras inhalas. Arquea suavemente hacia atrás, hasta donde sea cómodo para ti. Cuenta hasta 5 con una respiración tranquila.

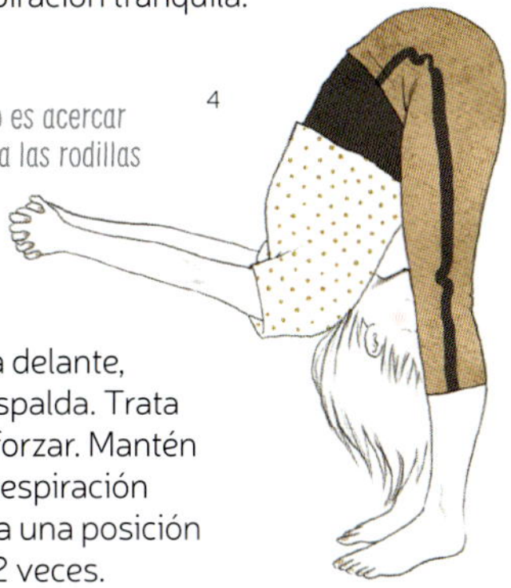

4 Exhala y vuelve a inclinarte hacia delante, levantando los brazos detrás de la espalda. Trata de acercar la nariz a las rodillas, sin forzar. Mantén la posición hasta contar 15 con una respiración calmada. Exhala mientras regresas a una posición erguida. Repite las cuatro posturas 2 veces.

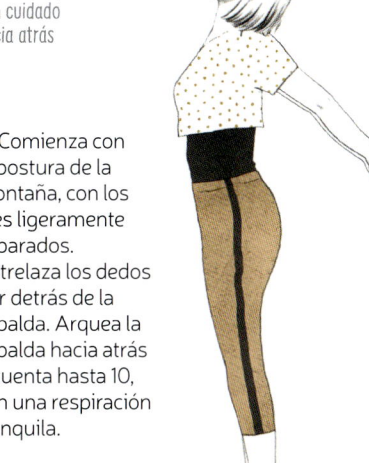

Levanta el mentón, arquea con cuidado hacia atrás

1

1 Comienza con la postura de la montaña, con los pies ligeramente separados. Entrelaza los dedos por detrás de la espalda. Arquea la espalda hacia atrás y cuenta hasta 10, con una respiración tranquila.

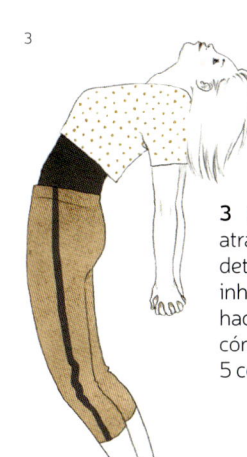

2

Mantén las piernas rectas

Mantén las piernas rectas

El objetivo es acercar la cabeza a las rodillas

4

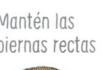

DÍA
23

139

POSTURA DEL ÁNGULO ABIERTO

La postura del ángulo abierto, o *Upavishtha Konasana*, fortalece la zona lumbar y abre las caderas.

- Abre las caderas
- Estira la zona lumbar, la ingle y los isquiotibiales
- Mejora la digestión
- Favorece la calma

No se recomienda esta asana si tienes dolor o una lesión en la espalda.

ADAPTACIONES

Si este estiramiento es demasiado intenso al principio, en el paso 2 puedes doblar una pierna y llevar el pie hacia la ingle para luego ir aumentando hasta el estiramiento completo. También puedes colocar una manta doblada debajo de los isquiones.

1 Siéntate en el suelo en postura del bastón. Abre las piernas en un ángulo amplio y apoya las manos en las rodillas. Flexiona los dedos de los pies y presiona suavemente las rodillas hacia abajo.

Al principio, tal vez no puedas abrir demasiado las piernas, pero con la práctica y la constancia ganarás flexibilidad

Espalda recta

Piernas rectas

2 Manteniendo las piernas estiradas, desliza las manos lo más lejos posible por tus piernas. El objetivo es alcanzar las plantas de los pies.

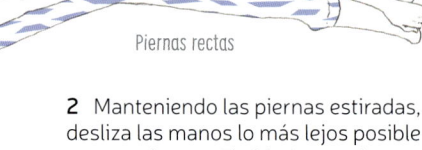

3 Coloca las manos en el suelo frente a ti, con las palmas hacia abajo. Inclina el torso hacia delante desde la cadera, sin forzar. Detente en el primer punto de resistencia, relájate, respira con normalidad y mantén la postura unos segundos. Mantén los isquiones en contacto con el suelo en todo momento. Vuelve a la postura del bastón y repite 2 veces más.

POSTURA DEL BARCO

Esta postura tonifica y fortalece los abdominales a la vez que mejora el equilibrio y la digestión.

- Fortalece caderas, muslos y espalda
- Tonifica el abdomen
- Mejora la digestión
- Mejora el equilibrio

1 Siéntate en la postura del bastón. Dobla las piernas y agárralas justo por debajo de las rodillas. Inhala mientras estiras la columna y presionas los omóplatos hacia atrás, abriendo el pecho.

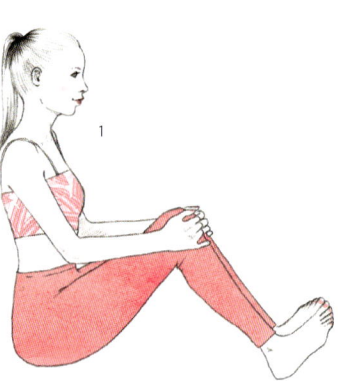

2 Exhala mientras te inclinas hacia atrás, deslizando las manos bajo los muslos. Mantén el equilibrio sobre los isquiones.

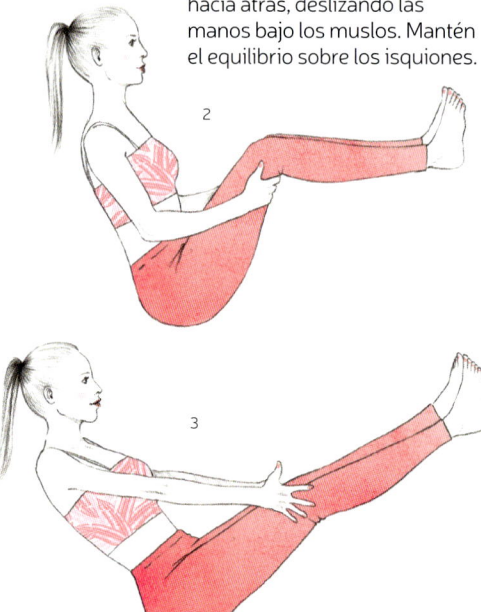

3 Exhala mientras estiras las piernas en un ángulo hacia arriba, extendiendo los brazos hacia delante. Mantén el equilibrio, con una respiración normal, durante 20-30 segundos o todo el tiempo que puedas sin perder la postura. Repite 3 veces.

POSTURA DEL GATO EN EQUILIBRIO

Esta asana ayuda a aliviar los dolores menstruales y el dolor lumbar.

- **Mejora el equilibrio y la coordinación**
- **Estira la columna**
- **Fortalece el tronco**

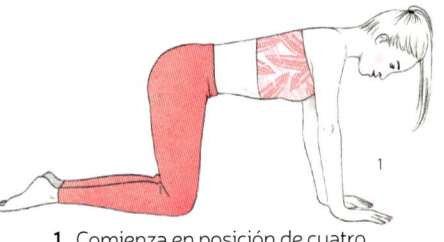
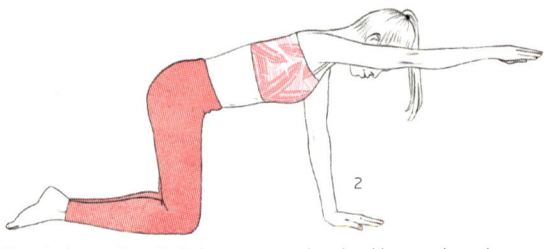

1 Comienza en posición de cuatro apoyos, con las manos alineadas con los hombros y las rodillas alineadas con las caderas.

2 Inhala, activa el abdomen y extiende el brazo derecho hacia delante con la palma hacia abajo, manteniendo los hombros nivelados. Exhala y vuelve a apoyar la mano en el suelo. Repite con el brazo izquierdo. Repite 5 veces con cada brazo. Vuelve a la posición inicial.

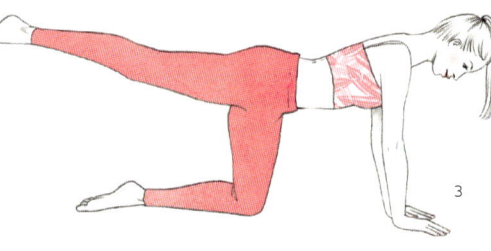

3 Desde la posición inicial, inhala, activa el abdomen y extiende la pierna derecha hacia atrás, alineando el tobillo con los hombros. Exhala y baja la pierna al suelo. Repite con la pierna izquierda. Repite 5 veces con cada pierna. Vuelve a la posición inicial.

4 Inhala, contrae el abdomen y extiende al mismo tiempo la pierna izquierda y el brazo derecho. Cuenta hasta 5 y cambia de lado. Repite 5 veces en cada lado, alternando las extremidades.

TORSIÓN ABDOMINAL

Esta postura estira los músculos de la espalda, realinea, estira la columna e hidrata los discos intervertebrales.

- **Estira toda la columna**
- **Relaja el cuello**
- **Favorece la digestión**
- **Relaja todo el cuerpo**

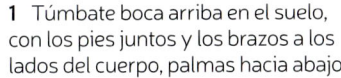
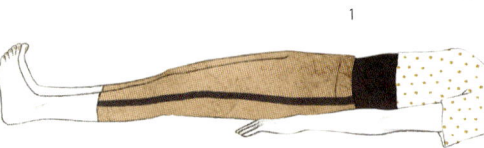
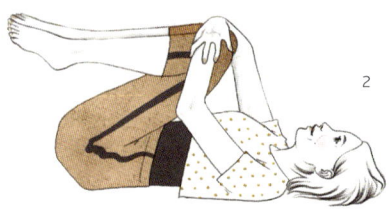

1 Túmbate boca arriba en el suelo, con los pies juntos y los brazos a los lados del cuerpo, palmas hacia abajo.

2 Inhala y lleva las rodillas hacia el pecho. Rodéalas con los brazos.

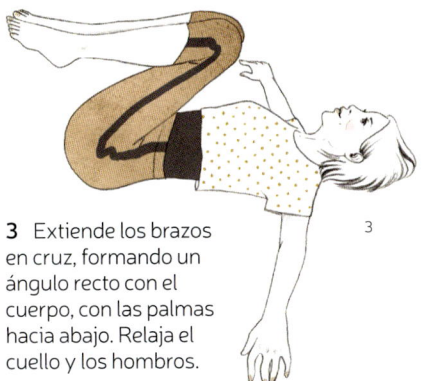
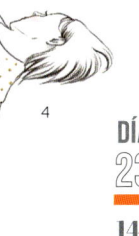

3 Extiende los brazos en cruz, formando un ángulo recto con el cuerpo, con las palmas hacia abajo. Relaja el cuello y los hombros.

4 Exhala y, manteniendo ambas rodillas juntas, gíralas hacia la izquierda, acercándolas lo más que puedas al suelo. Al mismo tiempo, gira la cabeza hacia la derecha. Mantén ambos hombros en contacto con el suelo. Cuenta hasta 5. Inhala y lleva las rodillas y la cabeza al centro. Repite del otro lado. Repite 3 veces en cada lado.

POSTURA DEL DELFÍN

La postura del delfín, o *Ardha Pincha Mayuasana*, es una posición invertida en la que el peso del cuerpo se apoya en los brazos y los hombros. Es una buena práctica para la postura parada de cabeza con apoyo (véase la p. 166).

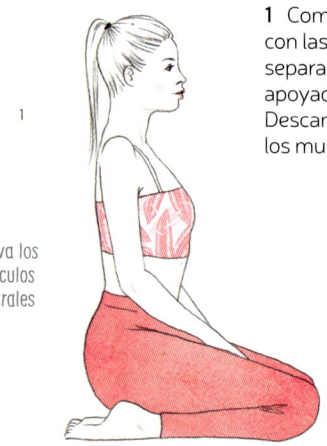

1 Comienza de rodillas, con las piernas ligeramente separadas y los isquiones apoyados en los talones. Descansa las manos sobre los muslos.

Activa los músculos centrales

- **Fortalece los hombros y la parte media y alta de la espalda**
- **Tonifica los abdominales**
- **Estira la la columna**
- **Alivia el estrés**
- **Ayuda con los síntomas menstruales y de la menopausia**

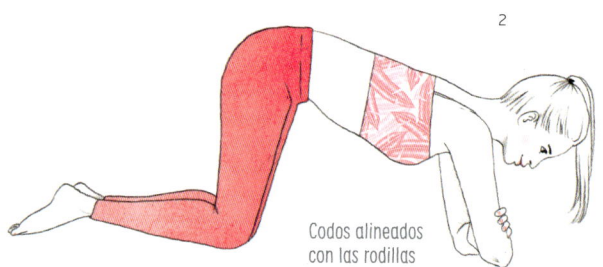

Codos alineados con las rodillas

2 Inclínate hacia delante, levantando los isquiones de los talones, y apoya los antebrazos en el suelo. Alinea las rodillas con las caderas y sujeta cada codo con la mano opuesta.

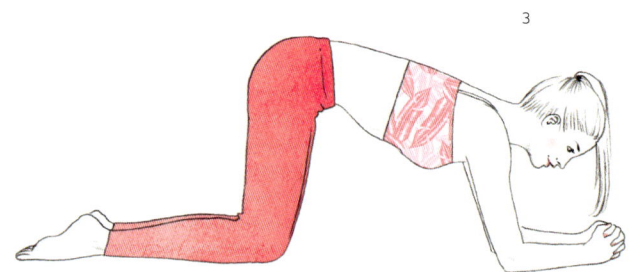

3 Sin mover los codos (deben estar alineados con las rodillas), extiende los antebrazos hacia delante y entrelaza los dedos. Lleva los hombros hacia atrás y abajo.

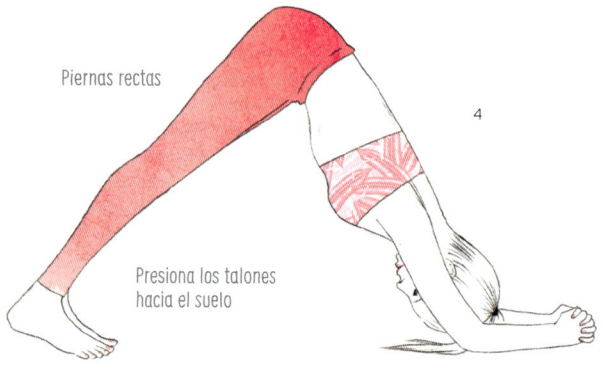

Piernas rectas

Presiona los talones hacia el suelo

4 Mete los dedos de los pies y estira las piernas, elevando las caderas hacia el techo. Dirige los talones hacia el suelo y, si es posible, apoya la frente en el suelo.

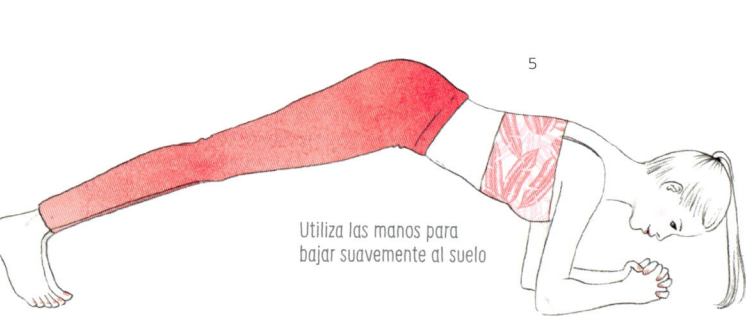

Utiliza las manos para bajar suavemente al suelo

5 Mientras exhalas, traslada el peso del cuerpo hacia delante sin mover los pies, y luego regresa a la posición anterior. Repite 5 veces antes de descansar en el suelo. Repite la asana desde el inicio.

POSTURA DEL PERRO BOCA ARRIBA

8

La postura del perro boca arriba mejora la postura y ayuda a aliviar la depresión leve y el cansancio.

- **Fortalece la columna, el torso y los brazos**
- **Tonifica el abdomen y las caderas**
- **Expande los pulmones**
- **Mejora la circulación y la postura**
- **Estimula la zona abdominal**

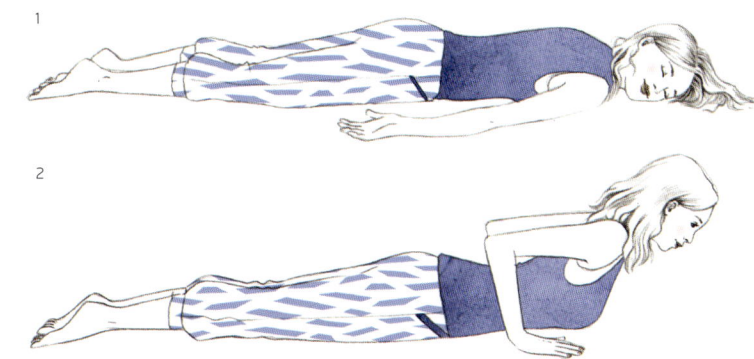

1 Túmbate boca abajo en el suelo, con la cabeza girada hacia un lado.

2 Gira la cabeza al frente. Inhala y coloca las palmas de las manos en el suelo justo por debajo del nivel de los hombros. Inhala y lleva los hombros hacia las orejas. Levanta los hombros y presiona los omóplatos hacia dentro.

3 Exhala, empuja con las manos y levanta la cabeza, el pecho, el tronco y las caderas del suelo. Los pies, las rodillas, las espinillas y los muslos deben permanecer en el suelo.

4 Levanta el pecho y arquea suavemente el cuello y la cabeza hacia arriba. Cuenta hasta 5, con una respiración tranquila. Vuelve a la postura del comienzo y, luego, repite 2 veces.

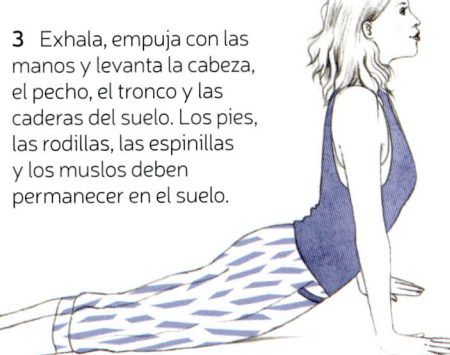

POSTURA DEL COCODRILO

9

Hoy terminamos la profundamente relajante postura del cocodrilo.

- **Alivia la rigidez en el cuello y la espalda**
- **Reduce la ansiedad**
- **Regula la presión arterial**
- **Favorece el sueño**

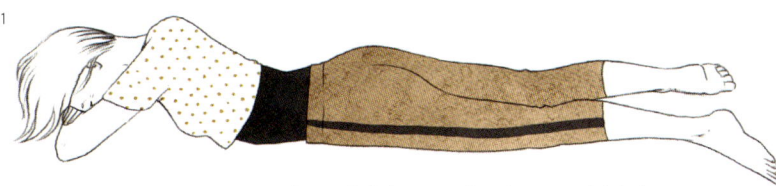

Para salir de la postura, lleva las palmas debajo de los hombros y gírate sobre la espalda con cuidado

1 Acuéstate boca abajo en el suelo. Inhala, levanta ligeramente la cabeza y coloca los antebrazos debajo, apoyando la frente sobre el dorso de las manos, apiladas.

2 Separa las piernas aproximadamente al ancho de los hombros, dejando que los talones caigan hacia adentro. Aprieta suavemente los glúteos y presiona el abdomen contra el suelo. Concéntrate en respirar lenta y profundamente durante varios minutos.

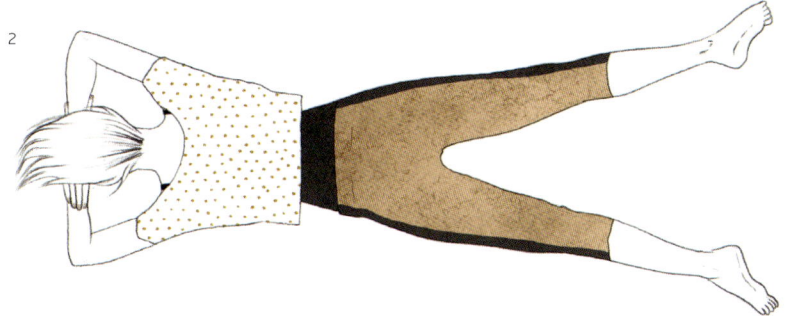

Dolor de espalda

DÍA
24

El dolor de espalda, desde el coxis y la zona lumbar hasta el cuello, es un problema muy común. A veces se debe a afecciones médicas específicas, como una hernia discal o espondilitis anquilosante (un tipo de artritis reumatoide), pero en muchas ocasiones no hay una causa evidente. El yoga suele recomendarse para aliviar el dolor de espalda y, de hecho, es la razón por la que muchas personas lo prueban por primera vez. Si tu dolor es intenso, consulta siempre a tu médico antes de iniciar cualquier rutina de ejercicio. Para molestias leves, rigidez o incomodidad, las posturas de este libro pueden ofrecer alivio inmediato y duradero. Si experimentas dolor de espalda al practicar yoga, ten especial cuidado de no forzar ninguna postura. Como hemos visto, muchas asanas están diseñadas para fortalecer la espalda, mejorar su flexibilidad y realinear la columna. Otras trabajan los músculos centrales del cuerpo, el cuello y los hombros, brindando un mayor soporte a la espalda. Además, la liberación de tensiones contribuye a mejorar la salud de la columna.

RESPIRACIÓN PROFUNDA DE PIE

Hoy volvemos a nuestro ejercicio básico de calentamiento y respiración. Siente cómo el oxígeno inunda tu pecho al respirar profundamente.

- Aumenta la energía y la concentración
- Fortalece la columna
- Tonifica los brazos y la parte superior del cuerpo
- Mejora el equilibrio y la postura

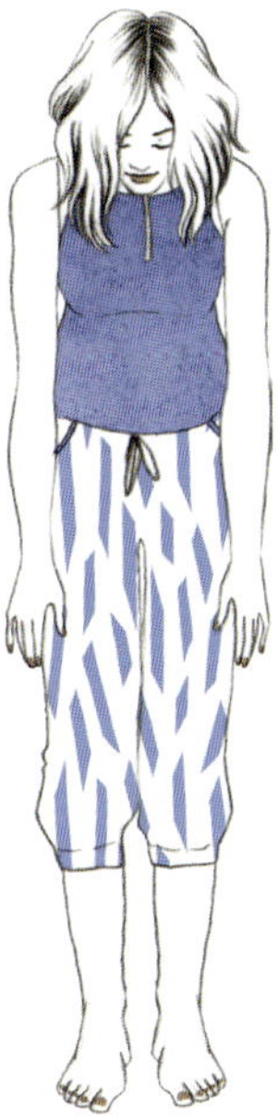

Relaja la parte superior del cuerpo, deja que el mentón se hunda en el pecho

1 Comienza con la postura de la montaña. Exhala lentamente por la nariz, contrayendo el abdomen y relajando los hombros y el cuello. Deja que el mentón se hunda en el pecho.

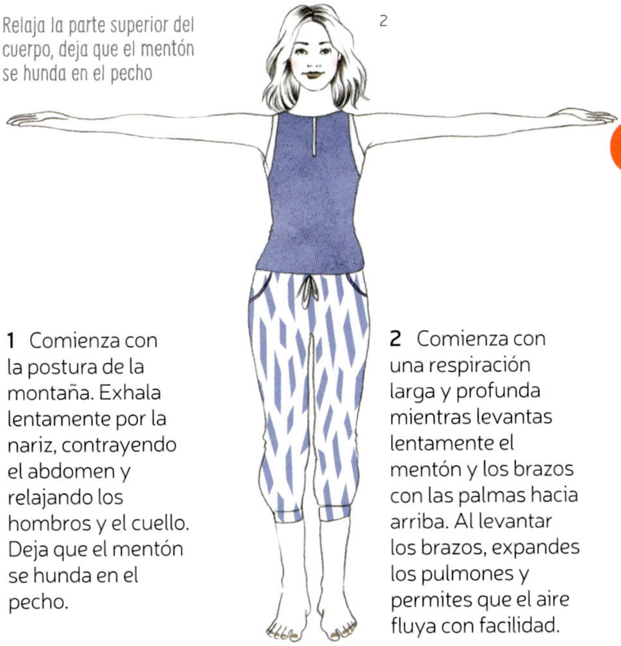

2 Comienza con una respiración larga y profunda mientras levantas lentamente el mentón y los brazos con las palmas hacia arriba. Al levantar los brazos, expandes los pulmones y permites que el aire fluya con facilidad.

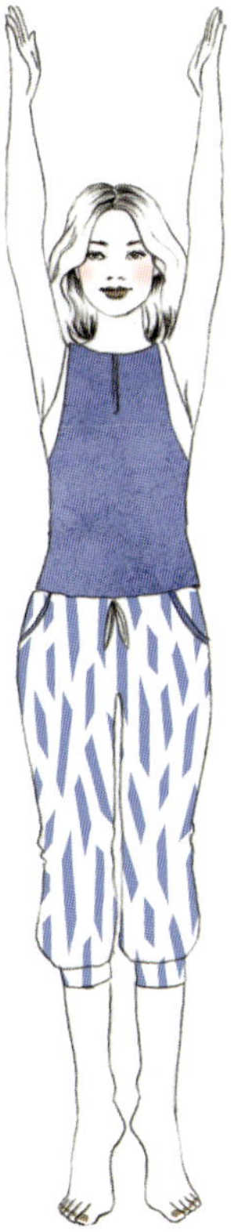

Llega hasta el cielo de puntillas

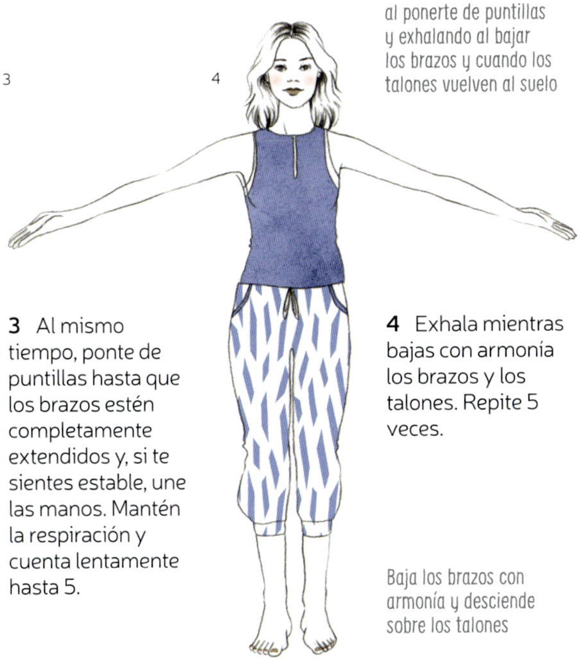

Concéntrate en coordinar la respiración y el movimiento, inhalando al ponerte de puntillas y exhalando al bajar los brazos y cuando los talones vuelven al suelo

3 Al mismo tiempo, ponte de puntillas hasta que los brazos estén completamente extendidos y, si te sientes estable, une las manos. Mantén la respiración y cuenta lentamente hasta 5.

4 Exhala mientras bajas con armonía los brazos y los talones. Repite 5 veces.

Baja los brazos con armonía y desciende sobre los talones

POSTURA DEL ÁGUILA

2 La postura del águila, o *Garudasana*, es una asana de equilibrio sobre una pierna que favorece la concentración y la calma.

- **Fortalece tobillos y muñecas**
- **Estira la parte media de la espalda**
- **Mejora el equilibrio y la concentración**
- **Fomenta la serenidad**

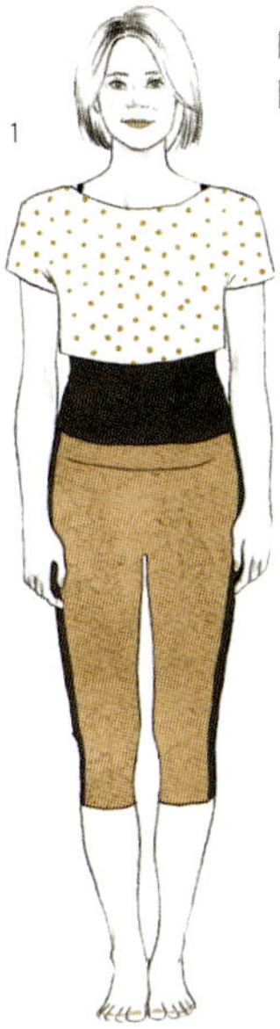

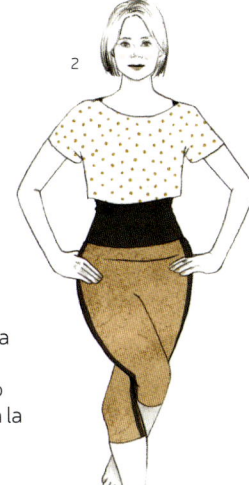

Fija la mirada en un punto justo delante de ti

1 Comienza en la postura de la montaña, con las manos a los lados. Busca un punto fijo delante de ti. Mantén la mirada fija en él durante todo el ejercicio. Esto te ayudará a mantener el equilibrio.

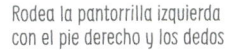

2 Coloca las manos en las caderas, flexiona ligeramente las rodillas y transfiere el peso a tu pie izquierdo. Cruza el muslo derecho sobre el izquierdo y, si es posible, engancha el empeine derecho detrás de la pantorrilla izquierda. Mantén la estabilidad y respira con calma.

Rodea la pantorrilla izquierda con el pie derecho y los dedos

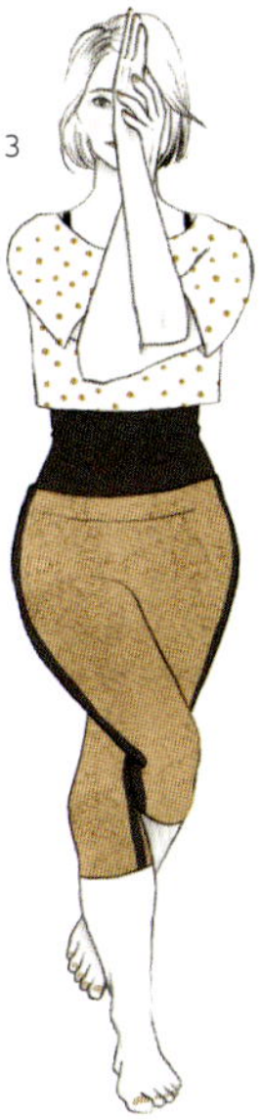

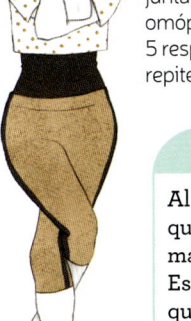

3 Extiende los brazos paralelos al suelo y luego cruza el brazo derecho por debajo del izquierdo, entrelazándolos a la altura del codo. Si puedes, junta las palmas frente a tu rostro. Mantén los omóplatos bajos y alineados. Aguanta durante 5 respiraciones completas. Suelta lentamente y repite del otro lado. Repite en ambos lados 3 veces.

ADAPTACIÓN

Al principio, es posible que una palma quede más baja que la otra. Esto mejorará a medida que tus muñecas ganen flexibilidad.

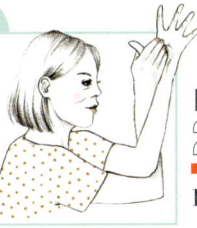

DÍA
24

145

POSTURA DE LA GUIRNALDA

3

Hoy añadiremos un paso extra a esta postura. Ten cuidado de no forzarte.

- **Fortalece la espalda y los abdominales**
- **Mejora el equilibrio**
- **Abre la zona de la ingle**
- **Fortalece los tobillos y los pies**

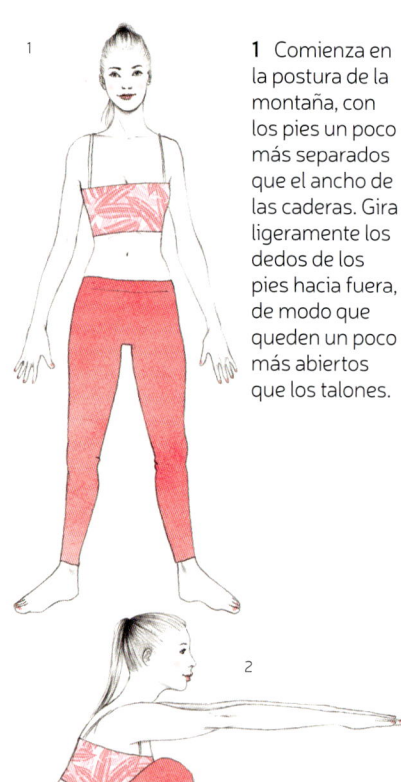

1   Comienza en la postura de la montaña, con los pies un poco más separados que el ancho de las caderas. Gira ligeramente los dedos de los pies hacia fuera, de modo que queden un poco más abiertos que los talones.

2   Levanta los brazos hasta que queden paralelos al suelo. Luego, flexiona profundamente las rodillas y desciende lentamente hasta que las caderas queden más bajas que las rodillas, a pocos centímetros del suelo. Mantén los talones apoyados en el suelo.

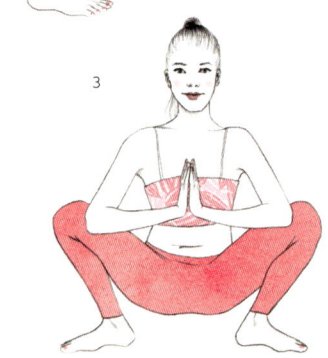

3   Abre las rodillas y presiona suavemente los codos contra ellas. Junta las palmas de las manos frente al pecho en posición de oración. Mantén la postura entre 30 y 60 segundos. Para salir de la postura, puedes apoyarte en los glúteos y sentarte o bien impulsarte hacia arriba y volver a ponerte de pie.

4   Alcanza tus talones por detrás y agárralos. Presiona el cuerpo suavemente entre las rodillas, llevando la frente hacia el suelo. No te fuerces ni vayas más allá de lo que te resulte cómodo. Mantén la postura durante 3-5 respiraciones completas. Repite 2 veces.

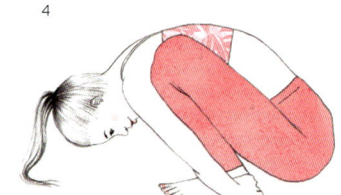

ESTIRAMIENTO LATERAL INTENSO

4

Cuanto más te inclines en esta postura, más difícil te resultará mantener el equilibrio. No profundices demasiado si te sientes inestable.

- **Mejora el equilibrio**
- **Alivia la rigidez en hombros, cuello y muñecas**
- **Expande el pecho**
- **Estimula los órganos digestivos**
- **Fortalece las piernas**

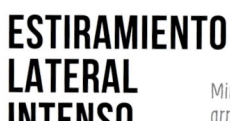

Mira hacia arriba

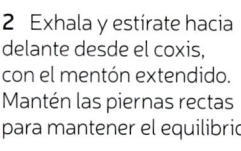

1   Comienza en la postura de la montaña, con los pies separados. Levanta los brazos a la altura de los hombros. Junta las palmas de las manos detrás de la espalda, con los dedos hacia arriba. Gira hacia la derecha, con el pie y la pierna derechos girados hacia un lado, formando un ángulo de aproximadamente 90 grados. Mira hacia arriba, creando un arco en la espalda.

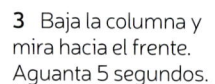

2   Exhala y estírate hacia delante desde el coxis, con el mentón extendido. Mantén las piernas rectas para mantener el equilibrio.

3   Baja la columna y mira hacia el frente. Aguanta 5 segundos.

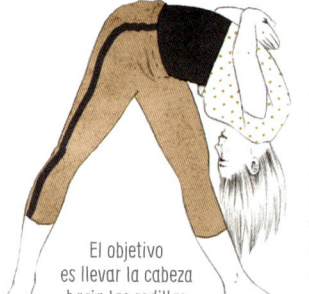

El objetivo es llevar la cabeza hacia las rodillas

4   Deja que la frente descienda hacia la rodilla izquierda, hasta que la nariz esté lo más cerca posible de la rótula, sin forzar. Aguanta durante 10 segundos, con una respiración tranquila. Si el estiramiento es demasiado intenso, dobla ligeramente la rodilla derecha. Regresa a la posición erguida y repite en el otro lado. Repite en ambos lados 2 veces.

MEDIA TORSIÓN EXTENDIDA

5

Esta torsión extendida es una versión más intensa que la media torsión que aprendimos en la página 15.

- Estimula los órganos internos
- Favorece el sueño
- Expande los hombros y el pecho
- Alinea la columna

Esta postura no se recomienda si tienes una prótesis de cadera.

Si tienes una lesión o dolor de espalda, espera a recuperarte antes de intentarla.

ADAPTACIÓN

Si sujetarte la cintura hace que la torsión sea muy intensa, mantén solo la postura apoyando el brazo derecho en el suelo detrás de ti.

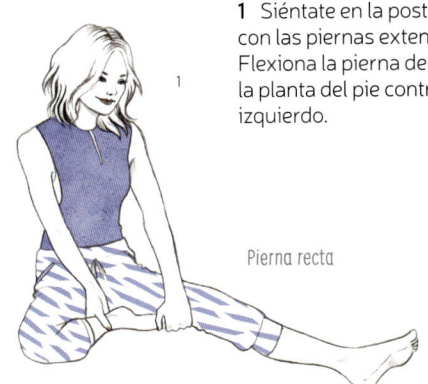

1 Siéntate en la postura del bastón con las piernas extendidas frente a ti. Flexiona la pierna derecha y coloca la planta del pie contra el muslo izquierdo.

Pierna recta

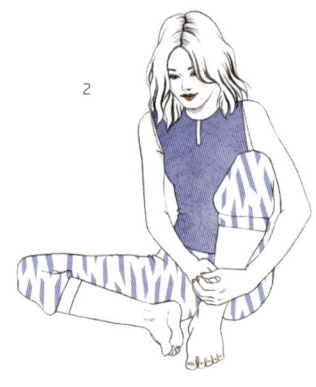

2 Sujeta el tobillo izquierdo y lleva la rodilla hacia el cuerpo.

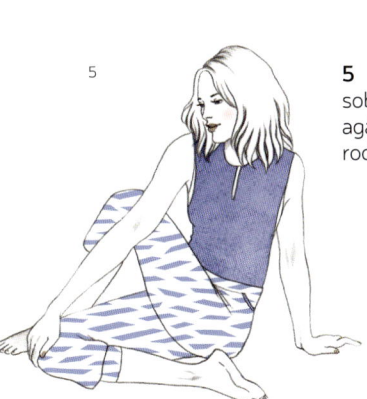

3 Coloca el pie izquierdo sobre la rodilla derecha, con la planta descansando plana sobre el suelo.

Pie izquierdo sobre rodilla derecha

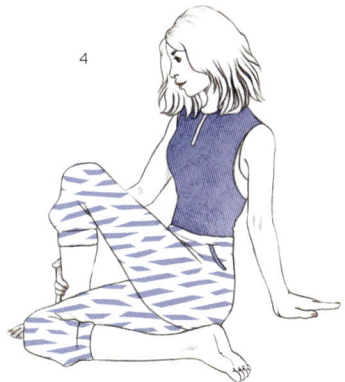

4 Coloca la mano izquierda en el suelo, detrás de ti.

Pie izquierdo apoyado en el suelo

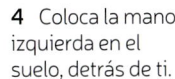

5 Lleva el brazo derecho sobre la pierna izquierda y agárrate firmemente a la rodilla derecha.

Agarra la rodilla derecha con el brazo derecho

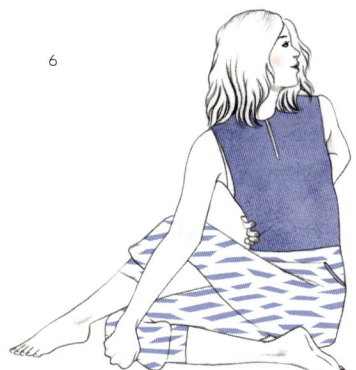

6 Gira suavemente la cabeza y la parte superior del cuerpo hacia la izquierda todo lo que puedas, sin forzar. Si te resulta cómodo, puedes llevar la mano izquierda alrededor de la espalda y sujetar el lado derecho de la cintura. Aguanta 5 respiraciones completas. Repite del otro lado. Repite en ambos lados 2 veces más.

Gira suavemente todo lo que puedas la parte superior del cuerpo hacia la izquierda

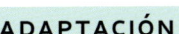

MEDIA LANGOSTA

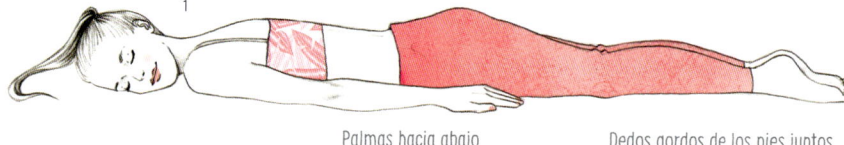

La postura de la media langosta fortalece el tronco y los músculos lumbares.

1 Acuéstate boca abajo con las piernas juntas y los dedos gordos tocándose. Apoya las palmas en el suelo, mirando hacia abajo.

Palmas hacia abajo   Dedos gordos de los pies juntos

- Alivia el estrés y la depresión leve
- Estimula la tiroides
- Favorece el sueño y la vitalidad
- Mejora la digestión
- Beneficia en casos de infertilidad, asma y sinusitis
- Alivia síntomas de la menopausia

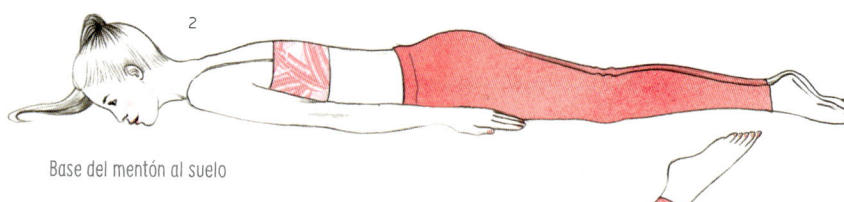

2 Gira la cabeza hacia delante y apoya la base del mentón en el suelo.

Base del mentón al suelo

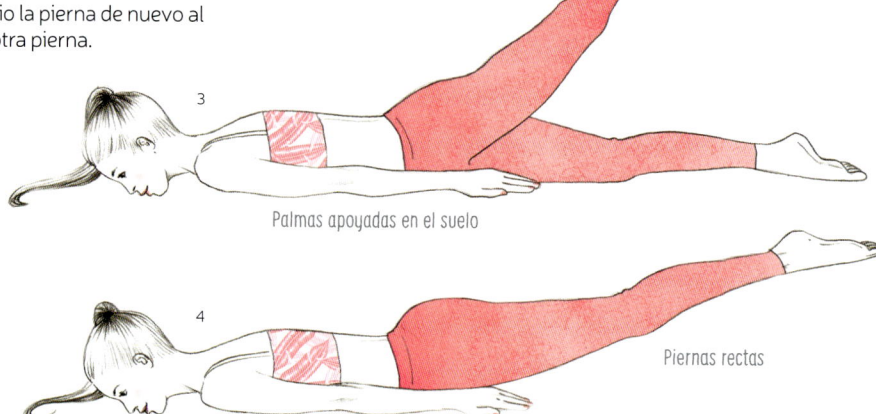

3 Exhala y, muy despacio, levanta la pierna izquierda del suelo lo más alto posible, sin forzar. Presiona las palmas contra el suelo. Cuenta hasta 5 y, luego, baja despacio la pierna de nuevo al suelo. Repítelo con la otra pierna.

Palmas apoyadas en el suelo

4 Exhala y presiona las palmas contra el suelo mientras levantas lentamente ambas piernas del suelo. Levanta las piernas todo lo que puedas, sin forzar. Aguanta hasta contar 5 y, luego, bájalas al suelo. Repite 2 veces.

Piernas rectas

POSTURA DEL MEDIO PUENTE

Esta postura ayuda a aliviar la sensación de estrés y cansancio.

1 Acuéstate de espaldas, con las rodillas dobladas y los pies planos sobre el suelo. Coloca los brazos a los lados, con las palmas hacia abajo.

- Expande el pecho
- Alivia el dolor menstrual
- Estimula la glándula tiroides
- Energiza, tonifica y fortalece los glúteos y las piernas

2 Enlaza los brazos debajo de tu cuerpo y mantén la postura hasta contar 5 mientras respiras. Para salir de la postura, vuelve a poner las manos a los lados y baja la columna vértebra por vértebra. Repite 3 veces.

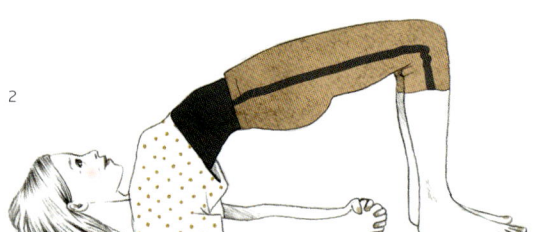

POSTURA DE LA PLANCHA

8

Esta postura fortalece brazos y hombros, pero también trabaja los músculos que rodean la columna, mejorando la postura.

- Fortalece brazos, hombros, espalda y piernas
- Tonifica abdominales y glúteos

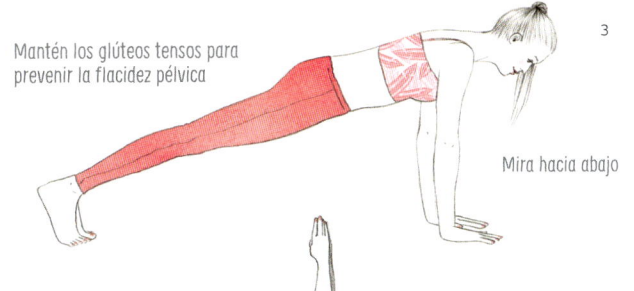

1

Estira la columna

1 Siéntate sobre las rodillas. Coloca las manos sobre los muslos y estira la columna.

Hombros, manos y rodillas alineados

2

2 Ponte en posición de cuatro apoyos y mete las caderas, como si llevaras la pelvis hacia las costillas. Alinea tus hombros y rodillas con las caderas.

Mantén los glúteos tensos para prevenir la flacidez pélvica

3

Mira hacia abajo

3 Inhala y extiende las piernas, sube desde la punta de los pies, bloquea las rodillas y los codos, manteniendo el cuerpo lo más recto posible. Cuenta hasta 15 con una respiración tranquila. Repite 3 veces.

POSTURA DEL CAMELLO

9

Esta postura fortalece los hombros y la espalda y puede aliviar el dolor lumbar.

- Expande el pecho y los hombros
- Fortalece la zona media de la espalda
- Estira los abdominales y los muslos
- Alivia el malestar menstrual y el dolor leve de espalda

1

1 Colócate de rodillas en el suelo con las rodillas a la altura de las caderas. Inhala y eleva los brazos por encima de tu cabeza, con las palmas mirando hacia adentro.

2

2 Levanta las costillas y el pecho mientras empujas la pelvis hacia delante. Extiende una mano hacia atrás y coloca la mano derecha sobre el talón derecho. Mira hacia abajo, hacia el talón derecho. Cuenta hasta 10 con una respiración tranquila. Regresa a la posición inicial y repite del otro lado.

3 Vuelve a la posición erguida. Ahora lleva ambas manos hacia atrás para sujetar ambos talones. Expande el pecho, estira la columna y relaja el cuello, permitiendo que la cabeza se incline hacia atrás. Cuenta hasta 15 con una respiración calmada.

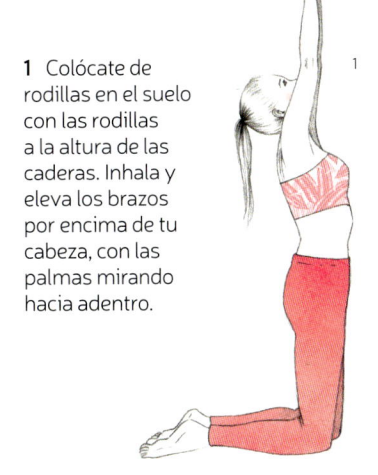

3

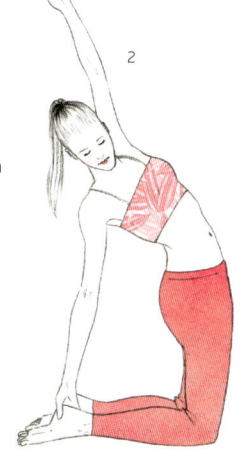

4

4 Para salir de la postura, exhala y relaja los brazos, dejando que los huesos de la pelvis desciendan hacia los talones.

5 Baja suavemente la frente hacia el suelo, con las manos extendidas hacia atrás y las palmas hacia arriba. Aguanta 30 segundos. Repite todos los pasos 2 veces más, manteniendo la postura final de reposo durante 2-3 minutos.

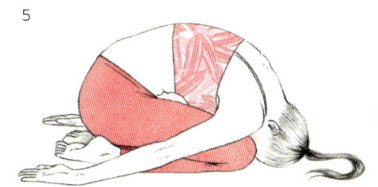

5

Mejora la digestión

Muchas personas sufren problemas digestivos, y las mujeres parecen ser más propensas a ellos, sobre todo con el paso de los años. La hinchazón, la indigestión, el síndrome del intestino irritable (SII), el reflujo ácido, el estreñimiento y la diarrea son molestias comunes para un gran número de personas. Los médicos suelen considerarlos como algo menor, pero pueden afectar a tu vida significativamente. Seguir una alimentación saludable basada en alimentos naturales y sin procesar, junto con una práctica diaria de yoga, puede hacer maravillas por la salud digestiva en general. Además, se pueden hacer ciertas asanas beneficiosas para problemas específicos. Si estás hinchada, estreñida o tienes gases, las flexiones hacia delante te ayudarán. Para la indigestión y el reflujo, pueden aliviar las extensiones suaves de la espalda. Las torsiones estimulan y masajean el hígado, la vesícula biliar y los intestinos, favoreciendo la digestión de las grasas. Las posturas invertidas pueden aliviar una amplia variedad de molestias con solo invertir la gravedad, aunque no deben practicarse justo después de comer. Consulta la rutina de la página 191 para tratar problemas digestivos.

DÍA
25

APERTURA DE PECHO

1 Esta sencilla postura expandirá tu pecho y revitalizará tu columna.

- Tonifica y reafirma los brazos
- Tonifica y reafirma el busto
- Alivia la tensión en cuello y hombros
- Alinea la columna

GUERRERO I

2 Si te preguntas por qué algunas asanas de yoga se llaman «posturas del guerrero», es porque te invitan a convertirte en un «guerrero espiritual» que lucha contra la *avidya*, o ignorancia de uno mismo, que según los yoguis es la raíz de todo nuestro sufrimiento.

- Fortalece las piernas, especialmente los muslos
- Fortalece la columna
- Estabiliza caderas, rodillas y tobillos
- Aumenta la capacidad pulmonar

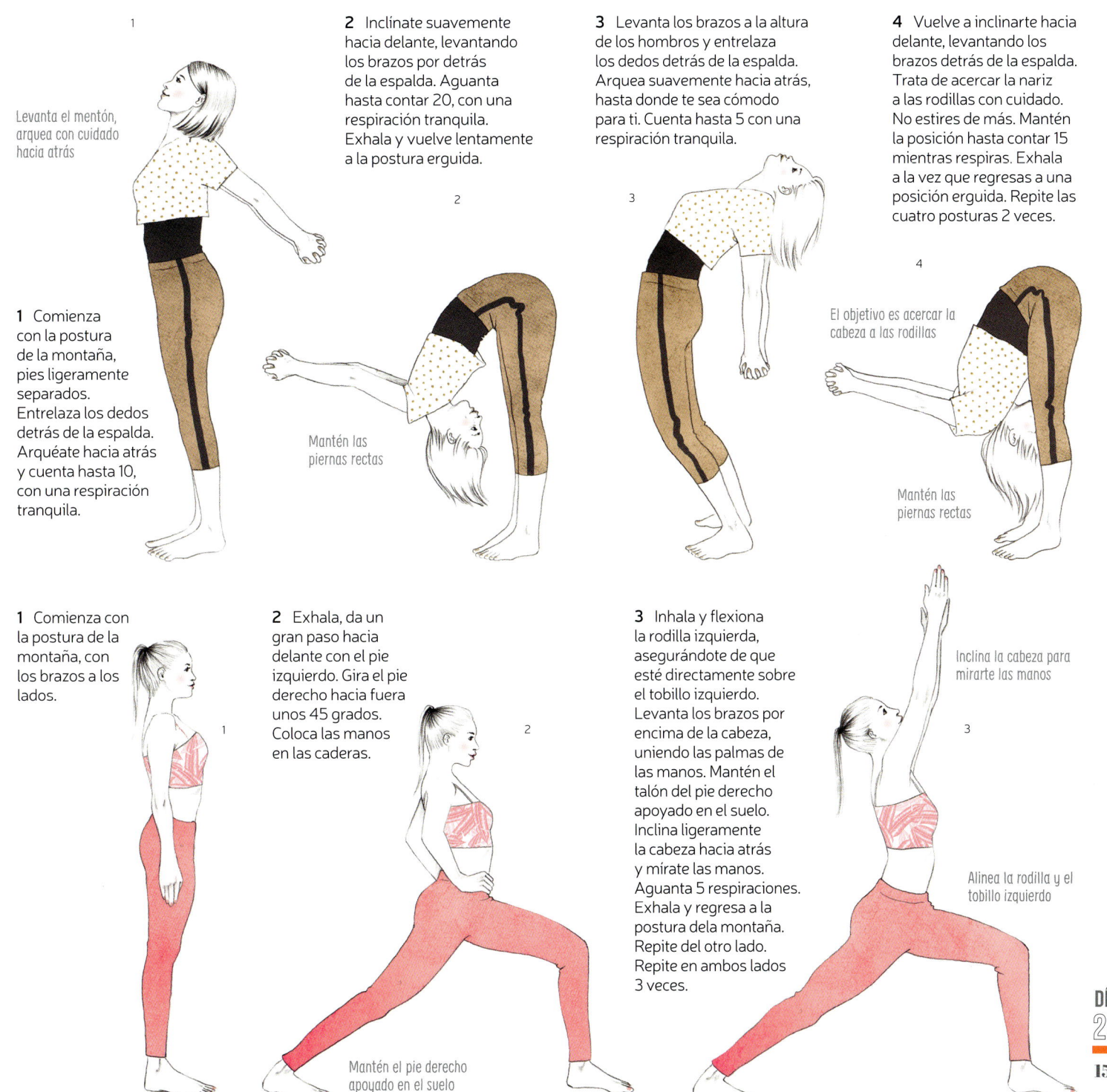

Levanta el mentón, arquea con cuidado hacia atrás

1 Comienza con la postura de la montaña, pies ligeramente separados. Entrelaza los dedos detrás de la espalda. Arquéate hacia atrás y cuenta hasta 10, con una respiración tranquila.

2 Inclínate suavemente hacia delante, levantando los brazos por detrás de la espalda. Aguanta hasta contar 20, con una respiración tranquila. Exhala y vuelve lentamente a la postura erguida.

Mantén las piernas rectas

3 Levanta los brazos a la altura de los hombros y entrelaza los dedos detrás de la espalda. Arquea suavemente hacia atrás, hasta donde te sea cómodo para ti. Cuenta hasta 5 con una respiración tranquila.

4 Vuelve a inclinarte hacia delante, levantando los brazos detrás de la espalda. Trata de acercar la nariz a las rodillas con cuidado. No estires de más. Mantén la posición hasta contar 15 mientras respiras. Exhala a la vez que regresas a una posición erguida. Repite las cuatro posturas 2 veces.

El objetivo es acercar la cabeza a las rodillas

Mantén las piernas rectas

1 Comienza con la postura de la montaña, con los brazos a los lados.

2 Exhala, da un gran paso hacia delante con el pie izquierdo. Gira el pie derecho hacia fuera unos 45 grados. Coloca las manos en las caderas.

3 Inhala y flexiona la rodilla izquierda, asegurándote de que esté directamente sobre el tobillo izquierdo. Levanta los brazos por encima de la cabeza, uniendo las palmas de las manos. Mantén el talón del pie derecho apoyado en el suelo. Inclina ligeramente la cabeza hacia atrás y mírate las manos. Aguanta 5 respiraciones. Exhala y regresa a la postura dela montaña. Repite del otro lado. Repite en ambos lados 3 veces.

Mantén el pie derecho apoyado en el suelo

Inclina la cabeza para mirarte las manos

Alinea la rodilla y el tobillo izquierdo

MEDIO LOTO DE PIE

Esta postura equilibra el sistema nervioso central y el sistema linfático, proporcionando una mente clara, serena y en paz.

- **Mejora el equilibrio**
- **Aumenta la flexibilidad en caderas, rodillas y tobillos**
- **Regula el sistema nervioso y linfático**

Mira al frente, concentrándote en algo

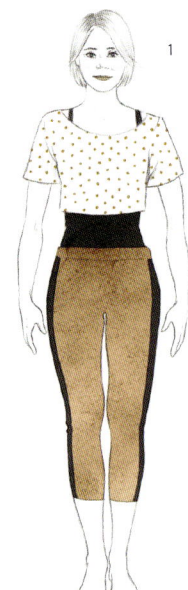

1 Ponte de pie en la postura de la montaña, con las manos a los lados. Para mantener el equilibrio, concéntrate en un objeto delante de ti.

2 Desplaza el peso de tu cuerpo hacia el pie izquierdo. Flexiona la rodilla derecha, levanta el pie derecho y usa la mano izquierda para subirlo con cuidado lo más arriba posible en el muslo izquierdo, hasta que te sea cómodo.

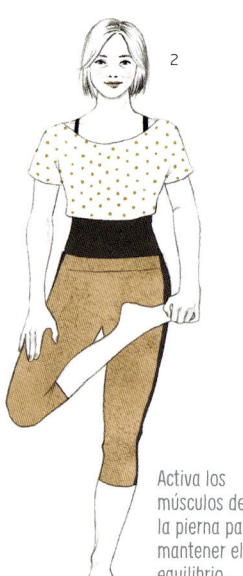

Activa los músculos de la pierna para mantener el equilibrio

3 Inhala y eleva los brazos por encima de la cabeza, juntando las palmas. Estira los brazos y mantente erguida. Mantén la postura durante 5 respiraciones completas, luego baja los brazos con suavidad y suelta el pie. Repite con la otra pierna. Repite en ambos lados 2 veces más.

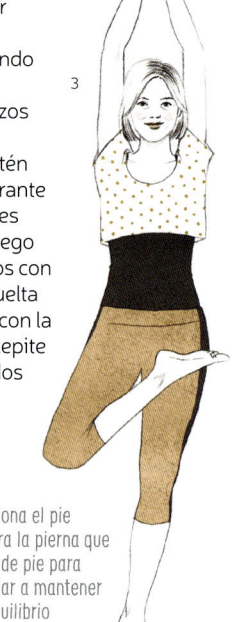

Presiona el pie contra la pierna que está de pie para ayudar a mantener el equilibrio

POSTURA DEL ÁNGULO ABIERTO

Hoy haremos este estiramiento un poco más intenso. Inclínate hacia delante solo hasta donde te sientas cómoda.

- **Abre las caderas**
- **Estira la zona lumbar, la ingle y los isquiotibiales**
- **Mejora la digestión**
- **Favorece la calma**

1 Siéntate en el suelo en la postura del bastón, con las manos apoyadas con delicadeza sobre los muslos. Separa ampliamente las piernas y descansa las manos sobre las rodillas. Flexiona los dedos de los pies y presiona suavemente las rodillas hacia abajo

Piernas rectas

2 Manteniendo las piernas estiradas, desliza las manos lo más lejos posible por tus piernas. El objetivo es alcanzar las plantas de los pies.

3 Coloca las manos en el suelo frente a ti, con las palmas hacia abajo. Inclina el torso hacia delante desde la cadera, sin forzar. Detente en el primer punto de resistencia, relájate, respira con normalidad y mantén la postura unos segundos. Asegúrate de que los isquiones se mantengan en contacto con el suelo.

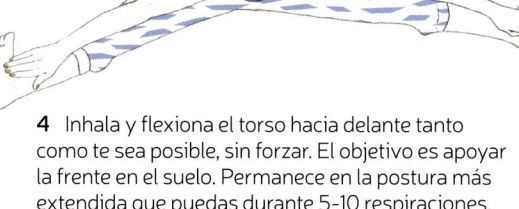

4 Inhala y flexiona el torso hacia delante tanto como te sea posible, sin forzar. El objetivo es apoyar la frente en el suelo. Permanece en la postura más extendida que puedas durante 5-10 respiraciones. Repite 2 veces.

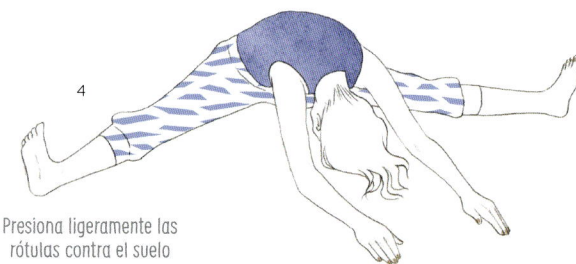

Presiona ligeramente las rótulas contra el suelo

MEDIA TORSIÓN

Esta torsión masajea el hígado y otros órganos internos, mejorando ligeramente la digestión.

5

- **Masajea los órganos digestivos, facilitando la evacuación**
- **Estimula el flujo linfático**
- **Fortalece el sistema inmunológico**
- **Calma el sistema nervioso**

1 Siéntate en el suelo con los pies juntos y extendidos frente a ti, y las manos en el suelo a los lados de las caderas.

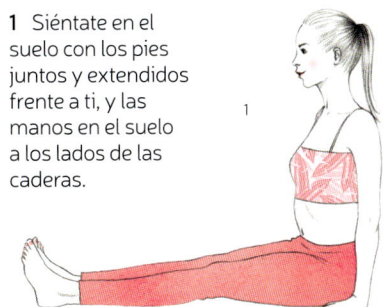

2 Inhala para estirar la columna y presionar los huesos de la pelvis contra el suelo. Exhala y dobla la rodilla derecha, acercándola hacia el pecho. Coloca el pie derecho en el suelo, justo fuera de la rodilla izquierda.

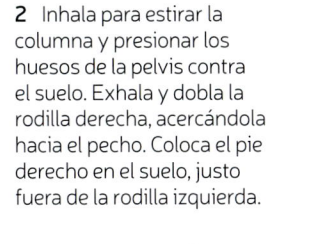

3 Coloca la mano derecha en el suelo detrás de ti y lleva la mano izquierda sobre la rodilla izquierda.

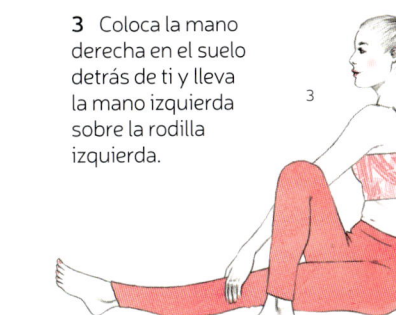

4 Gira con cuidado la cabeza y el cuello hacia la derecha, sin forzar. Aguanta 5 respiraciones completas. Vuelve a la posición inicial y repite del otro lado. Repite en ambos lados 3 veces.

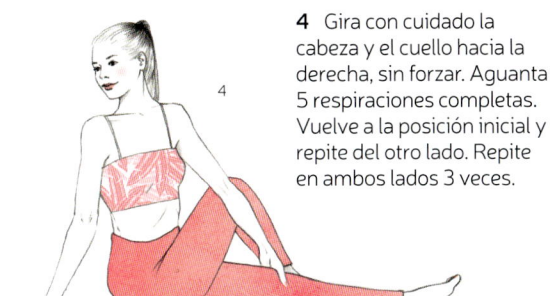

POSTURA DEL MEDIO PUENTE

6

La postura del medio puente estimula los órganos abdominales y mejora la digestión.

- **Expande el pecho**
- **Alivia el dolor menstrual**
- **Estimula la glándula tiroides**
- **Energiza, tonifica y fortalece los glúteos y las piernas**

1 Acuéstate de espaldas, con las rodillas dobladas y los pies planos sobre el suelo. Coloca los brazos a los lados, con las palmas hacia abajo.

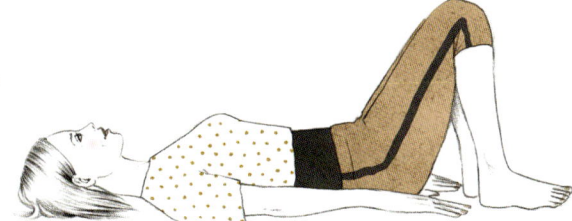

2 Levanta suavemente las caderas y la zona lumbar del suelo mientras exhalas. Enlaza los brazos debajo de tu cuerpo y mantén la postura hasta contar 15 mientras respiras. Para salir de la postura, vuelve a poner las manos a los lados y baja la columna vértebra por vértebra. Repite 2 veces.

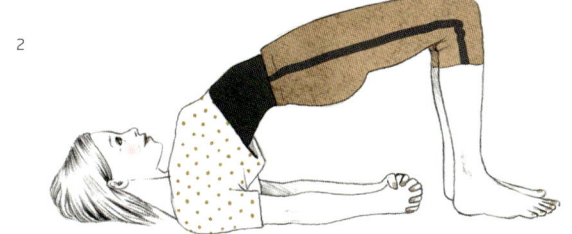

PARADA DE HOMBROS CON APOYOS

7

La postura de parada de hombros con apoyo, o *Salamba Sarvangasana*, es una postura profundamente reparadora. Se trata de una asana bastante avanzada que solo debe intentarse si una se siente segura.

- Alivia el estrés y la depresión leve
- Estimula la tiroides
- Favorece el sueño y la juventud
- Mejora la digestión
- Beneficia la infertilidad, el asma y la sinusitis
- Alivia los síntomas de la menopausia

ADAPTACIÓN

Puedes aliviar la presión sobre el cuello colocando una o dos mantas dobladas debajo de los hombros y el torso. La parte posterior de la cabeza debe descansar sobre el suelo.

Si el equilibrio es un problema, haz la postura junto a una pared.

La asana está contraindicada para personas con hipertensión, latigazo cervical, menstruación, angina o debilidad espinal causada por afecciones como la artritis o la osteoporosis.

1 Acuéstate de espaldas, con las manos a los lados y las palmas hacia abajo.

Piernas rectas

2 Con las manos, brazos, hombros y cabeza en el suelo, inhala y presiona las manos contra el suelo mientras levantas las piernas hacia arriba, manteniendo las rodillas bloqueadas. Una vez que hayas levantado las piernas, asegúrate de no mover la cabeza, ya que esto podría generar una tensión innecesaria en el cuello.

Levanta las piernas utilizando los músculos centrales

Dedos de los pies hacia arriba

Piernas rectas

4 Con el peso sobre los hombros y manos, pon el torso, caderas y rodillas en línea recta justo encima de ti. Apunta los dedos de los pies hacia arriba. Mantén la postura completa hasta contar 20, con una respiración calmada. Si te sientes cómoda y no tienes problemas con el equilibrio, puedes aguantar hasta 1 minuto. Una vez arriba, puedes llevar las manos hacia abajo, apoyándolas en el suelo, con las palmas hacia abajo.

Mantén los codos lo más juntos posible

3 Lleva las piernas sobre la cabeza mientras levantas la parte baja de la espalda del suelo. Coloca las palmas de las manos en la zona lumbar, con los pulgares hacia fuera, para darle soporte a la zona lumbar.

Piernas rectas

5 Para salir de la postura, dobla las rodillas y bájalas lentamente hasta que toquen la frente. Quita las manos mientras te desenrollas con cuidado hacia atrás hasta volver a estar en el suelo.

Usa las manos para desenrollarte con cuidado hasta el suelo

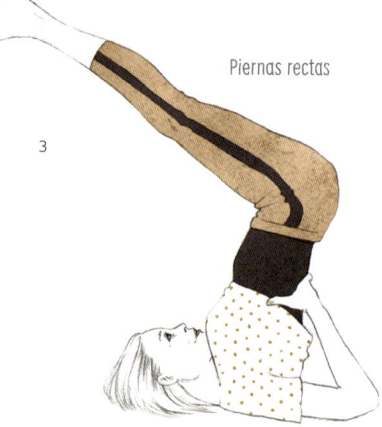
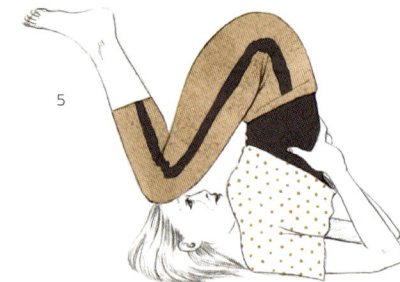

PERRO BOCA ABAJO

Esta postura energiza todo el cuerpo. También alivia el estrés, los dolores de cabeza y el cansancio.

- Fortalece los hombros
- Estira isquiotibiales y pantorrillas
- Aporta energía a todo el cuerpo
- Aumenta el flujo sanguíneo hacia la cabeza
- Alivia síntomas menstruales y de la menopausia

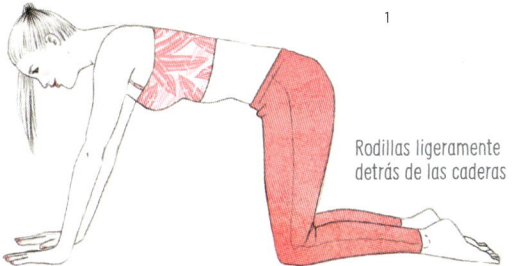

Rodillas ligeramente detrás de las caderas

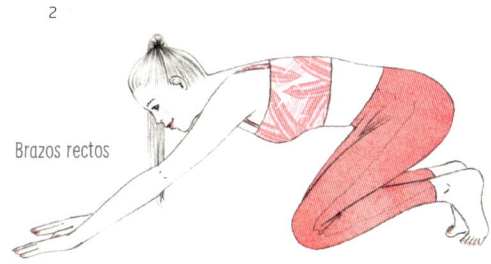

Brazos rectos

1 Colócate en cuatro apoyos, con las manos a la altura de los hombros y las rodillas alineadas con las caderas. Lleva las manos un poco hacia delante.

2 Levanta los talones apoyándote en la punta de los pies y lleva las caderas hacia atrás, manteniendo los brazos estirados.

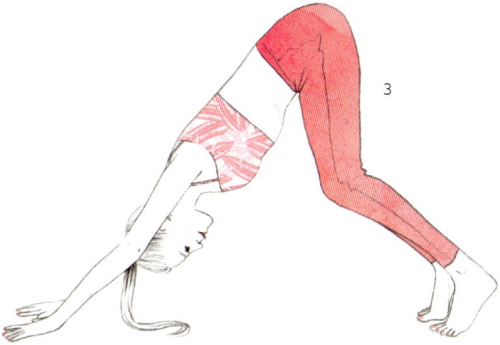

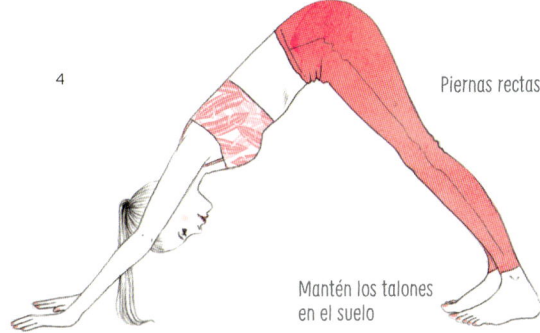

Piernas rectas

Mantén los talones en el suelo

3 Exhala y levanta las caderas hacia el techo, estirando piernas y brazos. Mantén una ligera flexión en las rodillas, presionando tanto las manos como tus pies, mientras intentas llevar el pecho hasta los dedos de los pies.

4 Si tienes los isquiotibiales tensos, los talones quedarán elevados. Asegúrate de no estirarte de más; si no, tus isquiotibiales se tensarán más. Siente cómo estira, pero no fuerces hasta llegar a sentir dolor. Relaja el cuello y respira profundo, estirando la columna con cada respiración. Aguanta en la posición de 1 a 2 minutos.

POSTURA DEL CADÁVER

Reserva 5-10 minutos para disfrutar de la relajación completa de la postura del cadáver.

- Relaja la mente y el cuerpo después del esfuerzo físico
- Favorece la relajación profunda
- Reduce el cansancio

1 Acuéstate sobre la espalda, con los brazos a los lados del cuerpo, las palmas hacia arriba. Deja que tus pies se abran hacia los lados. Cierra los ojos. Comienza desde las plantas de los pies y, poco a poco, haz un escaneo mental que suba hacia la coronilla, liberando la tensión en las articulaciones y músculos a lo largo del recorrido. Invita a la paz a tu mente y cuerpo. Utiliza tu respiración como punto de enfoque para despejar la mente y mantenerte consciente. Descansa durante 5-10 minutos.

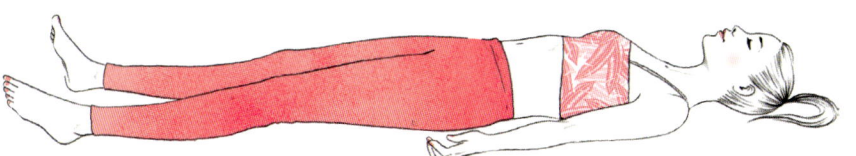

Depresión

DÍA 26

Si crees que estás deprimida, lo primero que debes hacer es acudir a tu médico para un chequeo. Asegúrate de que revisen tu tiroides y tus niveles de azúcar en sangre. Una vez que tengas la certeza de que físicamente estás bien, ¿por qué no probar el yoga antes de recurrir a los antidepresivos? El yoga ofrece un enfoque holístico para tratar la depresión, ya que combina ejercicios de respiración y asanas que mejoran tanto tu bienestar físico como espiritual. La meditación y las posturas de relajación como del cadáver (véase la p. 17), permiten que tu sistema nervioso simpático (también conocido como la respuesta de lucha o huida) descanse y se regenere. Existen asanas específicas para ello. La postura de la pinza sentada calma el sistema nervioso, mientras que las posturas invertidas llenan el cerebro con sangre oxigenada, aportando tranquilidad y claridad mental. El yoga te enseña a observarte y a entenderte mejor, lo que facilita la liberación de sentimientos negativos. Cada vez más médicos están recomendando yoga a sus pacientes con depresión como un método saludable de recuperar el entusiasmo por la vida.

POSTURA DE LA DIOSA

1 La postura de la diosa estimula los sistemas urogenital, respiratorio y cardiovascular.

- Expande caderas e ingles
- Fortalece los muslos
- Aumenta la fuerza general del cuerpo

1 Ponte en la postura de la montaña. Separa bien las piernas y gira los pies hacia fuera, hasta donde te resulte cómodo. Inhala y levanta los brazos a la altura de los hombros, con las palmas mirando hacia abajo.

2 Exhala y desciende en una posición de sentadilla. Dobla los brazos en un ángulo de 90 grados, con las palmas mirando hacia delante.

3 Mantén las rodillas alineadas y activas para evitar lesiones. Tus caderas se abrirán a medida que estiras la columna. Si necesitas descansar los brazos, junta las palmas en posición de oración. Mantén esta postura durante 20-30 segundos. Repite 2 veces más.

POSTURA DEL ÁGUILA

2 Esta postura aumenta la circulación en las articulaciones y ayuda a desarrollar el sentido del equilibrio.

- **Fortalece tobillos y muñecas**
- **Estira la parte media de la espalda**
- **Mejora el equilibrio y la concentración**
- **Fomenta la serenidad**

Fija la mirada en un punto justo delante de ti

1 Comienza en la postura de la montaña, con las manos a los lados. Busca un punto fijo delante de ti. Mantén la mirada fija en él durante todo el ejercicio. Esto te ayudará a mantener el equilibrio.

2 Coloca las manos en las caderas, flexiona ligeramente las rodillas y transfiere el peso a tu pie izquierdo. Cruza el muslo derecho sobre el izquierdo y, si es posible, engancha el empeine derecho detrás de la pantorrilla izquierda. Mantén la estabilidad y respira con calma.

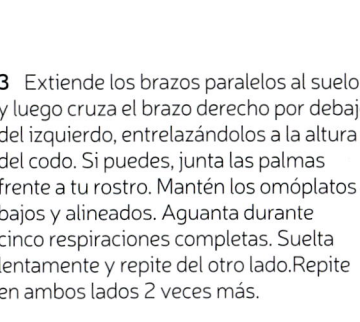

Rodea la pantorrilla izquierda con el pie derecho y los dedos

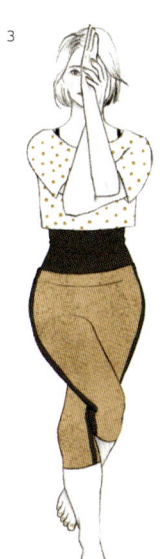

3 Extiende los brazos paralelos al suelo y luego cruza el brazo derecho por debajo del izquierdo, entrelazándolos a la altura del codo. Si puedes, junta las palmas frente a tu rostro. Mantén los omóplatos bajos y alineados. Aguanta durante cinco respiraciones completas. Suelta lentamente y repite del otro lado. Repite en ambos lados 2 veces más.

FLEXIÓN HACIA DELANTE DE PIE

3

Como todos los estiramientos hacia delante, este te ayudará con la hinchazón y los gases.

- Fortalece los músculos de la espalda
- Estira los isquiotibiales
- Tonifica los órganos digestivos
- Puede aliviar dolores de cabeza

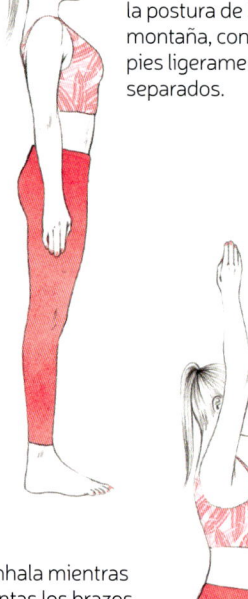

1 Comienza en la postura de la montaña, con los pies ligeramente separados.

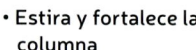

2 Inhala mientras levantas los brazos paralelamente por encima de la cabeza, con las palmas hacia dentro.

3 Exhala mientras te inclinas hacia delante desde las caderas. Mantén las piernas rectas y desliza las manos por ellas hasta donde puedas llegar. Si llegas al suelo, apoya las palmas junto a los pies. Si no llegas, sujeta las espinillas, tobillos o pies, llevando la nariz lo más cerca posible de las rodillas, sin forzar. Cuenta hasta 15 con una respiración calmada. Para salir de la postura, coloca las manos en las caderas y levanta con cuidado la parte superior de tu cuerpo hasta estar de pie mientras exhalas. Repite 2 veces más.

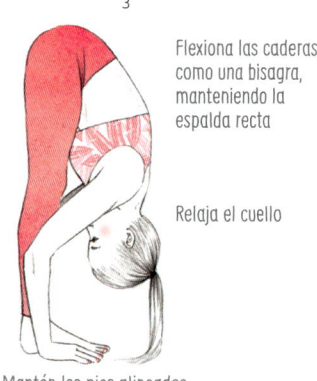

Flexiona las caderas, como una bisagra, manteniendo la espalda recta

Relaja el cuello

Mantén los pies alineados

POSTURA DEL TRIÁNGULO

4

Esta postura estimula los órganos abdominales y ayuda a aliviar el estrés.

- Estira y fortalece la columna
- Tonifica las piernas
- Expande el pecho
- Estimula el hígado, el bazo y los riñones
- Desarrolla fuerza y determinación

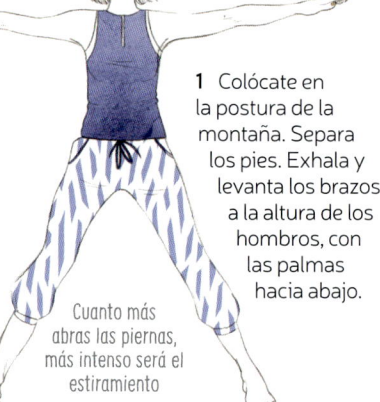

1 Colócate en la postura de la montaña. Separa los pies. Exhala y levanta los brazos a la altura de los hombros, con las palmas hacia abajo.

Cuanto más abras las piernas, más intenso será el estiramiento

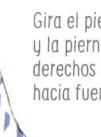

2 Gira el pie y la pierna derechos hacia un lado a 90 grados. Gira ligeramente el pie izquierdo hacia el talón derecho.

Gira el pie y la pierna derechos hacia fuera

3 Pon la mano izquierda en la cadera. Exhala mientras deslizas el brazo derecho por la pierna derecha, hasta donde llegues, sin forzar. Mantén el pecho expandido.

4 Extiende tu brazo izquierdo cerca de tu oreja, manteniendo el codo recto. Mira al frente. Mantén la postura hasta contar 20, con una respiración tranquila. Repite del otro lado. Repite en ambos lados 2 veces más.

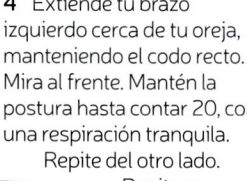

Apoya la mano en la espinilla, el tobillo o el suelo, pero evita apoyar o presionar la rodilla

MEDIA TORSIÓN EXTENDIDA

Las torsiones masajean los órganos digestivos, restringiendo y luego revitalizando el flujo sanguíneo hacia ellos. Esto facilita la evacuación de desechos y fortalece el sistema inmunológico.

- **Estimula los órganos internos**
- **Favorece el sueño**
- **Expande los hombros y el pecho**
- **Alinea la columna**

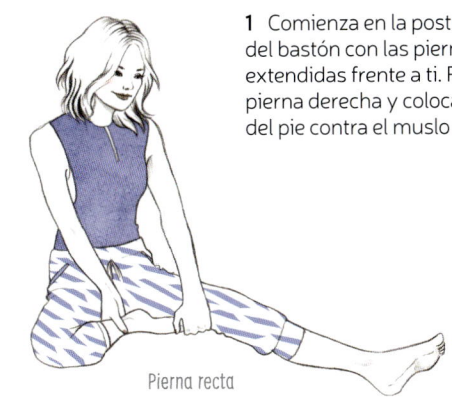

Pierna recta

1 Comienza en la postura del bastón con las piernas extendidas frente a ti. Flexiona la pierna derecha y coloca la planta del pie contra el muslo izquierdo.

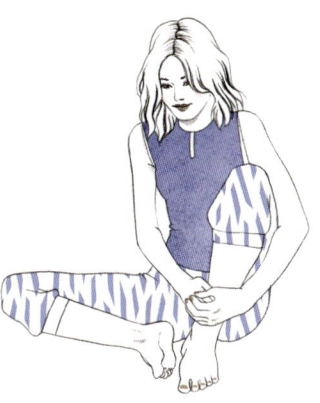

2 Sujeta el tobillo izquierdo y lleva la rodilla hacia el cuerpo.

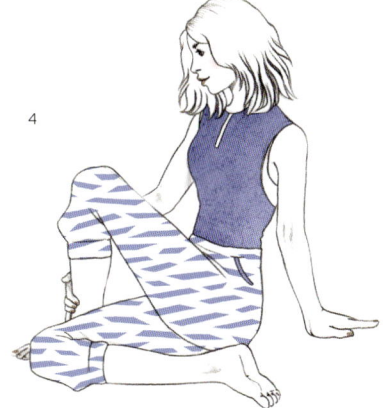

3 Coloca el pie izquierdo sobre la rodilla derecha, con la planta descansando plana sobre el suelo.

4 Coloca la mano izquierda en el suelo, detrás de ti.

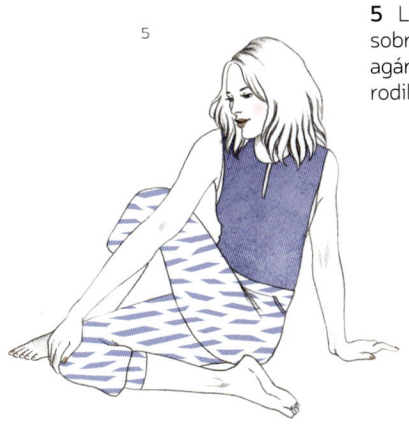

5 Lleva el brazo derecho sobre la pierna izquierda y agárrate firmemente a la rodilla derecha.

6 Gira suavemente la cabeza y la parte superior del cuerpo hacia la izquierda todo lo que puedas, sin forzar. Si te resulta cómodo, puedes llevar la mano izquierda alrededor de la espalda y sujetar el lado derecho de la cintura. Aguanta 5 respiraciones completas. Repite del otro lado. Repite en ambos lados 2 veces más.

Al principio, es posible que prefieras no intentar sujetarte la cintura y quieras mantener el giro con la mano izquierda apoyada en el suelo detrás de ti

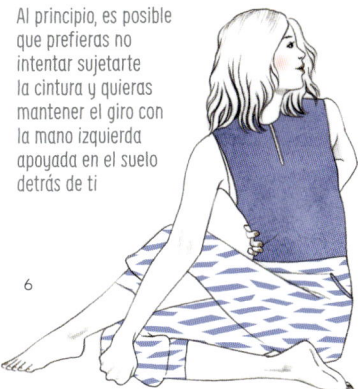

POSTURA DEL ARADO

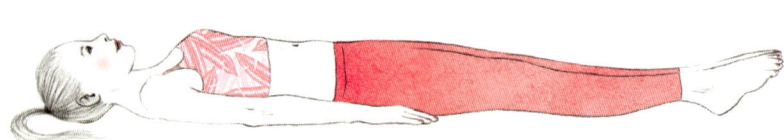

La postura del arado, o *Halasana*, recibe su nombre por la forma que adopta el cuerpo en la posición completa, similar a un arado tradicional.

- **Estira el cuello, los hombros y la espalda**
- **Favorece el sueño**
- **Mejora la digestión**
- **Estimula la tiroides y los órganos abdominales**
- **Alivia los síntomas de la menopausia**

1 Túmbate boca arriba con las manos a los lados del cuerpo y las palmas hacia abajo.

2 Presiona las palmas contra el suelo mientras levantas ambas piernas juntas hasta formar un ángulo recto con el torso. Mantén las rodillas estiradas y las piernas juntas. Asegúrate de que la cabeza no se mueva de su posición central.

Piernas rectas

Levanta los pies utilizando los músculos centrales

Piernas rectas

3 Inhala y lleva las piernas por encima de la cabeza mientras levantas la zona lumbar del suelo. Flexiona los codos y coloca las manos en la espalda para darle soporte.

4 Exhala y baja las piernas sobre la cabeza, manteniéndolas rectas. Levanta la parte superior de la espalda del suelo y apoya los dedos de los pies en el suelo detrás de ti.

Piernas rectas

Dedos de los pies curvados por debajo

Piernas rectas

5 Cuando el torso esté vertical, suelta las manos de la espalda y extiéndelas en el suelo con las palmas hacia abajo. Mantén la postura durante 5-10 respiraciones completas.

Palmas apoyadas en el suelo

Si tienes una lesión o dolor de espalda, evita esta postura hasta que te hayas recuperado.

Ten especial cuidado con el cuello en esta postura. En el paso 5, quizás prefieras mantener las manos en la espalda para apoyarte.

ADAPTACIÓN

Si padeces asma, hipertensión o tienes dificultades para que los pies toquen el suelo, coloca una silla o una pila alta de mantas donde los pies vayan a apoyarse y descansa sobre ellas.

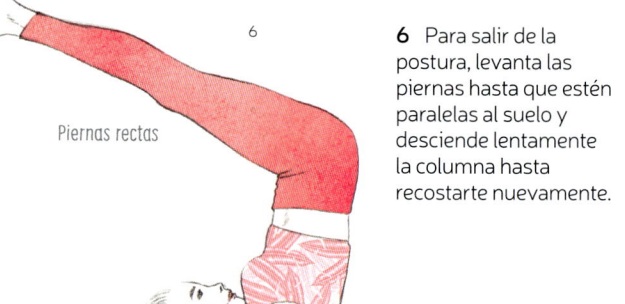

Piernas rectas

6 Para salir de la postura, levanta las piernas hasta que estén paralelas al suelo y desciende lentamente la columna hasta recostarte nuevamente.

POSTURA DEL PEZ

7

La postura del pez, o *Matsyasana*, es una inversión en la que el peso del cuerpo se sostiene con los brazos y los hombros en lugar del cuello.

- Fortalece el cuello y la espalda
- Alivia la tensión en el cuello y los hombros
- Mejora los trastornos respiratorios
- Estimula la tiroides, la hipófisis y la glándula pineal
- Mejora la digestión

No practiques esta postura si tienes presión arterial alta.

Evítala también si tienes dolor o lesiones en el cuello o la zona lumbar.

1 Acuéstate boca arriba en el suelo. Coloca las manos debajo de tu cuerpo, con las palmas hacia abajo. Estira las piernas y apunta los dedos de los pies hacia fuera.

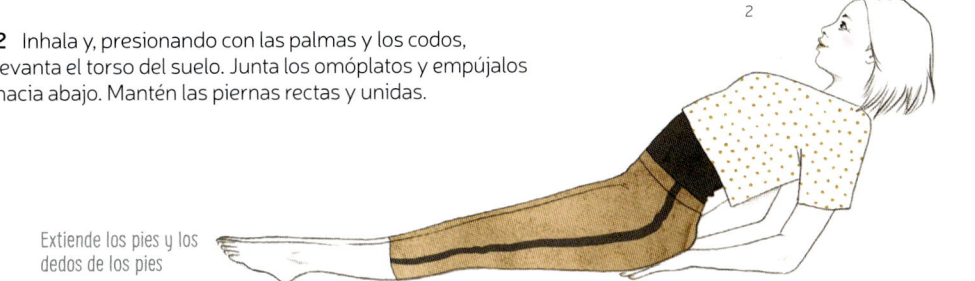

Mira hacia arriba

2 Inhala y, presionando con las palmas y los codos, levanta el torso del suelo. Junta los omóplatos y empújalos hacia abajo. Mantén las piernas rectas y unidas.

Extiende los pies y los dedos de los pies

3 Inclina suavemente la cabeza hacia atrás y apoya la coronilla en el suelo (asegúrate de que sea la parte superior de la cabeza y no la nuca). Debe haber muy poco peso sobre la cabeza. Relaja el cuello, mantén el pecho levantado y respira con normalidad por unos segundos. Para salir de la postura, baja lentamente el torso al suelo. Repite 2 veces.

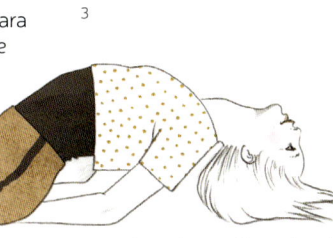

Apoya la coronilla en el suelo

POSTURA DEL CADÁVER

8

Reserva 5-10 minutos para disfrutar de la relajación completa de la postura del cadáver.

- Relaja la mente y el cuerpo después del esfuerzo físico
- Favorece la relajación profunda
- Reduce el cansancio

1 Acuéstate sobre la espalda, con los brazos a los lados del cuerpo, las palmas hacia arriba. Deja que tus pies se abran hacia los lados. Cierra los ojos. Comienza desde las plantas de los pies y, poco a poco, haz un escaneo mental que suba hacia la coronilla, liberando la tensión en las articulaciones y músculos a lo largo del recorrido. Invita a la paz a tu mente y cuerpo. Utiliza tu respiración como punto de enfoque para despejar la mente y mantenerte consciente. Descansa durante 5-10 minutos.

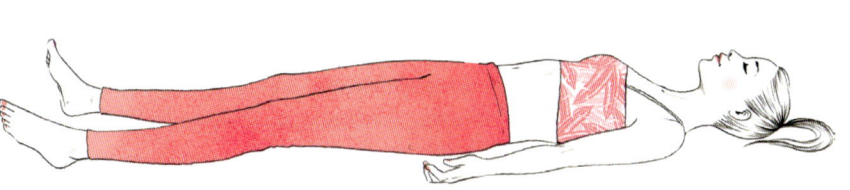

Dolores de cabeza

DÍA 27

Todos sufrimos dolores de cabeza de vez en cuando, pero para muchas personas son frecuentes e intensos hasta el punto de afectar su vida diaria. Los expertos clasifican los dolores de cabeza en múltiples categorías, aunque no siempre coinciden en sus tipos y causas. La gran mayoría pueden dividirse en dos tipos principales: cefaleas tensionales y migrañas. La práctica regular de yoga te ayudará a manejar ambos tipos. Las asanas y técnicas de respiración de este libro están diseñadas para liberar la tensión acumulada, en especial si padeces cefaleas tensionales. Más de dos tercios de las personas que sufren migrañas de manera habitual son mujeres, y los expertos creen que la causa suele ser la fluctuación de los niveles hormonales. En este caso, el yoga puede ayudar a equilibrarlos. Algunas posturas que pueden ayudar: postura del niño (véase la p. 65), pero coloca un cojín o un par de almohadas frente a ti para apoyar la cabeza. La postura de la pinza sentada (véase la p. 10) es buena, pero utiliza un *bolster* para reposar la cabeza. La postura del cadáver (véase la p. 17) suele ayudar con los dolores de cabeza por estrés.

RESPIRACIÓN PROFUNDA DE PIE

Puedes practicar esta energizante postura de calentamiento en cualquier momento del día.

- Aumenta la energía y la concentración
- Fortalece la columna
- Tonifica los brazos y la parte superior del cuerpo
- Mejora el equilibrio y la postura

GUERRERO I

Esta zancada hacia delante te ayudará a fortalecer las piernas y a expandir el pecho.

- Fortalece las piernas, especialmente los muslos
- Fortalece la columna
- Estabiliza caderas, rodillas y tobillos
- Aumenta la capacidad pulmonar

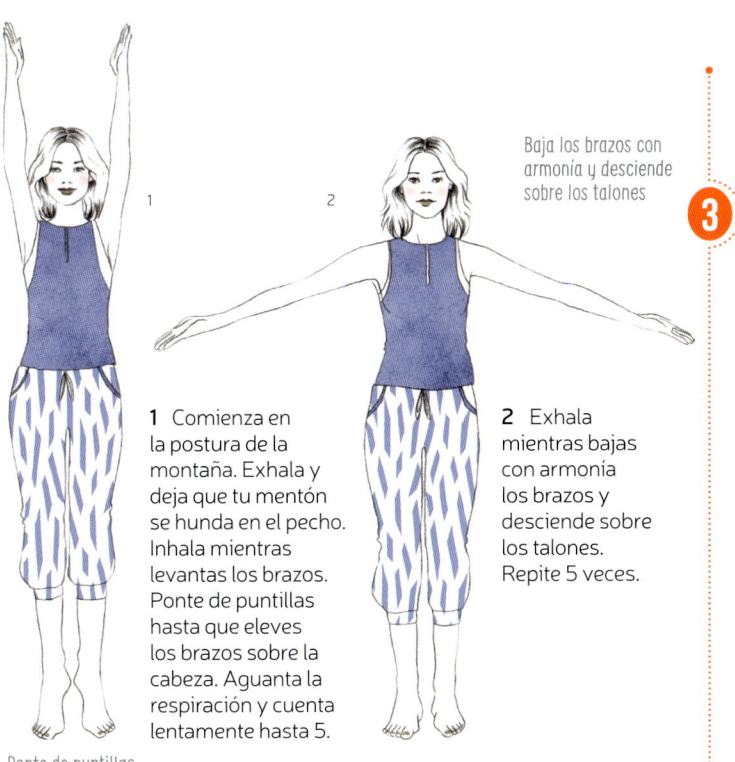

Baja los brazos con armonía y desciende sobre los talones

1 Comienza en la postura de la montaña. Exhala y deja que tu mentón se hunda en el pecho. Inhala mientras levantas los brazos. Ponte de puntillas hasta que eleves los brazos sobre la cabeza. Aguanta la respiración y cuenta lentamente hasta 5.

Ponte de puntillas

2 Exhala mientras bajas con armonía los brazos y desciende sobre los talones. Repite 5 veces.

MEDIO LOTO DE PIE

3

El medio loto de pie fortalece el tronco, especialmente los músculos oblicuos de los abdominales.

- **Mejora el equilibrio**
- **Aumenta la flexibilidad en caderas, rodillas y tobillos**
- **Regula el sistema nervioso y linfático**

2 Desplaza el peso de tu cuerpo hacia el pie izquierdo. Flexiona la rodilla derecha, levanta el pie derecho y usa la mano izquierda para subirlo con cuidado lo más arriba posible en el muslo izquierdo, sin forzar.

1 Ponte de pie en la postura de la montaña, con las manos a los lados. Para ayudarte a mantener el equilibrio, concéntrate en un objetio delante de ti.

Mira al frente, concentrándote en algo

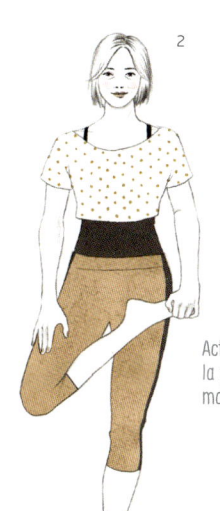

Activa los músculos de la pierna izquierda para mantener el equilibrio

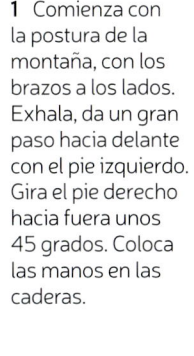

1 Comienza con la postura de la montaña, con los brazos a los lados. Exhala, da un gran paso hacia delante con el pie izquierdo. Gira el pie derecho hacia fuera unos 45 grados. Coloca las manos en las caderas.

Mantén el pie derecho apoyado en el suelo

2 Inhala y flexiona la rodilla izquierda, asegurándote de que esté directamente sobre el tobillo izquierdo. Levanta los brazos por encima de la cabeza, uniendo las palmas de las manos. Mantén el talón del pie derecho apoyado en el suelo. Inclina ligeramente la cabeza hacia atrás y mírate las manos. Aguanta 5 respiraciones. Exhala y regresa a la postura de la montaña. Repite del otro lado. Repite en ambos lados 2 veces más.

Inclina la cabeza para mirar las manos

Alinea la rodilla y el tobillo derechos

3 Inhala y eleva los brazos por encima de la cabeza, juntando las palmas. Estira los brazos y mantente erguida. Conserva la postura durante 5 respiraciones completas, luego baja los brazos con suavidad y suelta el pie. Repite con la otra pierna. Repite 2 veces más en cada lado.

Presiona el pie contra la pierna que está de pie para ayudar a mantener el equilibrio

APERTURA DE PECHO

4

Esta flexión fortalece la columna y los isquiotibiales.

- **Tonifica y reafirma los brazos**
- **Tonifica y reafirma el busto**
- **Alivia la tensión en cuello y hombros**
- **Alinea la columna**

1 Comienza con la postura de la montaña, con los pies ligeramente separados. Entrelaza los dedos por detrás de la espalda. Arquea la espalda hacia atrás y cuenta hasta 10, con una respiración tranquila.

2 Inclínate suavemente hacia delante, levantando los brazos por detrás de la espalda. Aguanta hasta contar 20 mientras respiras. Exhala mientras vuelves lentamente a la postura erguida.

Levanta el mentón, arquea con cuidado hacia atrás

1

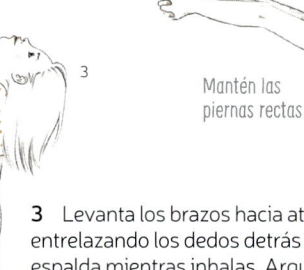

2

Mantén las piernas rectas

3

3 Levanta los brazos hacia atrás, entrelazando los dedos detrás de tu espalda mientras inhalas. Arquea suavemente hacia atrás, hasta donde te resulte cómodo. Cuenta hasta 5 con una respiración tranquila.

El objetivo es acercar la cabeza a las rodillas

4

4 Exhala y vuelve a inclinarte hacia delante, levantando los brazos detrás de la espalda. Trata de acercar la nariz a las rodillas, sin forzar. Mantén la posición hasta contar 15 con una respiración calmada. Exhala mientras regresas a una posición erguida. Repite 2 veces más.

Mantén las piernas rectas

POSTURA DEL NIÑO

5

La postura del niño es una postura relajante y reparadora.

- **Alivia el cansancio**
- **Relaja cuello y hombros**
- **Estimula la digestión**
- **Estira la zona lumbar**

2 Exhala mientras te flexionas hacia delante desde las caderas, bajando la cabeza y el pecho hasta donde puedas. Si es posible, apoya la frente en el suelo.

3 Suelta las manos y apóyalas en el suelo con las palmas hacia arriba. Lleva el coxis hacia los talones y siente cómo se estira la zona lumbar. Mantén la postura 1-2 minutos con una respiración tranquila.

POSTURA DEL DELFÍN

7

Esta postura fortalece los brazos y las piernas y ayuda a hacer la digestión.

- **Fortalece los hombros y la parte media y alta de la espalda**
- **Tonifica los abdominales**
- **Estira la la columna**
- **Alivia el estrés**
- **Ayuda con los síntomas menstruales y de la menopausia**

1 Arrodíllate en el suelo con los dedos gordos de los pies juntos. Siéntate sobre los talones con la espalda recta y con las rodillas separadas a la anchura de las caderas. Sujeta una muñeca con la otra mano.

1

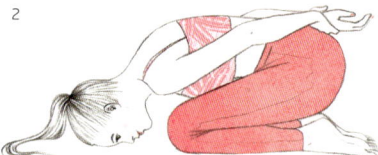

2

Mantén las rodillas separadas si es necesario para que tu cuerpo se hunda entre ellas hacia el suelo

3

El coxis debe descansar sobre los talones

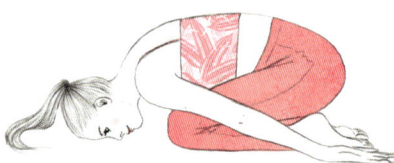

1

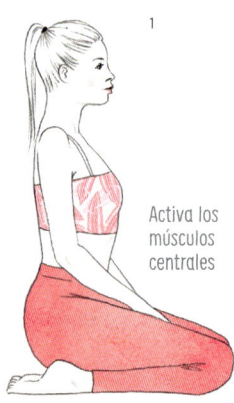

Activa los músculos centrales

1 Comienza en una posición de rodillas, con las piernas ligeramente separadas y los isquiones apoyados en los talones. Descansa las manos sobre los muslos.

POSTURA DE LA PLANCHA

6

Esta postura tonifica todos los músculos centrales, así como los brazos y las piernas.

- **Fortalece brazos, hombros, espalda y piernas**
- **Tonifica abdominales y glúteos**

1 Siéntate sobre las rodillas. Coloca las manos sobre los muslos y estira la columna.

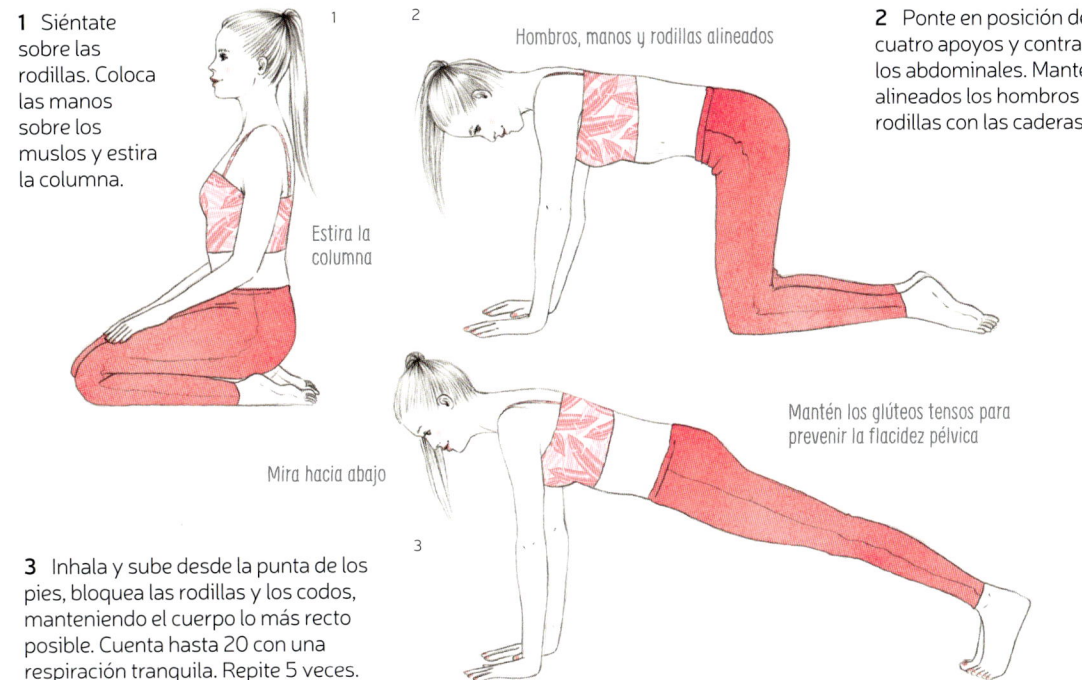

Estira la columna

Mira hacia abajo

Hombros, manos y rodillas alineados

2 Ponte en posición de cuatro apoyos y contrae los abdominales. Mantén alineados los hombros y rodillas con las caderas.

Mantén los glúteos tensos para prevenir la flacidez pélvica

3 Inhala y sube desde la punta de los pies, bloquea las rodillas y los codos, manteniendo el cuerpo lo más recto posible. Cuenta hasta 20 con una respiración tranquila. Repite 5 veces.

2 Inclínate hacia delante, levantando los isquiones de los talones, y apoya los antebrazos en el suelo. Alinea las rodillas con las caderas y sujeta cada codo con la mano opuesta.

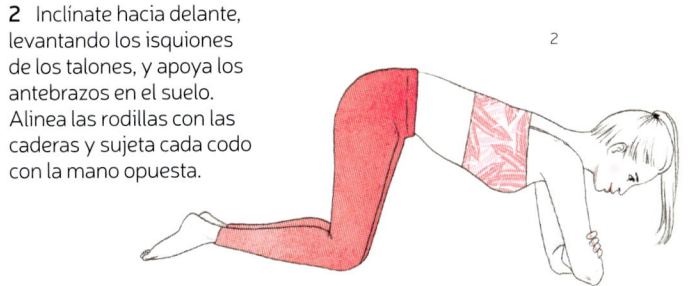

3 Sin mover los codos (deben estar alineados con las rodillas), extiende los antebrazos hacia delante y entrelaza los dedos. Lleva los hombros hacia atrás y abajo.

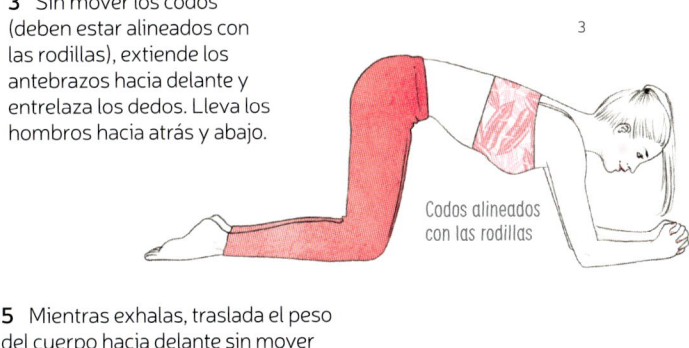

Codos alineados con las rodillas

4 Mete los dedos de los pies y estira las piernas, elevando las caderas hacia el techo. Dirige los talones hacia el suelo y, si es posible, apoya la frente en el suelo.

Piernas rectas

Presiona los talones hacia el suelo

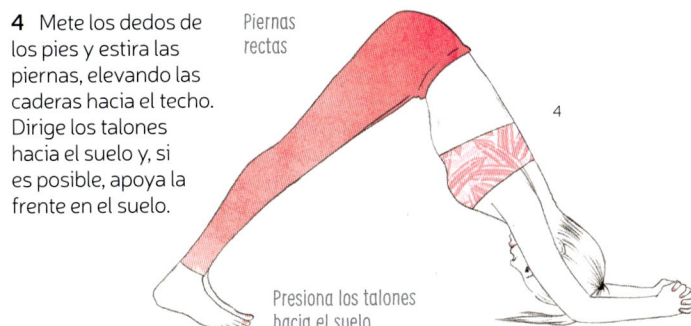

5 Mientras exhalas, traslada el peso del cuerpo hacia delante sin mover los pies, y luego regresa a la posición anterior. Repite 5 veces antes de descansar en el suelo.

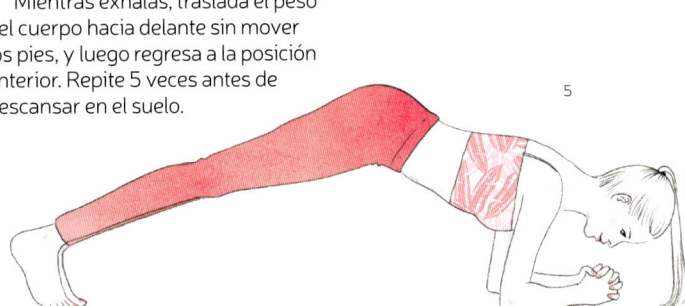

PARADA DE CABEZA CON APOYO

8

La parada de cabeza con apoyo, o *Salamba Shirshasana*, ofrece todos los beneficios de la postura completa de parada de cabeza, pero con menos presión sobre la cabeza y el cuello, ya que el peso del cuerpo recae sobre los brazos y los hombros.

- Fortalece el cuello, los brazos, los hombros, el abdomen y la espalda
- Aumenta la energía
- Mejora la circulación
- Refuerza el sistema inmunológico
- Mejora el equilibrio

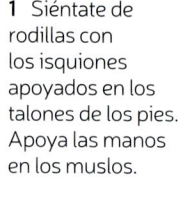

1 Siéntate de rodillas con los isquiones apoyados en los talones de los pies. Apoya las manos en los muslos.

Esta postura no está recomendada si tienes dolor o lesiones en el cuello, los hombros, las muñecas o la zona lumbar. También está contraindicada para personas con hipertensión arterial y glaucoma.

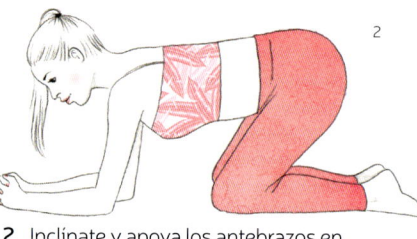

Dedos entrelazados, sin apretar

2 Inclínate y apoya los antebrazos en el suelo, manteniendo los codos a la distancia de los hombros. Entrelaza los dedos sin apretar.

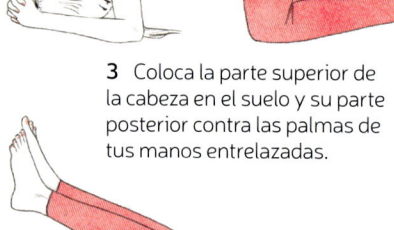

3 Coloca la parte superior de la cabeza en el suelo y su parte posterior contra las palmas de tus manos entrelazadas.

ADAPTACIONES

Esta es una postura avanzada y solo debes intentarla si te sientes preparada.

Puedes comenzar practicando la parada de cabeza con apoyo en una esquina de la habitación. No te apoyes en las paredes, solo úsalas como referencia para mayor seguridad.

Coloca una manta fina doblada o tu esterilla de yoga bajo la cabeza si necesitas un poco de amortiguación. No uses el cojín.

Si llegas a un punto en el que no te sientes cómodo para avanzar más, perfecciona la postura antes de intentar el siguiente nivel.

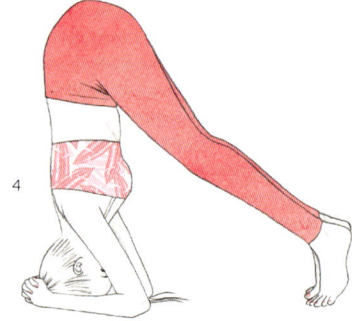

4 Inhala y levanta las rodillas del suelo, manteniendo los antebrazos apoyados en el suelo. Haz una pausa durante algunas respiraciones y, luego, levanta los talones del suelo y lleva lentamente los pies hacia la cabeza. Si sientes inseguridad en la postura, para aquí. Mantén la postura durante 5 respiraciones completas, luego baja hasta las rodillas y descansa unas cuantas respiraciones.

5 Si te sientes lo suficientemente segura como para continuar, haz lo siguiente: cuando las caderas estén alineadas sobre los hombros, dobla una rodilla y llévala hacia el pecho. La otra pierna la seguirá de forma natural. Si no te sientes con la suficiente fuerza o equilibrio para levantar ambas piernas, mantén esta postura durante 5 respiraciones completas y luego vuelve a la posición de rodillas.

Después de practicar unas cuantas veces, serás capaz de levantar las dos piernas al mismo tiempo

6 Para completar la postura: estira lentamente las piernas de una en una por encima de la cabeza. Respira en la postura completa y alinea el cuerpo como si estuvieras haciendo una postura de la montaña invertida. Mantén la postura durante 5 respiraciones completas.
Para salir de la postura, exhala y lleva lentamente las piernas al suelo con todo el control que puedas. Colócate en la postura del niño y descansa unas cuantas respiraciones.

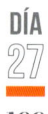

ESTIRAMIENTO DE CUELLO

9

Este relajante estiramiento libera la tensión del cuello y los hombros. Recuerda no girar nunca la cabeza en círculo, ya que podrías comprimir los delicados nervios cervicales.

- **Libera la tensión del cuello y los hombros**
- **Alivia los dolores de cabeza**
- **Favorece la relajación**

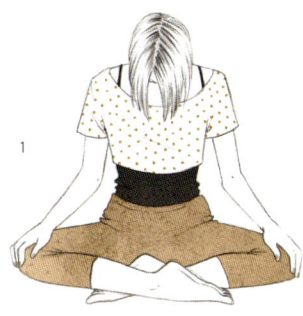

1 Siéntate en el suelo, con las piernas cruzadas en la postura de medio lotus o lotus. Mantén la espalda recta y deja caer la cabeza hacia delante, con el mentón descansando sobre el pecho.

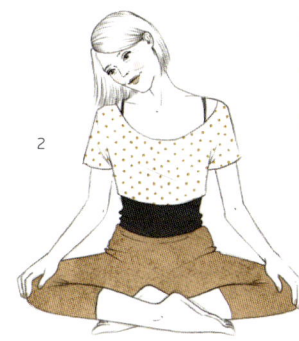

2 Gira con cuidado la cabeza hacia la derecha, acercando la oreja derecha al hombro derecho.

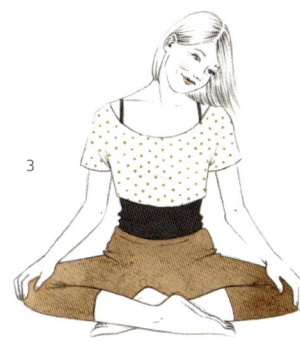

3 Vuelve a llevar el mentón al pecho y luego inclina la cabeza hacia el hombro izquierdo. Repite 3-5 veces.

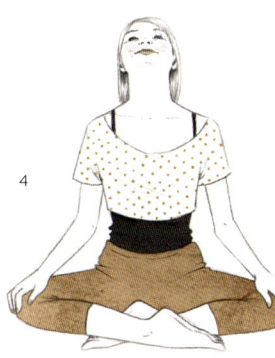

4 Deja caer el mentón hacia el pecho y después levanta la cabeza para liberar la tensión del cuello. Repite 3-5 veces.

POSTURA DEL CADÁVER

10

Reserva 5-10 minutos para disfrutar de la relajación completa de la postura del cadáver.

- **Relaja la mente y el cuerpo después del esfuerzo físico**
- **Favorece la relajación profunda**
- **Reduce el cansancio**

1 Acuéstate sobre la espalda, con los brazos a los lados del cuerpo, las palmas hacia arriba. Deja que tus pies se abran hacia los lados. Cierra los ojos. Comienza desde las plantas de los pies y, poco a poco, haz un escaneo mental que suba hacia la coronilla, liberando la tensión en las articulaciones y músculos a lo largo del recorrido. Invita a la paz a tu mente y cuerpo. Utiliza tu respiración como punto de enfoque para despejar la mente y mantenerte consciente. Descansa durante 5-10 minutos.

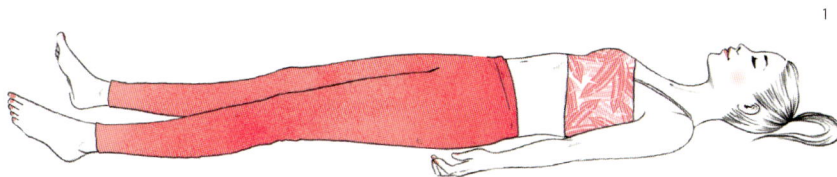

Repaso 4

DÍA

28

Ya has aprendido 49 posturas clásicas de yoga, y hoy repasaremos 16 de ellas. Quizás has notado que la mayoría de las asanas te dejan con una sensación de calma y energía, puede que una o dos no lo hagan. No todo el mundo lo siente, pues una postura que te siente bien a ti puede ser incómoda para otra persona. Si sientes que algunas posturas no te funcionan, la explicación puede encontrarse en el Ayurveda, la medicina de la antigua India. Al igual que el yoga, el Ayurveda se basa en los antiguos textos sánscritos conocidos como los *Vedas,* y ambos caminos están estrechamente relacionados. Así como la ciencia médica moderna ha descubierto que cada persona responde de manera distinta a los tratamientos y que deben adaptarse a cada individuo para ser más eficaces, los antiguos de la India ya sabían que cada uno de nosotros tiene un equilibrio único de energía. Ahora que tienes una base sólida en yoga, escucha a tu cuerpo mientras practicas cada asana y descubre cuáles son las que mejor funcionan para ti.

RESPIRACIÓN PROFUNDA DE PIE

Como de costumbre, comenzamos nuestro repaso con esta asana básica de calentamiento.

- Aumenta la energía y la concentración
- Fortalece la columna
- Tonifica los brazos y la parte superior del cuerpo
- Mejora el equilibrio y la postura

FLEXIÓN LATERAL

Este sencillo estiramiento de caderas es perfecto para reafirmar la cintura y las caderas.

- Estira la columna
- Trabaja los «michelines»
- Tonifica los brazos

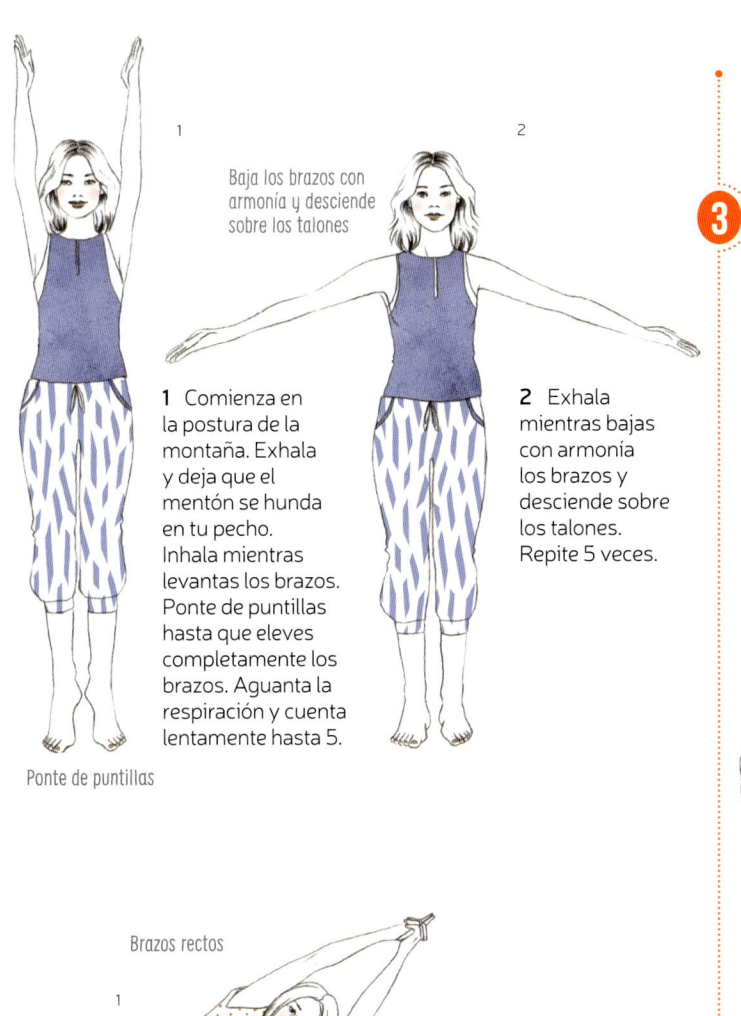

1 Comienza en la postura de la montaña. Exhala y deja que el mentón se hunda en tu pecho. Inhala mientras levantas los brazos. Ponte de puntillas hasta que eleves completamente los brazos. Aguanta la respiración y cuenta lentamente hasta 5.

Ponte de puntillas

Baja los brazos con armonía y desciende sobre los talones

2 Exhala mientras bajas con armonía los brazos y desciende sobre los talones. Repite 5 veces.

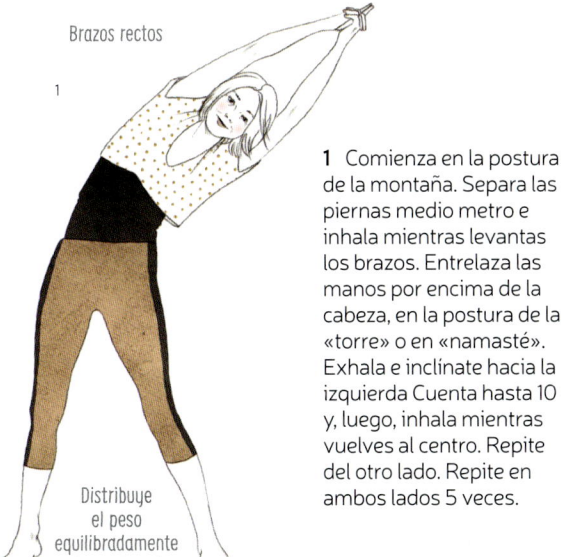

Brazos rectos

Distribuye el peso equilibradamente entre ambos pies

1 Comienza en la postura de la montaña. Separa las piernas medio metro e inhala mientras levantas los brazos. Entrelaza las manos por encima de la cabeza, en la postura de la «torre» o en «namasté». Exhala e inclínate hacia la izquierda Cuenta hasta 10 y, luego, inhala mientras vuelves al centro. Repite del otro lado. Repite en ambos lados 5 veces.

POSTURA DEL ARCO DE PIE

3

Esta postura fortalece los muslos, los brazos y las caderas, y aumenta la flexibilidad y la fuerza de la parte inferior de la columna.

- Mejora la circulación en el corazón y los pulmones
- Aumenta la elasticidad de la columna
- Activa el sistema digestivo
- Mejora el equilibrio y la concentración

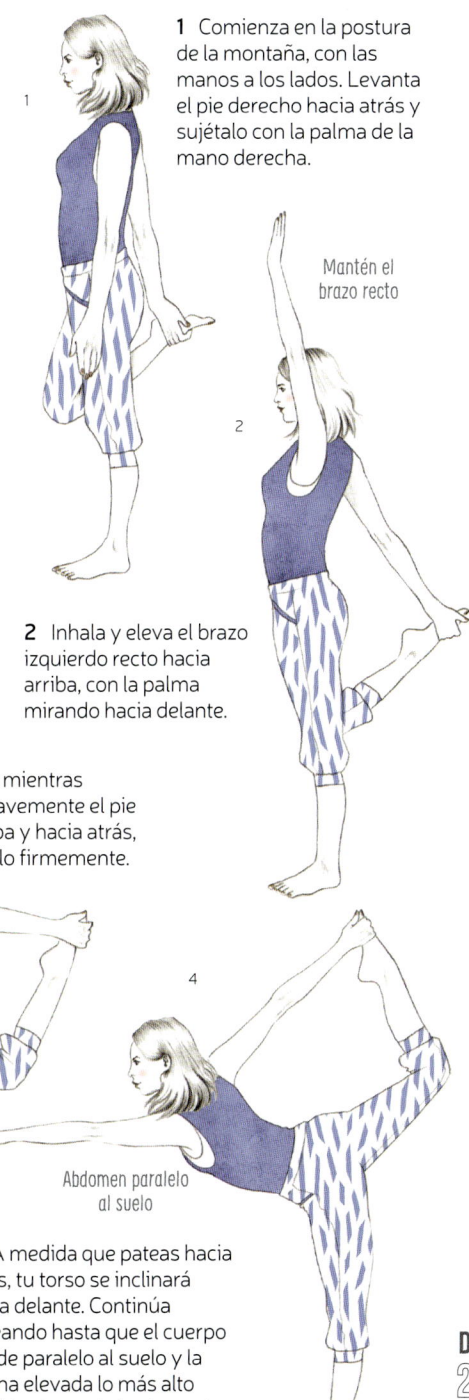

1 Comienza en la postura de la montaña, con las manos a los lados. Levanta el pie derecho hacia atrás y sujétalo con la palma de la mano derecha.

Mantén el brazo recto

2 Inhala y eleva el brazo izquierdo recto hacia arriba, con la palma mirando hacia delante.

3 Exhala mientras pateas suavemente el pie hacia arriba y hacia atrás, sujetándolo firmemente.

Concéntrate en algo que tengas justo delante para mejorar el equilibrio

Abdomen paralelo al suelo

4 A medida que pateas hacia atrás, tu torso se inclinará hacia delante. Continúa pateando hasta que el cuerpo quede paralelo al suelo y la pierna elevada lo más alto posible. Aguanta hasta contar 15. Repite del otro lado. Repite en ambos lados 2 veces más.

POSTURA DEL TRIÁNGULO

4

Esta asana tonifica los hombros, el pecho, la columna, los músculos de la ingle, las caderas, los músculos alrededor de la rodilla, los gemelos, los isquiotibiales y las articulaciones del tobillo.

- Estira y fortalece la columna
- Tonifica las piernas
- Expande el pecho
- Estimula el hígado, el bazo y los riñones
- Desarrolla fuerza y determinación

1

1 Colócate en la postura de la montaña. Separa los pies. Exhala y levanta los brazos a la altura de los hombros, con las palmas hacia abajo.

Cuanto más abras las piernas, más intenso será el estiramiento

2

2 Gira el pie y la pierna derechos hacia un lado a 90 grados. Gira ligeramente el pie izquierdo hacia el talón derecho.

Gira el pie y la pierna derechos hacia fuera

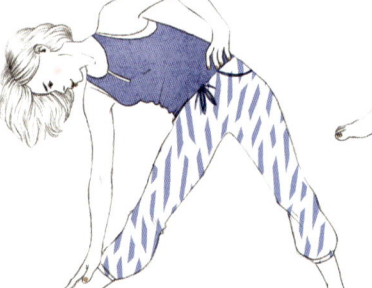

3

3 Pon la mano izquierda en la cadera. Exhala mientras deslizas el brazo derecho por la pierna derecha, hasta donde llegues, sin forzar. Mantén el pecho expandido.

4

4 Estira el brazo izquierdo hacia arriba, alineado con el hombro derecho. Gira la cabeza para mirarte la mano. Cuenta hasta 20 con una respiración tranquila. Repite del otro lado. Repite en ambos lados 2 veces más.

Apoya la mano en la espinilla, el tobillo o el suelo, pero evita apoyar o presionar la rodilla

POSTURA DEL ÁRBOL

5

La postura del árbol mejora el equilibrio y la fuerza en general.

- Mejora la concentración y el equilibrio
- Reduce el estrés
- Fortalece tobillos, pantorrillas, muslos y caderas
- Aumenta la fuerza general del cuerpo

1

Fija la mirada en un punto para mantener el equilibrio

1 Comienza en postura de la montaña. Inhala y eleva la rodilla derecha hacia el pecho, sujetándola con ambas manos. Mantén la mirada en un punto fijo para mejorar el equilibrio.

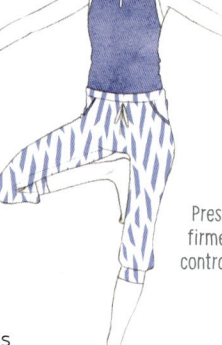

2

2 Coloca la planta del pie derecho en el muslo interno izquierdo. Si es difícil, apóyala en la pantorrilla o el tobillo, evitando la rodilla. Levanta los brazos.

Presiona con firmeza el pie contra la pierna

3

3 Junta las manos frente al pecho en *anjali mudra* (postura de oración). Mantén varias respiraciones profundas. Si te cuesta mantener el equilibrio, para aquí. Repite del otro lado y, luego, repite todos los pasos 2 veces.

Mantén la pierna recta y firme

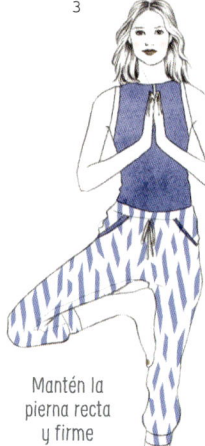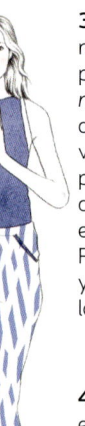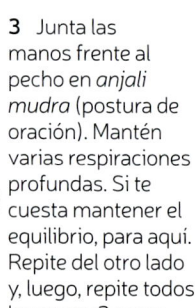

4

4 Si mantienes el equilibrio sin problema, inhala y levanta los brazos sobre la cabeza, junta las palmas y apunta hacia arriba. Haz 5 respiraciones profundas. Repite del otro lado. Repite ambos lados 2 veces.

FLEXIÓN HACIA DELANTE DE PIE

6

Volvemos a este estiramiento intensivo que ayudará a mantener la columna fuerte y flexible.

- Fortalece los músculos de la espalda
- Estira los isquiotibiales
- Tonifica los órganos digestivos
- Puede aliviar dolores de cabeza

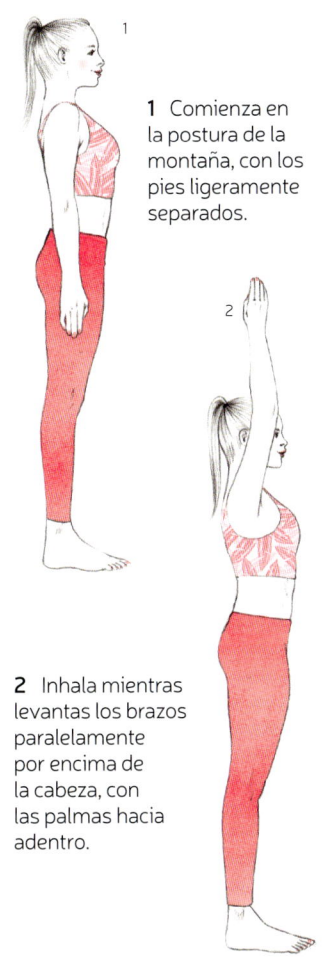

1 Comienza en la postura de la montaña, con los pies ligeramente separados.

2 Inhala mientras levantas los brazos paralelamente por encima de la cabeza, con las palmas hacia adentro.

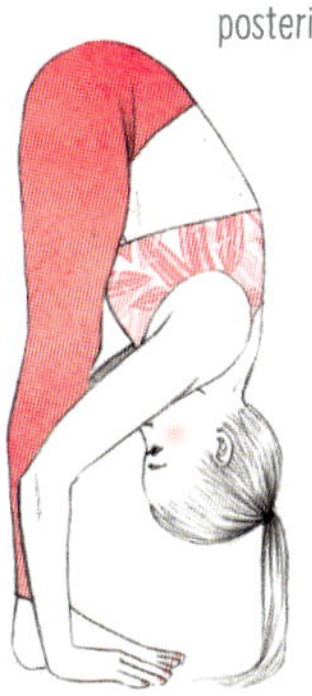

3 Exhala mientras te inclinas hacia delante desde las caderas. Mantén las piernas rectas y desliza las manos por ellas hasta donde puedas llegar. Si llegas al suelo, apoya las palmas junto a los pies. Si no llegas, sujeta las espinillas, tobillos o pies, llevando la nariz lo más cerca posible de las rodillas, sin forzar. Cuenta hasta 10 con una respiración calmada. Para salir de la postura, coloca las manos en las caderas y levanta con cuidado la parte superior de tu cuerpo hasta estar de pie mientras exhalas. Repite 3 veces.

Gira hacia delante desde las caderas, notando el estiramiento en la parte posterior de las piernas

Relaja el cuello

Mantén los pies alineados

ESTIRAMIENTO LATERAL INTENSO

7

Esta postura fortalece las piernas, mejora el equilibrio y estimula los órganos abdominales, lo que puede facilitar la digestión.

- Mejora el equilibrio
- Alivia la rigidez en hombros, cuello y muñecas
- Expande el pecho
- Estimula los órganos digestivos
- Fortalece las piernas

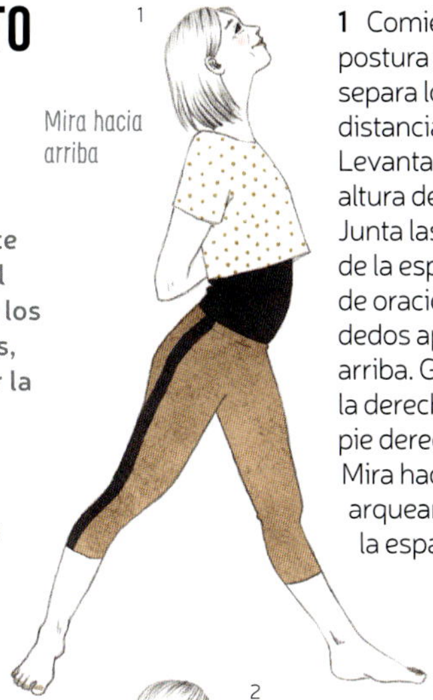

Mira hacia arriba

1 Comienza en la postura de la montaña, separa los pies a una distancia amplia. Levanta los brazos a la altura de los hombros. Junta las manos detrás de la espalda en postura de oración, con los dedos apuntando hacia arriba. Gira el torso hacia la derecha, colocando el pie derecho a 90 grados. Mira hacia arriba, arqueando ligeramente la espalda.

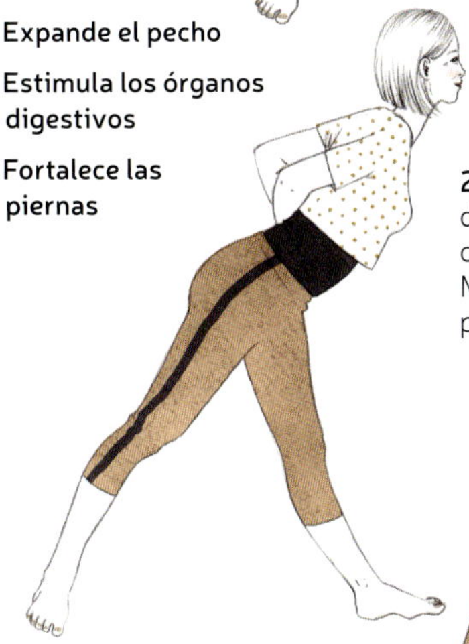

2 Exhala y estírate hacia delante desde el coxis, con el mentón extendido. Mantén las piernas rectas para mantener el equilibrio.

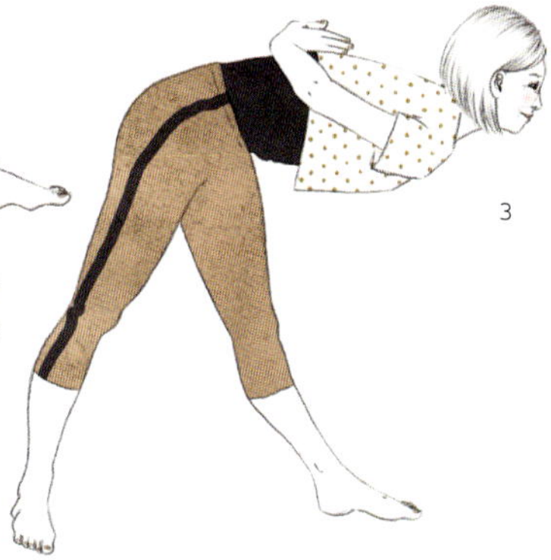

3 Inclina la columna y mira al frente. Aguanta 5 segundos.

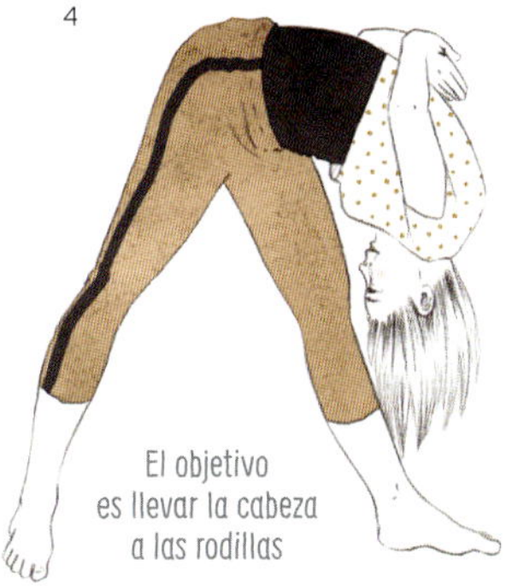

4 Acerca la frente a la rodilla izquierda hasta que la nariz esté cerca de la rótula. Cuenta hasta 10, con una respiración tranquila. Dobla la rodilla derecha si el estiramiento es demasiado intenso. Vuelve a la postura vertical y repite del otro lado. Repite en ambos lados 2 veces.

El objetivo es llevar la cabeza a las rodillas

POSTURA DE LA PINZA SENTADA

8

Este estiramiento clásico es terapéutico para la hipertensión, la infertilidad, el insomnio y la sinusitis.

- Fortalece la columna
- Mejora la digestión
- Puede ayudar con la infertilidad, la hipertensión y el insomnio
- Alivia molestias menstruales y síntomas de la menopausia

1 Siéntate en el suelo con las piernas extendidas al frente, los pies juntos y las manos apoyadas a los lados de las caderas.

2 Inhala mientras levantas los brazos con armonía por encima de la cabeza. Eleva la mirada y arquea ligeramente la espalda hacia atrás. Aguanta durante 5-8 respiraciones.

Dirige la frente hacia las rodillas. Siente cómo se estira la espalda, pero sin forzarla

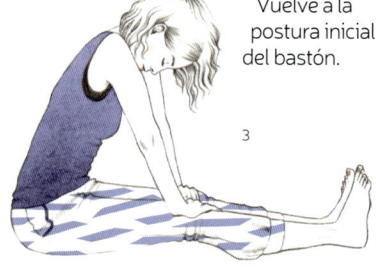

3 Exhala mientras bajas los brazos y te inclinas hacia delante para agarrarte las rodillas. Cuenta hasta 15. Vuelve a la postura inicial del bastón.

4 Inhala mientras arqueas la espalda hacia atrás, como en el paso 2. Exhala al bajar los brazos y al inclinarte hacia delante para sujetar tus dedos de los pies. Si no llegas a los dedos, sujétate los tobillos o las espinillas.

Mantén los pies paralelos

5 Acerca la frente a las rodillas tanto como sea cómodo. Cuenta hasta 10, con una respiración calmada. Inclínate tanto como te sea cómodo. Repite 2 veces.

POSTURA DEL BARCO

9

Esta postura estimula los riñones, la tiroides y los intestinos, y ayuda a aliviar el estrés.

- Fortalece caderas, muslos y espalda
- Tonifica el abdomen
- Mejora la digestión
- Mejora el equilibrio

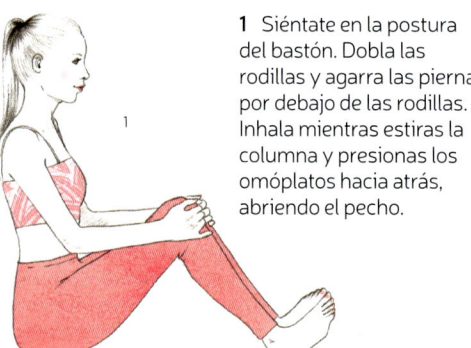

1 Siéntate en la postura del bastón. Dobla las rodillas y agarra las piernas por debajo de las rodillas. Inhala mientras estiras la columna y presionas los omóplatos hacia atrás, abriendo el pecho.

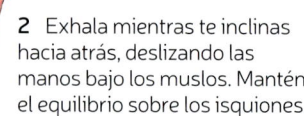

2 Exhala mientras te inclinas hacia atrás, deslizando las manos bajo los muslos. Mantén el equilibrio sobre los isquiones.

3 Exhala mientras estiras las piernas en un ángulo hacia arriba, extendiendo los brazos hacia delante. Mantén el equilibrio, con una respiración normal, durante 20-30 segundos o todo el tiempo que puedas sin perder la postura. Repite 3 veces.

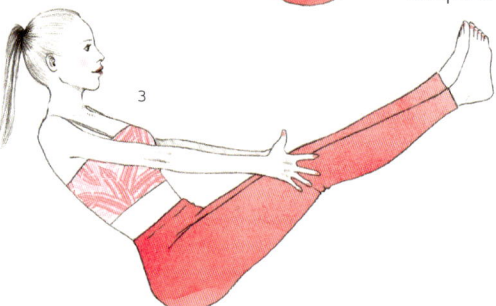

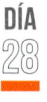

POSTURA DE LA PLANCHA

La postura de la plancha tonifica los músculos centrales, así como los brazos, la espalda y los glúteos.

10

- Fortalece brazos, hombros, espalda y piernas
- Tonifica abdominales y glúteos

1 Siéntate sobre las rodillas. Coloca las manos sobre los muslos y estira la columna.

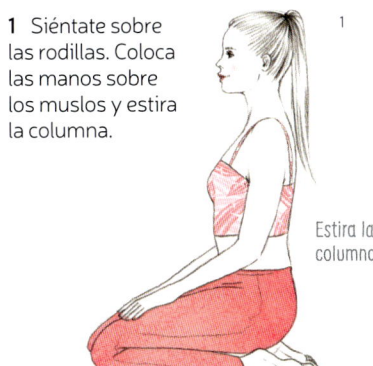

Estira la columna

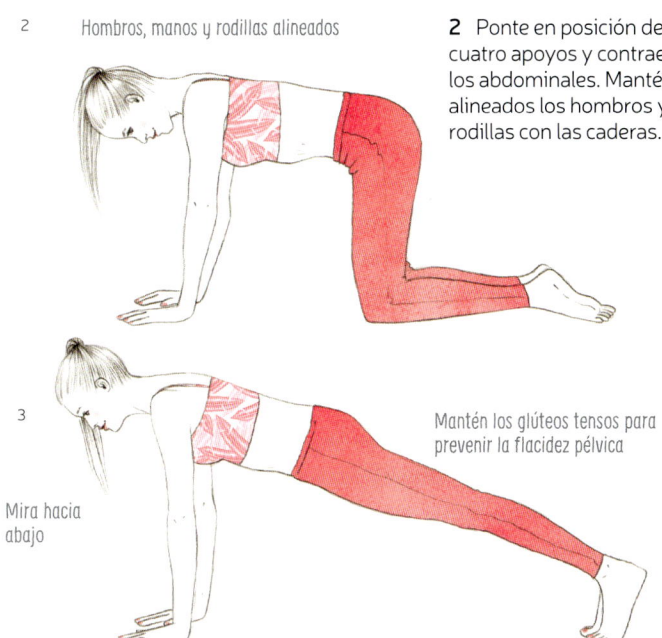

Hombros, manos y rodillas alineados

2 Ponte en posición de cuatro apoyos y contrae los abdominales. Mantén alineados los hombros y rodillas con las caderas.

Mira hacia abajo

Mantén los glúteos tensos para prevenir la flacidez pélvica

3 Inhala y extiende las piernas, sube desde la punta de los pies, bloquea las rodillas y los codos, manteniendo el cuerpo lo más recto posible. Cuenta hasta 20 con una respiración tranquila. Repite 5 veces.

POSTURA DE LA PIERNA LEVANTADA

11

Esta postura tonifica los abdominales y fortalece la espalda, las caderas y los muslos.

- Fortalece la columna
- Estimula el cerebro
- Tonifica los sistemas respiratorio y digestivo
- Energiza las piernas

1 Túmbate boca arriba con las piernas y los brazos estirados. Levanta la pierna derecha hasta que forme un ángulo recto con el cuerpo. Cuenta hasta 10 y baja la pierna hasta el suelo. Repite con la pierna izquierda.

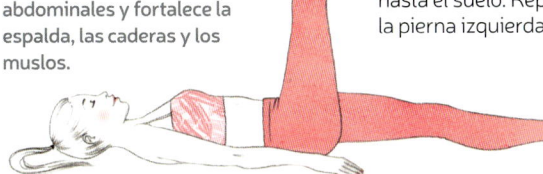

2 Levanta lentamente la pierna derecha hasta formar un ángulo recto con el cuerpo. Presiona suavemente el suelo con las manos para mantener el equilibrio. Mantén la postura hasta contar 10. Repite ambos pasos 2 veces.

Mantén las piernas rectas

POSTURA DEL MEDIO PUENTE

12

La postura del medio puente reduce la sensación de estrés y cansancio.

- Expande el pecho
- Alivia el dolor menstrual
- Estimula la glándula tiroides
- Energiza, tonifica y fortalece los glúteos y las piernas

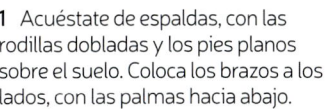

1 Acuéstate de espaldas, con las rodillas dobladas y los pies planos sobre el suelo. Coloca los brazos a los lados, con las palmas hacia abajo.

2 Levanta suavemente las caderas y la zona lumbar del suelo mientras exhalas. Enlaza los brazos debajo de tu cuerpo y mantén la postura hasta contar 15 mientras respiras. Para salir de la postura, vuelve a poner las manos a los lados y baja la columna vértebra por vértebra. Repite 2 veces más.

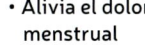
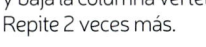
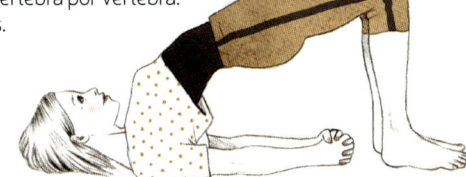

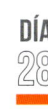

POSTURA DEL ARADO

Esta postura reduce el estrés y la fatiga y ayuda a aliviar el dolor de espalda, el dolor de cabeza, el insomnio y la sinusitis.

- Estira el cuello, los hombros y la espalda
- Favorece el sueño
- Mejora la digestión
- Estimula la tiroides y los órganos abdominales
- Alivia los síntomas de la menopausia

1 Túmbate boca arriba, manos a los lados y palmas hacia abajo. Presiona las palmas contra el suelo mientras levantas ambas piernas juntas hasta formar un ángulo recto con el torso. Mantén las rodillas estiradas y las piernas juntas. Asegúrate de que la cabeza no se mueva de su posición central.

Piernas rectas

Levanta los pies utilizando los músculos centrales

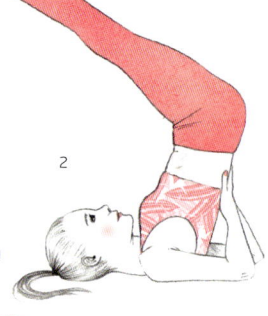

Piernas rectas

2 Inhala y lleva las piernas por encima de la cabeza mientras levantas la zona lumbar del suelo. Flexiona los codos y coloca las manos en la espalda para darle soporte.

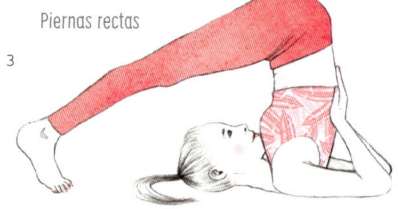

Piernas rectas

Dedos de los pies curvados por debajo

3 Exhala y baja las piernas sobre la cabeza, manteniéndolas rectas. Levanta la espalda del suelo y apoya los dedos de los pies detrás de ti.

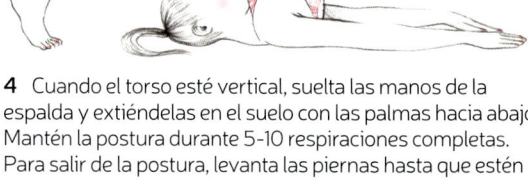

Piernas rectas

Palmas apoyadas en el suelo

4 Cuando el torso esté vertical, suelta las manos de la espalda y extiéndelas en el suelo con las palmas hacia abajo. Mantén la postura durante 5-10 respiraciones completas. Para salir de la postura, levanta las piernas hasta que estén paralelas al suelo y desciende lentamente la columna hasta recostarte nuevamente.

POSTURA DEL PEZ

La postura del pez alivia la ansiedad, el cansancio, los dolores leves de espalda, el estreñimiento y los dolores menstruales.

- Fortalece el cuello y la espalda
- Alivia la tensión en el cuello y los hombros
- Mejora los trastornos respiratorios
- Estimula la tiroides, la hipófisis y la glándula pineal
- Mejora la digestión

1 Acuéstate boca arriba en el suelo. Coloca las manos debajo de tu cuerpo, con las palmas hacia abajo. Estira las piernas y apunta los dedos de los pies hacia fuera. Inhala y, presionando con las palmas y los codos, levanta el torso del suelo. Junta los omóplatos y empújalos hacia abajo. Mantén las piernas rectas y unidas.

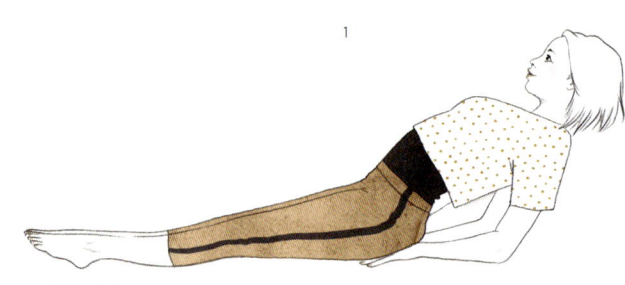

Extiende los pies y los dedos de los pies

2 Inclina suavemente la cabeza hacia atrás y apoya la coronilla en el suelo (asegúrate de que sea la parte superior de la cabeza y no la nuca). Debe haber muy poco peso sobre la cabeza. Relaja el cuello, mantén el pecho levantado y respira con normalidad unos segundos. Para salir de la postura, baja lentamente el torso al suelo. Repite 2 veces.

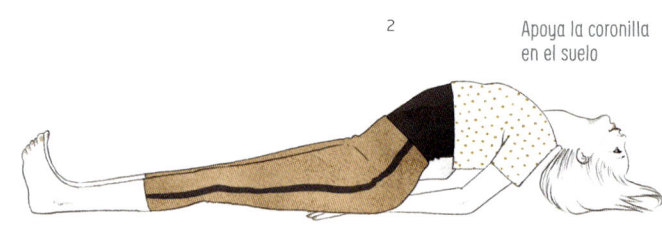

Apoya la coronilla en el suelo

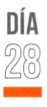

POSTURA DEL PERRO BOCA ARRIBA

La postura del perro boca arriba es un estiramiento muy potente para la espalda. Hoy lo llevamos a la postura completa.

- Fortalece la columna, el torso y los brazos
- Tonifica el abdomen y las caderas
- Expande los pulmones
- Mejora la circulación y la postura
- Estimula la zona abdominal

1 Túmbate boca abajo en el suelo, con la cabeza girada hacia un lado.

2 Gira la cabeza al frente. Inhala y coloca las palmas de las manos en el suelo justo por debajo del nivel de los hombros. Inhala y lleva los hombros hacia las orejas. Levanta los hombros y presiona los omoplatos hacia adentro, uno hacia el otro.

3 Exhala, empuja con las manos y levanta la cabeza, el pecho, el tronco y las caderas del suelo. Los pies, las rodillas, las espinillas y los muslos deben permanecer en el suelo.

4 Levanta el pecho y arquea suavemente el cuello y la cabeza hacia arriba. Cuenta hasta 5, con una respiración tranquila. Vuelve a la postura inicial y, luego, repítelo 2 veces.

POSTURA DEL CADÁVER

Reserva 5-10 minutos para disfrutar de la relajación completa de la postura del cadáver.

- Relaja la mente y el cuerpo después del esfuerzo físico
- Favorece la relajación profunda
- Reduce el cansancio

1 Acuéstate sobre la espalda, con los brazos a los lados del cuerpo, las palmas hacia arriba. Deja que tus pies se abran hacia los lados. Cierra los ojos. Comienza desde las plantas de los pies y, poco a poco, haz un escaneo mental que suba hacia la coronilla, liberando la tensión en las articulaciones y músculos a lo largo del recorrido. Invita a la paz a tu mente y cuerpo. Utiliza tu respiración como punto de enfoque para despejar la mente y mantenerte consciente. Descansa durante 5-10 minutos.

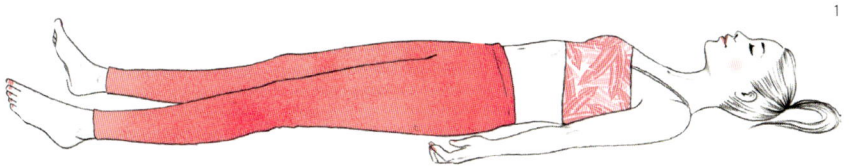

Saludo al sol

DÍA

29

Después de nuestra intensa sesión de repaso de ayer, hoy comenzamos con estiramientos suaves y ejercicios de respiración. Luego, aprenderemos el saludo al sol, o *Surya Namaskara*. Existen varias versiones del saludo al sol, pero solo nos enfocaremos en la clásica, que incluye ligeras flexiones de la espalda y zancadas, así como asanas que ya conoces bien, como la postura de la montaña, la postura de la plancha, el perro boca abajo y la flexión hacia delante de pie. La secuencia de posturas puede realizarse a un ritmo más lento o dinámico, y la secuencia funciona tanto como calentamiento antes de una sesión como una práctica en sí misma, repitiéndola tantas veces como desees. Se cree que el origen del saludo al sol es muy antiguo y que proviene de antiguas formas de adoración al sol. Tradicionalmente, *Surya Namaskara* se practica mirando hacia el sol naciente.

POSTURA DEL LOTO

La postura de la montaña, o *Tadasana*, es la base de todas las posturas de pie. Para comenzar, ponte de pie y empieza a ralentizar y profundizar tu respiración. Deja que tu mente se calme mientras empiezas a ser consciente de ti y de tu entorno.

- Aumenta la flexibilidad en caderas, rodillas y tobillos
- Fortalece la columna y los abdominales
- Mejora la postura
- Aumenta la energía

RESPIRACIÓN ALTERNA

La respiración alterna despeja los conductos nasales, aumentando el flujo de *prana* o «fuerza vital» a través del cuerpo.

- Reduce el estrés
- Mejora la actividad mental
- Calma el sistema nervioso
- Favorece la calma y el sueño
- Aumenta la energía

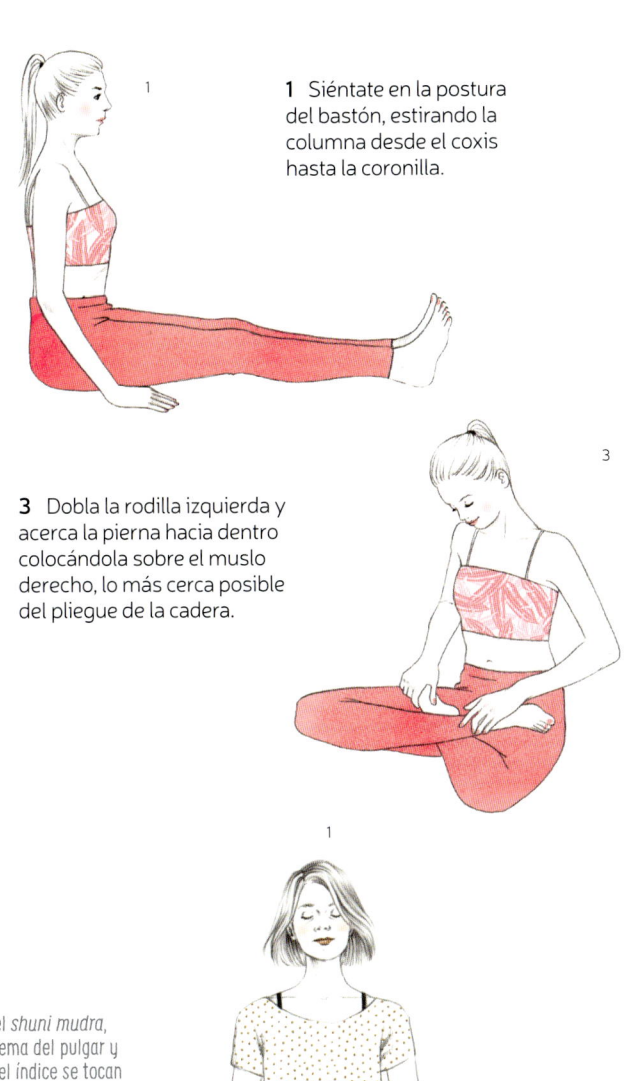

1 Siéntate en la postura del bastón, estirando la columna desde el coxis hasta la coronilla.

2 Dobla la rodilla derecha, sujeta el pie con ambas manos y colócalo encima de la pierna izquierda extendida, lo más arriba posible del muslo (tu objetivo es llevarlo hasta la ingle).

3 Dobla la rodilla izquierda y acerca la pierna hacia dentro colocándola sobre el muslo derecho, lo más cerca posible del pliegue de la cadera.

4 Descansa las manos sobre las rodillas y estira la columna. Relájate, cierra los ojos y concéntrate en tu respiración durante 2-3 minutos.

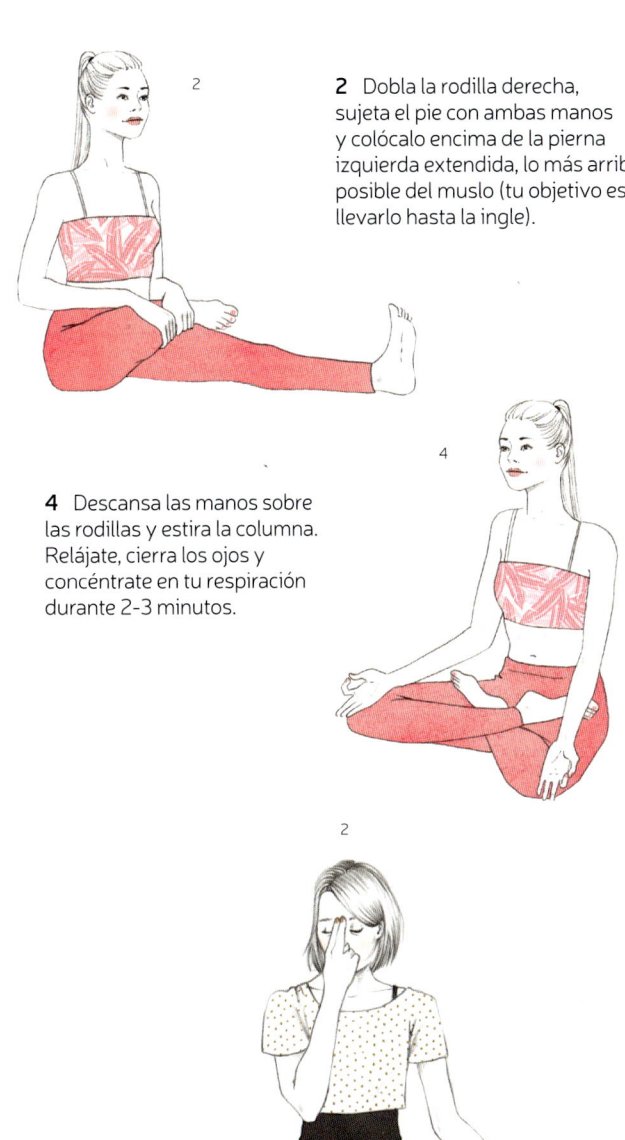

En el *shuni mudra*, la yema del pulgar y la del índice se tocan ligeramente

1 Siéntate en la postura del loto, o en una más sencilla con las piernas cruzadas como el medio loto. Coloca las manos sobre las rodillas en el *shuni mudra*.

2 Exhala por la fosa nasal izquierda mientras usas el pulgar para cerrar la fosa nasal derecha. Inhala lenta y profundamente por la fosa nasal izquierda. Ahora, usa el anular y el meñique para cerrar la fosa nasal izquierda y exhala lentamente por la fosa nasal derecha. Inhala por la fosa nasal derecha, luego ciérrala con el pulgar. Exhala por la fosa nasal izquierda. Este es un ciclo completo de respiración. Repite 7 veces.

SALUDO AL SOL

El Saludo al Sol, o *Surya Namaskara*, es una secuencia fluida de asanas enlazadas que se realiza como un ejercicio continuo. Es fundamental sincronizar los movimientos con la respiración, así que intenta seguir las indicaciones al respecto.

- **Prepara el cuerpo para otras asanas**
- **Conecta cuerpo, respiración y mente**
- **Desarrolla elegancia y fuerza**

1 Comienza en la postura de la montaña con las manos en posición de oración. Exhala lentamente.

2 Mientras inhalas, levanta los brazos por encima de la cabeza y arquea suavemente la espalda desde la cintura, empujando las caderas hacia delante.

3 Mientras exhalas, flexiona el torso hacia delante desde las caderas en la postura de la flexión hacia delante de pie. Desliza las manos por las piernas hasta llegar al suelo. Si no llegas, agárrate las espinillas, tobillos o pies, acercando la nariz a las rodillas tanto como te resulte cómodo. Dobla ligeramente las rodillas si es necesario.

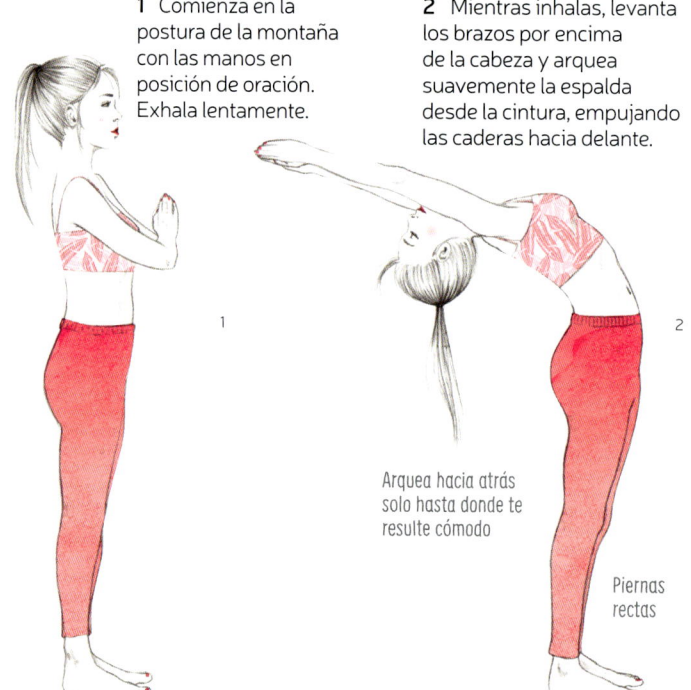

Arquea hacia atrás solo hasta donde te resulte cómodo

Piernas rectas

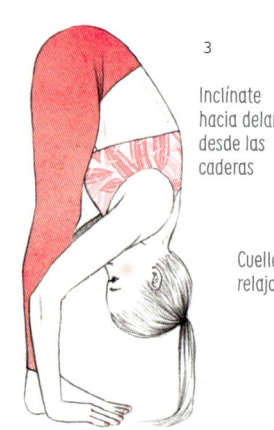

Inclínate hacia delante desde las caderas

Cuello relajado

8 Exhalando, mete los dedos de los pies, levanta las caderas y adopta una forma de «V» invertida, entrando en la postura del perro boca abajo. Mantén la postura durante 5 respiraciones profundas.

9 Inhalando, da un paso al frente con el pie derecho entre las manos. Expande el pecho y los hombros presionados con las manos y el pie derecho.

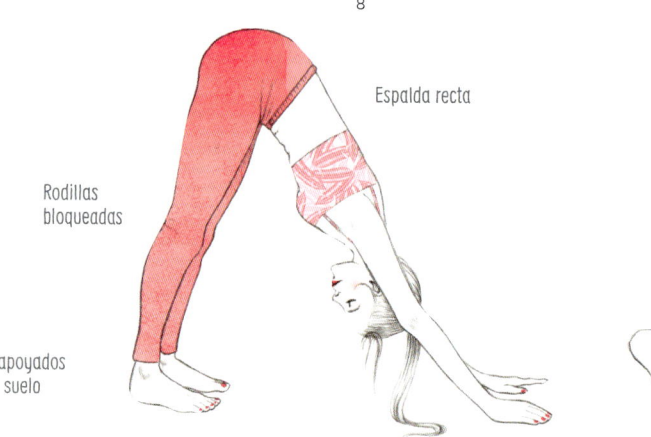
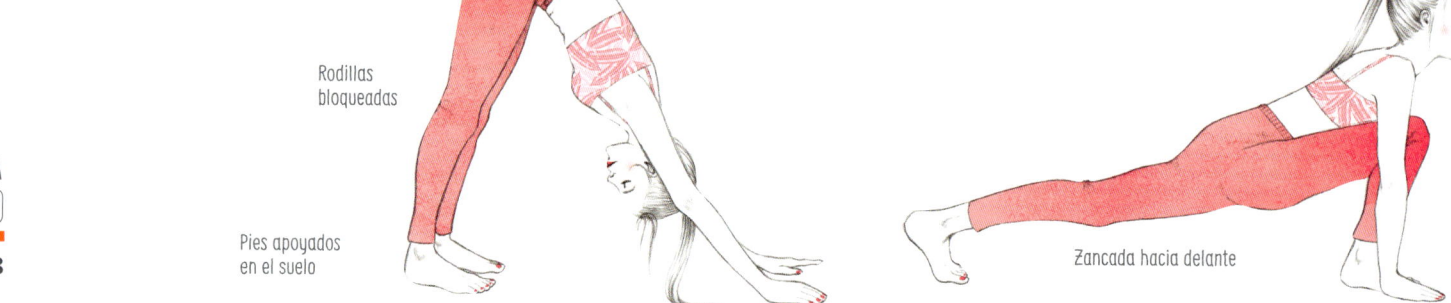

Espalda recta

Rodillas bloqueadas

Pies apoyados en el suelo

Zancada hacia delante

4 Inhalando, dobla la rodilla izquierda y da un gran paso hacia atrás con la pierna derecha. Baja las caderas más que la rodilla delantera. Expande el pecho y los hombros presionando con las manos y el pie izquierdo.

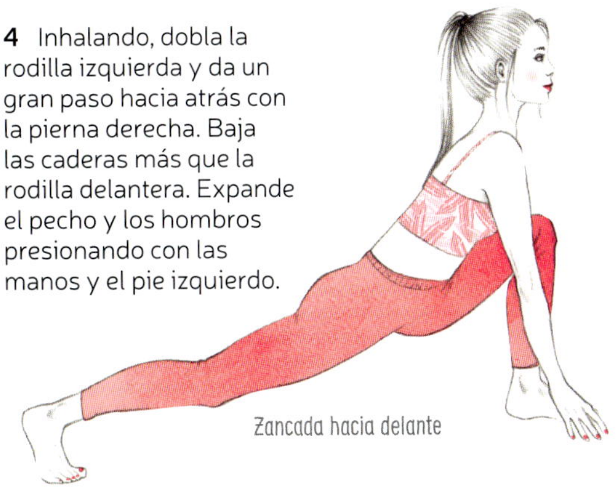

4

Zancada hacia delante

5 Mientras exhalas, apoya las manos completamente en el suelo, alineadas con los hombros. Lleva la otra pierna hacia atrás y sostén tu peso sobre las manos y los dedos de los pies, como en la postura de la tabla.

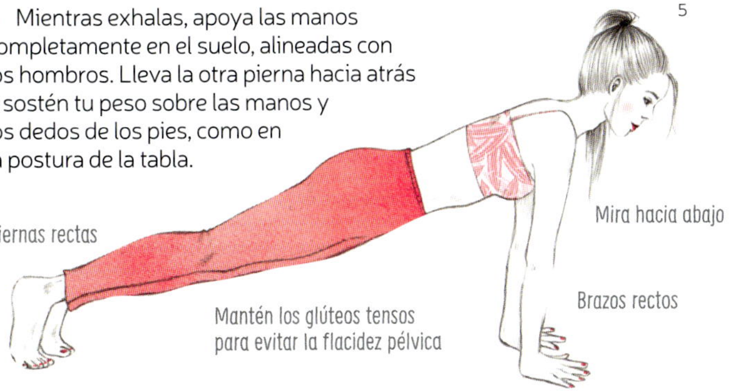

5

Piernas rectas

Mira hacia abajo

Brazos rectos

Mantén los glúteos tensos para evitar la flacidez pélvica

6 En la siguiente exhalación, baja las rodillas, el pecho y la barbilla al suelo.

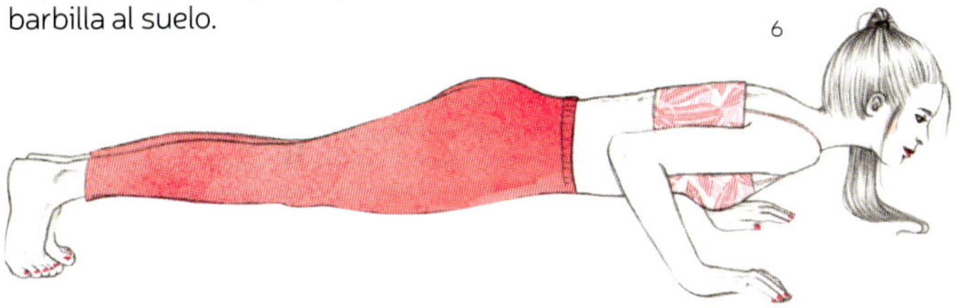

6

7 Mientras inhalas, levanta el pecho hacia delante y arriba en la postura de la cobra. Mantén el pecho extendido y los hombros relajados.

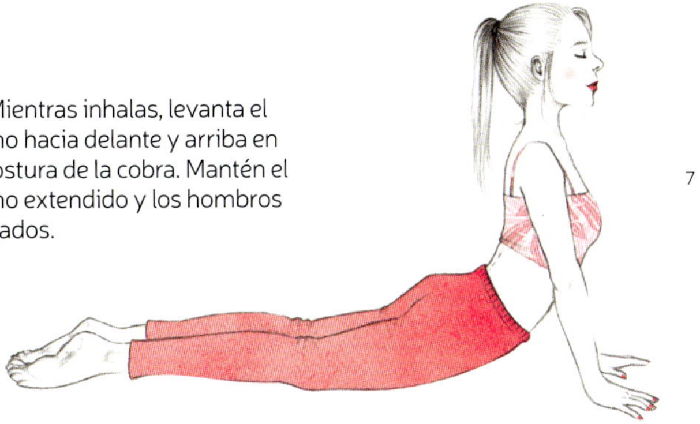

7

10 Mientras exhalas, lleva el pie izquierdo hacia delante y estira las piernas tanto como sea posible. Vuelve a la flexión hacia delante de pie (como en el paso 3).

10

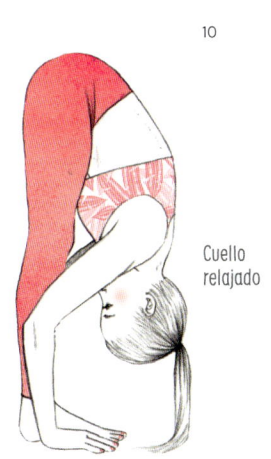

Cuello relajado

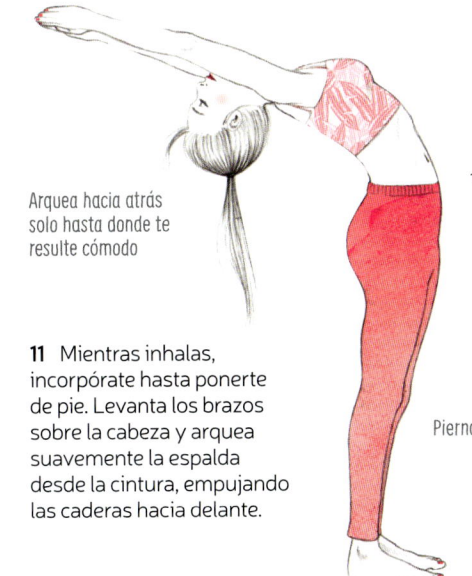

Arquea hacia atrás solo hasta donde te resulte cómodo

11 Mientras inhalas, incorpórate hasta ponerte de pie. Levanta los brazos sobre la cabeza y arquea suavemente la espalda desde la cintura, empujando las caderas hacia delante.

11

Piernas rectas

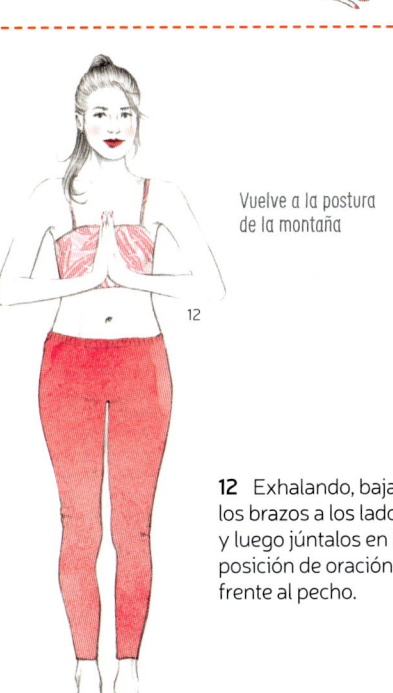

Vuelve a la postura de la montaña

12

12 Exhalando, baja los brazos a los lados y luego júntalos en la posición de oración frente al pecho.

¡Lo has conseguido!

DÍA 30

¡Enhorabuena! Has llegado al último día de nuestro plan. Ahora tienes una visión general de las posturas básicas del *hatha* yoga y eres consciente de lo realmente bien que te puede hacer sentir la práctica regular de yoga. ¿Y ahora qué? Te recomendamos apuntarte a clases individuales con una buena profesora que pueda corregir tus posturas y asegurarse de que las haces bien. A menos que practiques frente a un espejo grande de cuerpo entero (no es mala idea si tienes uno), no siempre sabrás si sigues nuestras instrucciones a la perfección. También puedes premiarte con unas vacaciones de yoga, donde te sumerjas en la práctica de la mañana a la noche y conozcas a otras personas con intereses similares. Si echas un vistazo por internet, verás que hay una increíble variedad de retiros de yoga, desde un fin de semana cerca de casa hasta una estancia de 6 meses en un *ashram* en la India. Al final de este libro encontrarás una serie de rutinas que puedes practicar a diario para mantenerte feliz y ágil.

POSTURA DE LA MONTAÑA

Como hemos visto, la postura de la montaña es el punto de partida de todas las posturas de pie. Hoy vamos a dedicarle de nuevo un rato a concentrarnos para hacerla bien.

- **Mejora el equilibrio**
- **Tonifica las piernas**
- **Fortalece y estira la columna**

1 Mantente erguida con los pies paralelos y juntos. Activa y estira los músculos de los muslos y permite que los brazos se relajen a los lados, con las palmas mirando hacia adentro. Presiona con firmeza las cuatro bases de tus pies, distribuyendo el peso equitativamente. Lleva los omóplatos hacia atrás. Mantén la cabeza levantada, la columna estirada, el coxis ligeramente metido hacia dentro y el mentón paralelo al suelo.

Concéntrate en la respiración mientras comienzas a inhalar y exhalar por la nariz. Tu abdomen se expande con cada inhalación y se retrae con cada exhalación. Cierra los ojos si te sientes cómoda y haz 5-8 respiraciones profundas.

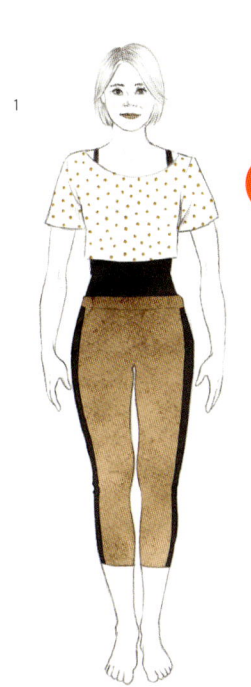

2 Junta las manos delante del pecho en la postura de la oración. Haz 5-8 respiraciones profundas.

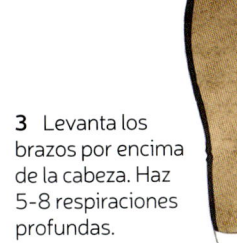

3 Levanta los brazos por encima de la cabeza. Haz 5-8 respiraciones profundas.

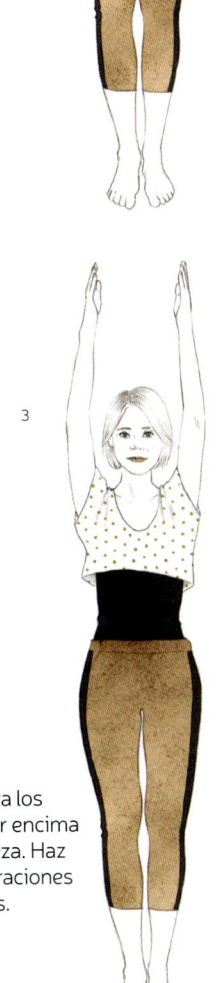

GUERRERO II

El guerrero II es una zancada ligera que expande el pecho, los hombros y las caderas y tonifica las piernas.

- **Fortalece las caderas**
- **Tonifica las piernas**
- **Expande y fortalece el pecho y los hombros**
- **Tonifica el abdomen**

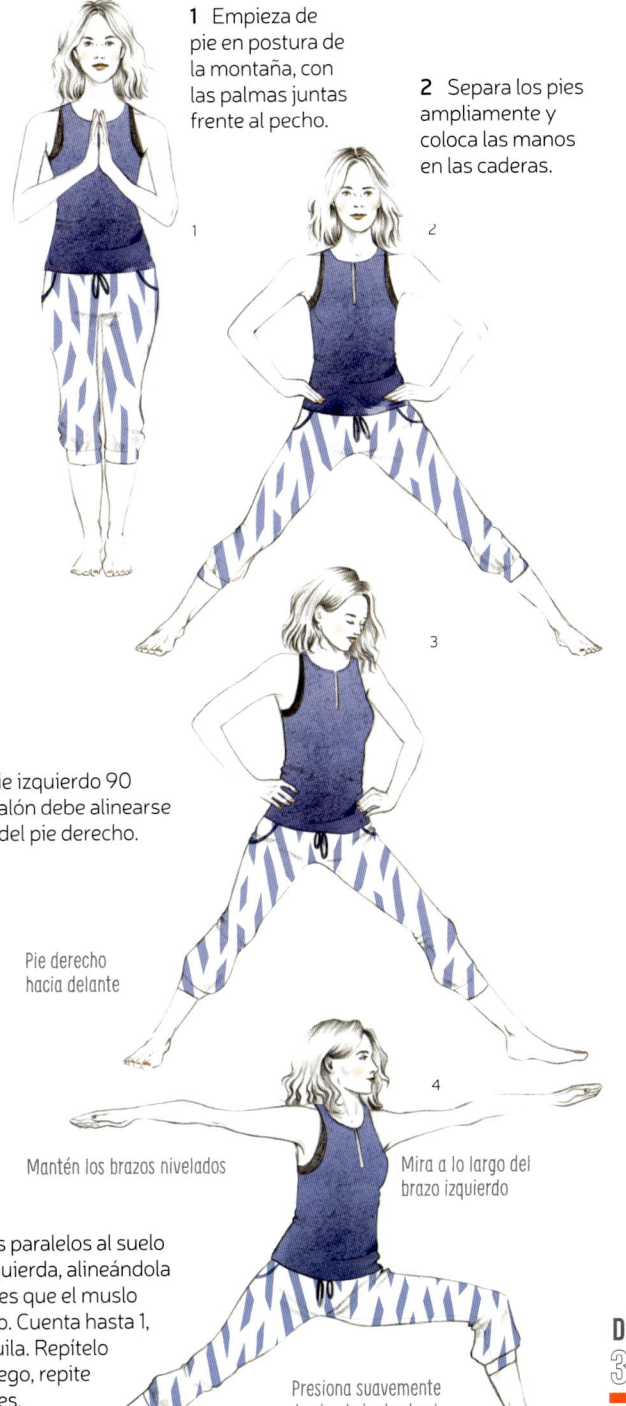

1 Empieza de pie en postura de la montaña, con las palmas juntas frente al pecho.

2 Separa los pies ampliamente y coloca las manos en las caderas.

3 Gira el pie izquierdo 90 grados. El talón debe alinearse con el arco del pie derecho.

Pie derecho hacia delante

Mantén los brazos nivelados

Mira a lo largo del brazo izquierdo

4 Extiende los brazos paralelos al suelo y flexiona la rodilla izquierda, alineándola con el tobillo. Lo ideal es que el muslo quede paralelo al suelo. Cuenta hasta 1, con respiración tranquila. Repítelo con la otra pierna y, luego, repite en ambos lados 2 veces.

Presiona suavemente hacia abajo desde el centro del cuerpo

POSTURA DEL ÁGUILA

3

La postura del águila fortalecerá tus brazos, piernas, rodillas y tobillos.

- **Fortalece tobillos y muñecas**
- **Estira la parte media de la espalda**
- **Mejora el equilibrio y la concentración**
- **Fomenta la serenidad**

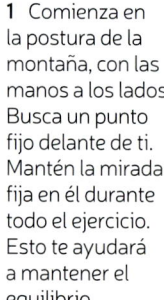

Fija la mirada en un punto justo delante de ti

1 Comienza en la postura de la montaña, con las manos a los lados. Busca un punto fijo delante de ti. Mantén la mirada fija en él durante todo el ejercicio. Esto te ayudará a mantener el equilibrio.

2 Coloca las manos en las caderas, flexiona ligeramente las rodillas y transfiere el peso a tu pie izquierdo. Cruza el muslo derecho sobre el izquierdo y, si es posible, engancha el empeine derecho detrás de la pantorrilla izquierda. Mantén la estabilidad y respira con calma.

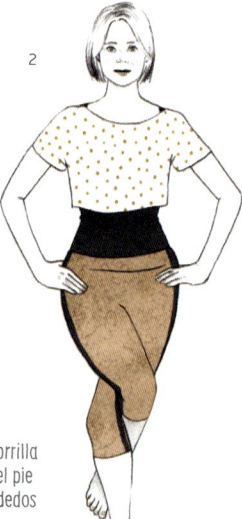

Rodea la pantorrilla izquierda con el pie derecho y los dedos

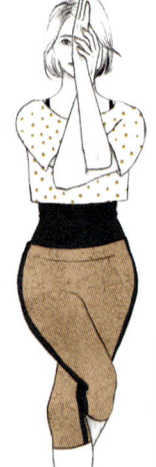

3 Extiende los brazos paralelos al suelo y luego cruza el brazo derecho por debajo del izquierdo, entrelazándolos a la altura del codo. Si puedes, junta las palmas frente a tu rostro. Mantén los omóplatos bajos y alineados. Aguanta durante 5 respiraciones completas. Suelta lentamente y repite del otro lado. Repite en ambos lados 2 veces más.

POSTURA DE LA GUIRNALDA

4

Esta postura tonifica los abdominales y mejora el funcionamiento del colon para facilitar la evacuación.

- **Fortalece la espalda y los abdominales**
- **Mejora el equilibrio**
- **Abre la zona de la ingle**
- **Fortalece los tobillos y los pies**

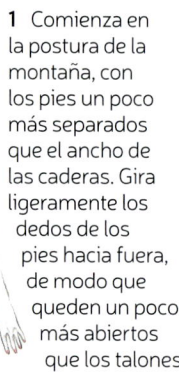

1 Comienza en la postura de la montaña, con los pies un poco más separados que el ancho de las caderas. Gira ligeramente los dedos de los pies hacia fuera, de modo que queden un poco más abiertos que los talones.

2 Levanta los brazos hasta que queden paralelos al suelo. Luego, flexiona profundamente las rodillas y desciende lentamente hasta que las caderas queden más bajas que las rodillas, a pocos centímetros del suelo. Mantén los talones apoyados en el suelo.

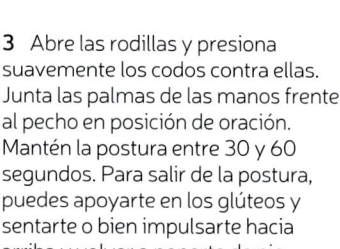

3 Abre las rodillas y presiona suavemente los codos contra ellas. Junta las palmas de las manos frente al pecho en posición de oración. Mantén la postura entre 30 y 60 segundos. Para salir de la postura, puedes apoyarte en los glúteos y sentarte o bien impulsarte hacia arriba y volver a ponerte de pie.

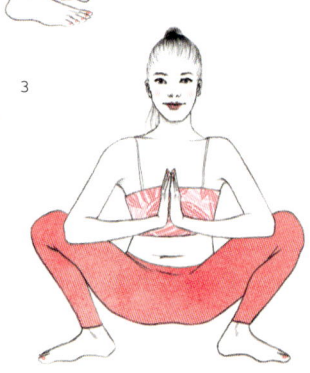

4 Estira los brazos para agarrar los talones por detrás. Presiona suavemente el cuerpo entre las rodillas, inclinando la frente hacia el suelo. No te esfuerces ni vayas más allá de lo que te resulte cómodo. Mantén la postura durante 3-5 respiraciones completas. Repite 2 veces.

MEDIA TORSIÓN EXTENDIDA

5

Esta torsión aumenta el riego sanguíneo de la región pélvica y mejora el funcionamiento de los órganos reproductores.

- **Estimula los órganos internos**
- **Favorece el sueño**
- **Expande los hombros y el pecho**
- **Alinea la columna**

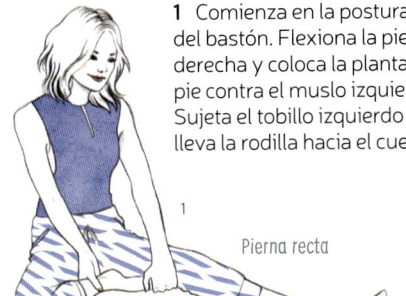

1 Comienza en la postura del bastón. Flexiona la pierna derecha y coloca la planta del pie contra el muslo izquierdo. Sujeta el tobillo izquierdo y lleva la rodilla hacia el cuerpo.

Pierna recta

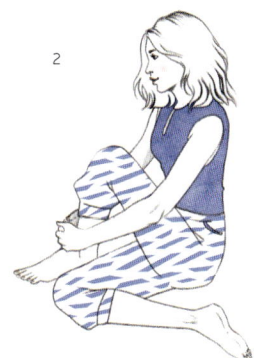

2 Coloca el pie izquierdo sobre la rodilla derecha, con la planta descansando plana sobre el suelo. Coloca la mano izquierda en el suelo, detrás de ti.

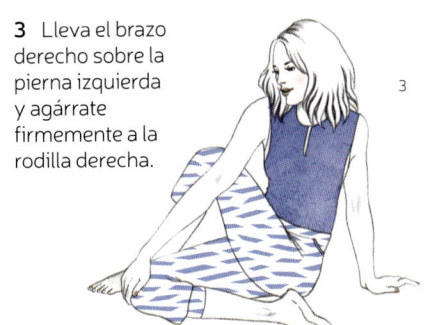

3 Lleva el brazo derecho sobre la pierna izquierda y agárrate firmemente a la rodilla derecha.

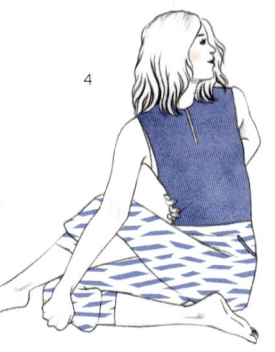

4 Gira suavemente la cabeza y la parte superior del cuerpo hacia la izquierda todo lo que puedas, sin forzar. Si te resulta cómodo, puedes llevar la mano izquierda alrededor de la espalda y sujetar el lado derecho de la cintura. Aguanta 5 respiraciones completas. Repite del otro lado. Repite en ambos lados 2 veces más.

POSTURA DEL GATO EN EQUILIBRIO

6

Esta postura refuerza y flexibiliza la columna, además de enseñar a mantener el equilibrio y la concentración.

- **Mejora el equilibrio y la coordinación**
- **Estira la columna**
- **Fortalece el tronco**

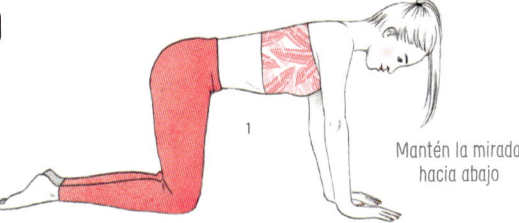

Mantén la mirada hacia abajo

1 Comienza en posición de cuatro apoyos, con las manos alineadas con los hombros y las rodillas alineadas con las caderas.

3 Inhala, activa el abdomen y extiende la pierna derecha hacia atrás, alineando el tobillo con los hombros. Exhala y baja la pierna al suelo. Repite con la pierna izquierda. Repite 5 veces con cada pierna. Vuelve a la posición inicial.

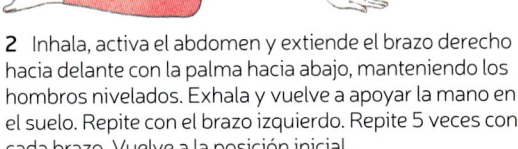

2 Inhala, activa el abdomen y extiende el brazo derecho hacia delante con la palma hacia abajo, manteniendo los hombros nivelados. Exhala y vuelve a apoyar la mano en el suelo. Repite con el brazo izquierdo. Repite 5 veces con cada brazo. Vuelve a la posición inicial.

4 Inhala, contrae el abdomen y extiende al mismo tiempo la pierna izquierda y el brazo derecho. Cuenta hasta 5 y cambia de lado. Repite 5 veces en cada lado.

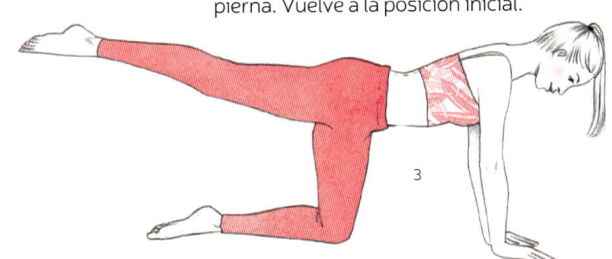

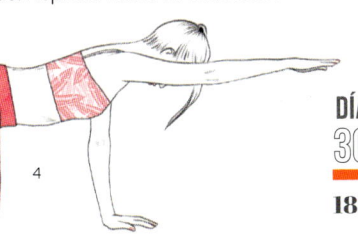

POSTURA DE LA RUEDA

7 La rueda, o *Urdva Dhanurasana*, también se conoce como la postura del arco hacia arriba. Es una flexión dorsal completa en la que manos y pies sostienen el cuerpo. Si te resulta demasiado intensa, comienza con la versión adaptada que se indica a continuación.

- Fortalece hombros y parte media y alta de la espalda
- Tonifica el abdomen
- Estira la columna
- Alivia el estrés
- Alivia los síntomas menstruales y de la menopausia

No te recomendamos esta postura si tienes dolor o lesiones en los hombros, muñecas o zona lumbar. También está contraindicada para las personas con la presión arterial alta.

ADAPTACIÓN

Coloca un cojín blando en el centro de la esterilla o toalla. Túmbate sobre él con la cabeza apoyada en el suelo en un extremo. Dobla las rodillas y apoya los pies en el suelo. Coloca las manos junto a las orejas con las palmas hacia abajo y las yemas de los dedos apuntando hacia los hombros. Presiona firmemente con los pies y levanta las caderas unas cuantas veces. Añade algo de peso en las manos, inhalando al levantar las caderas y exhalando al bajarlas. Repite varias veces. Para salir de la postura, gírate sobre un costado y deslízate fuera del cojín de apoyo antes de incorporarte.

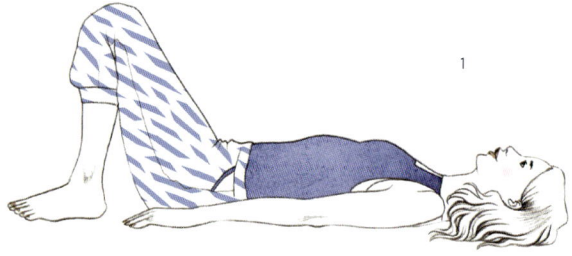

1 Túmbate boca arriba en el suelo, con las manos a los lados del cuerpo y las palmas hacia abajo. Flexiona las rodillas y acerca los pies a los isquiones, separándolos ligeramente para proteger las rodillas.

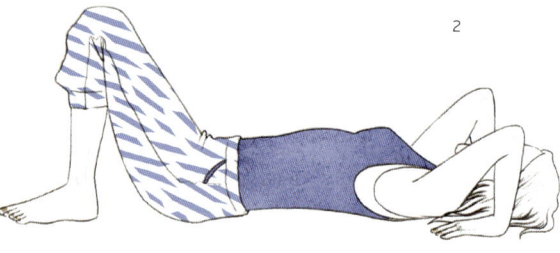

2 Coloca las manos junto a la cabeza, con las palmas hacia abajo, los dedos apuntando hacia los hombros y los codos señalando directamente hacia arriba.

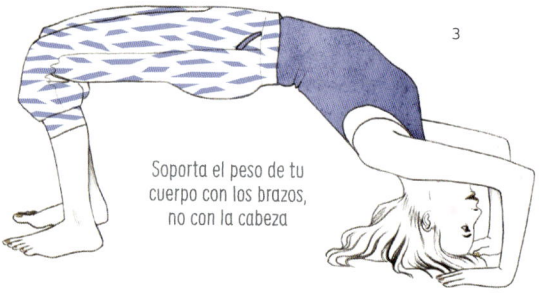

Soporta el peso de tu cuerpo con los brazos, no con la cabeza

3 Al exhalar, presiona con las palmas y los pies, elevando el cuerpo hacia el techo. Mantén la coronilla apoyada en el suelo y mantén la postura hasta contar 5.

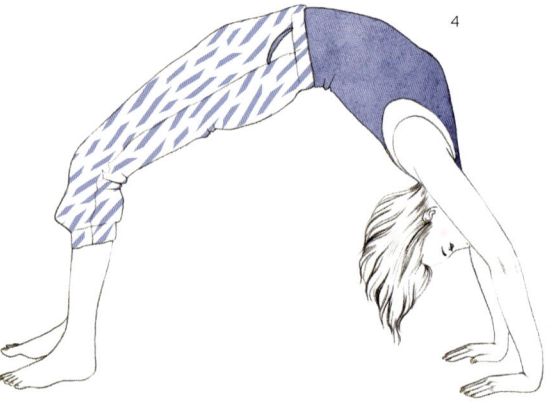

4 Si te sientes cómoda, empuja con más fuerza desde las palmas y los pies para despegar la cabeza de la esterilla. Mantén la postura respirando con calma. Para salir, flexiona los brazos y las piernas, bajando lentamente hasta el suelo. Una vez apoyada sobre la espalda, abraza las rodillas al pecho.

PARADA DE HOMBROS CON APOYO

Volvemos a la postura de hombros con apoyo. A esta postura se le suele llamar la reina de todas las posturas porque es activa y reparadora a la vez.

- Alivia el estrés y la depresión leve
- Estimula la tiroides
- Favorece el sueño y la juventud
- Mejora la digestión
- Beneficiosa frente a la infertilidad, el asma y la sinusitis
- Alivia los síntomas de la menopausia

1 De espaldas, con las manos a los lados y las palmas hacia abajo.

2 Con las manos, brazos, hombros y cabeza en el suelo, inhala y presiona las manos contra el suelo mientras levantas las piernas hacia arriba, manteniendo las rodillas bloqueadas. Una vez que hayas levantado las piernas, asegúrate de no mover la cabeza, dado que esto podría generar una tensión innecesaria en el cuello.

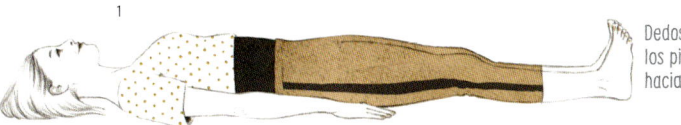

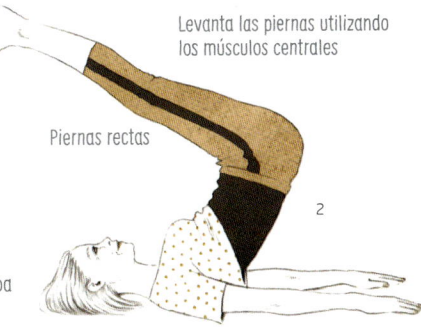

Levanta las piernas utilizando los músculos centrales

Piernas rectas

Dedos de los pies hacia arriba

3 Lleva las piernas sobre la cabeza mientras levantas la espalda del suelo. Coloca las manos en la zona lumbar, con los pulgares hacia fuera, para darle soporte a la zona lumbar.

4 Con el peso sobre los hombros y las manos, pon el torso, las caderas y las rodillas en línea recta. Apunta los dedos de los pies hacia arriba. Mantén la postura completa hasta contar 20, con una respiración calmada. Si te sientes cómoda, puedes aguantar hasta 1 minuto. Una vez arriba, puedes llevar las manos hacia abajo, apoyándolas en el suelo, con las palmas hacia abajo.

5 Para salir de la postura, dobla las rodillas y bájalas lentamente hasta que toquen la frente. Quita las manos mientras te desenrollas con cuidado hacia atrás hasta volver a estar en el suelo.

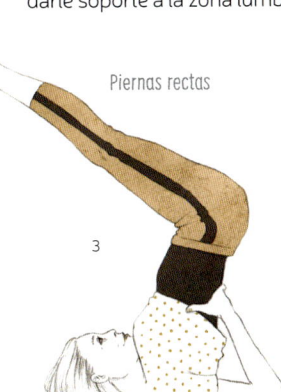

Piernas rectas

Piernas rectas

Mantén los codos lo más juntos posible

Usa las manos para desenrollarte con cuidado hasta el suelo

POSTURA DEL CADÁVER

Reserva 5-10 minutos para disfrutar de la relajación completa de la postura del cadáver.

- Relaja la mente y el cuerpo después del esfuerzo físico
- Favorece la relajación profunda
- Reduce el cansancio

1 Acuéstate sobre la espalda, con los brazos a los lados del cuerpo, las palmas hacia arriba. Deja que tus pies se abran hacia los lados. Cierra los ojos. Comienza desde las plantas de los pies y, poco a poco, haz un escaneo mental que suba hacia la coronilla, liberando la tensión en las articulaciones y músculos a lo largo del recorrido. Invita a la paz a tu mente y cuerpo. Utiliza tu respiración como punto de enfoque para despejar la mente y mantenerte consciente. Descansa durante 5-10 minutos.

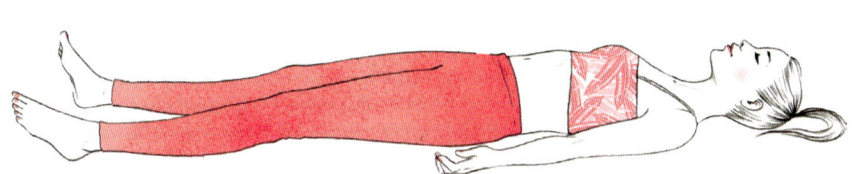

1 RESPIRACIÓN PROFUNDA DE PIE
p. 8

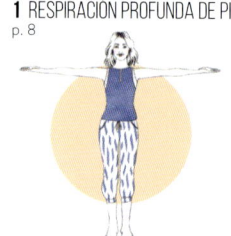

2 FLEXIÓN LATERAL
p. 13

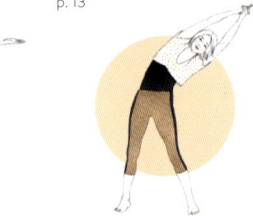

3 GUERRERO II
p. 20

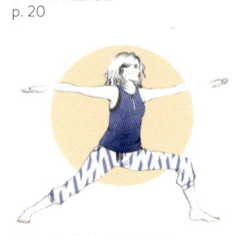

4 APERTURA DE PECHO
p. 14

5 GUERRERO I
p. 30

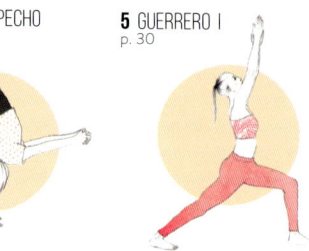

6 MEDIA TORSIÓN
p. 15

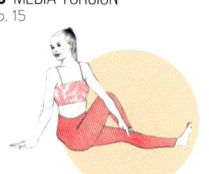

7 POSTURA DE LA PINZA SENTADA
p. 40

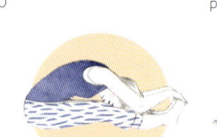

8 POSTURA DE LA COBRA
p. 29

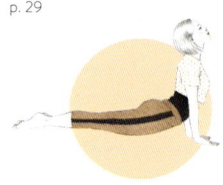

Rutinas

Ahora que has terminado el plan, esperamos que continúes practicando yoga. Aquí te proponemos 13 secuencias diseñadas para distintos propósitos, desde un activador matutino de 10 minutos hasta un entrenamiento completo de 45 minutos. También hemos incluido rutinas para ciertos aspectos del cuerpo o de salud, como el insomnio, la mala postura delante del ordenador y la liberación de tensión. Recuerda que el saludo al sol (véanse las pp. 178–179) es una excelente secuencia corta y que todas las sesiones diarias de práctica en este libro se pueden utilizar como rutinas.

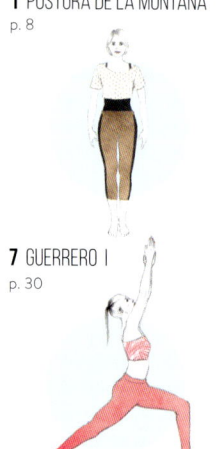

15 MINUTOS RUTINA DE PIE

Realiza todas las asanas una vez en una única secuencia fluida.

1 POSTURA DE LA MONTAÑA
p. 8

2 RESPIRACIÓN PROFUNDA DE PIE
p. 8

3 FLEXIÓN LATERAL
p. 13

4 FLEXIÓN HACIA DELANTE DE PIE
p. 68

5 POSTURA DEL TRIÁNGULO
p. 74

6 ESTIRAMIENTO LATERAL INTENSO
p. 80

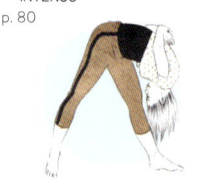

7 GUERRERO I
p. 30

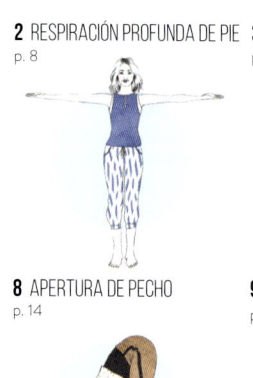

8 APERTURA DE PECHO
p. 14

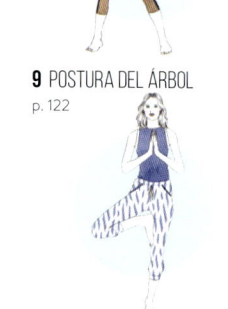

9 POSTURA DEL ÁRBOL
p. 122

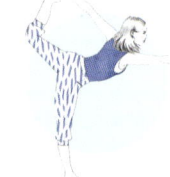

10 POSTURA DEL ARCO DE PIE
p. 67

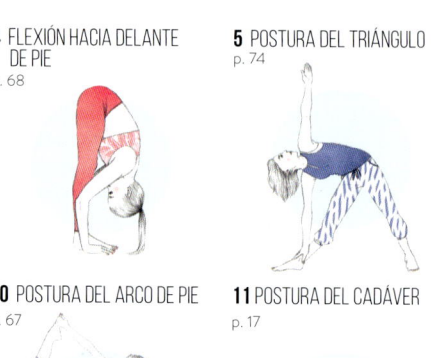

11 POSTURA DEL CADÁVER
p. 17

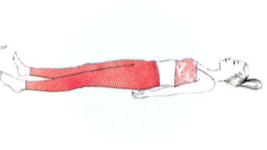

30 MINUTOS ACTIVADOR

Realiza todas las asanas una vez y luego relájate en la postura del cadáver durante 5-10 minutos.

1 POSTURA DE LA MONTAÑA
p. 8
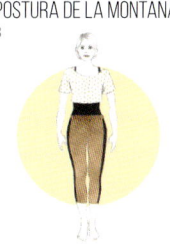

2 POSTURA DEL TRIÁNGULO
p. 74
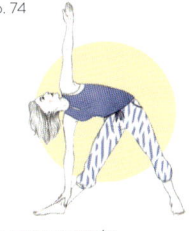

3 GUERRERO I
p. 30
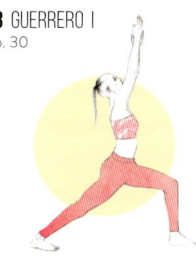

4 ESTIRAMIENTO LATERAL INTENSO
p. 80
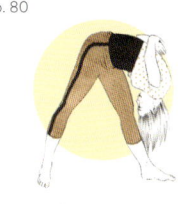

5 GUERRERO II
p. 20
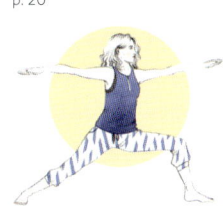

6 FLEXIÓN HACIA DELANTE DE PIE
p. 68
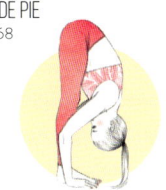

7 POSTURA DE RODILLAS AL PECHO
p. 41
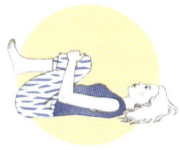

8 MEDIA TORSIÓN
p. 15
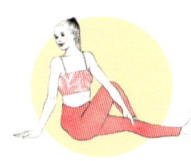

9 POSTURA DE LA PINZA SENTADA
p. 40
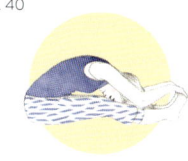

10 TORSIÓN ABDOMINAL
p. 83
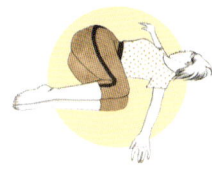

11 PERRO BOCA ARRIBA
p. 101
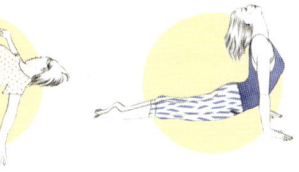

12 POSTURA DEL NIÑO
p. 65
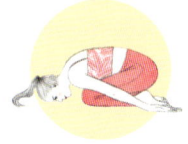

13 POSTURA DEL ARADO
p. 160
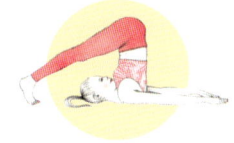

14 POSTURA DEL PEZ
p. 161
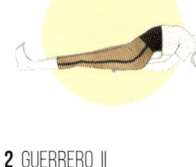

15 PARADA DE CABEZA CON APOYO
p. 166
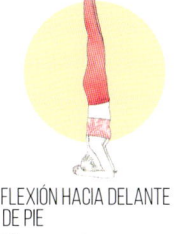

16 POSTURA DEL MEDIO PUENTE
p. 35
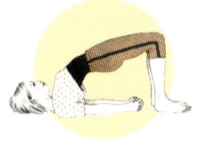

17 POSTURA DEL CADÁVER
p. 17
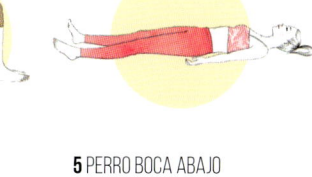

40 MINUTOS ENTRENA-MIENTO

Haz todas las asanas 2 veces. Practica la postura del cadáver durante 5-10 minutos al final.

1 MONTAÑA- BRAZOS ARRIBA
p. 180
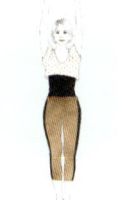

2 GUERRERO II
p. 20
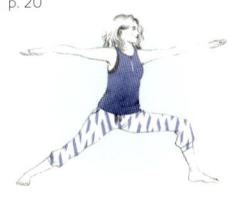

3 FLEXIÓN HACIA DELANTE DE PIE
p. 68
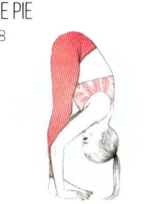

4 GUERRERO III
p. 97
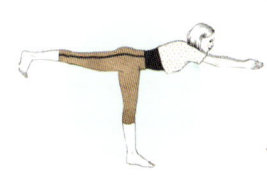

5 PERRO BOCA ABAJO
p. 118
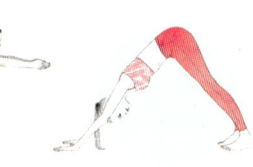

6 POSTURA DEL NIÑO
p. 65
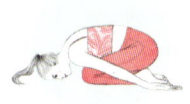

7 POSTURA DEL ARCO
p. 59
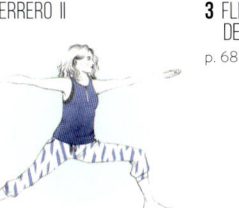

8 TORSIÓN ABDOMINAL
p. 83

9 POSTURA DE LA PINZA SENTADA
p. 40

10 POSTURA DEL DELFÍN
p. 142

11 POSTURA DEL MEDIO PUENTE
p. 35

12 PARADA DE HOMBROS CON APOYO
p. 185
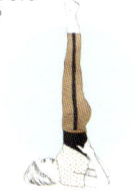

13 POSTURA DEL ARADO
p. 160
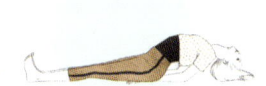

14 POSTURA DEL PEZ
p. 161
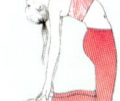

15 POSTURA DEL CAMELLO
p. 106
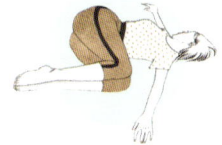

16 POSTURA GATO-VACA
p. 58
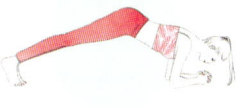

17 POSTURA DEL CADÁVER
p. 17
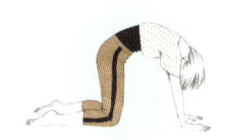

45 MINUTOS ACTIVADOR

Repasa todas las asanas una vez. Repítelas 3 veces por semana.

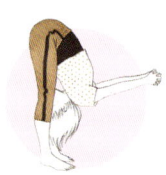
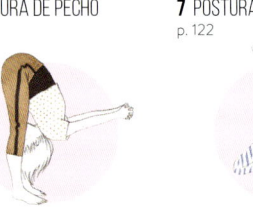

1 MONTAÑA-BRAZOS ARRIBA
p. 180

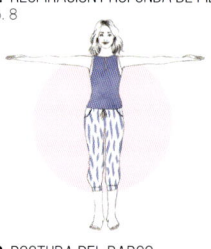

2 RESPIRACIÓN PROFUNDA DE PIE
p. 8

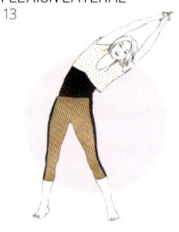

3 FLEXIÓN LATERAL
p. 13

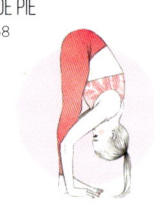

4 FLEXIÓN HACIA DELANTE DE PIE
p. 68

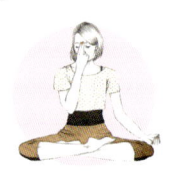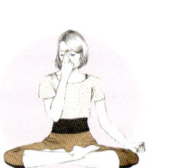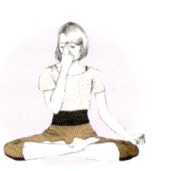

5 GUERRERO II
p. 20

6 APERTURA DE PECHO
p. 14

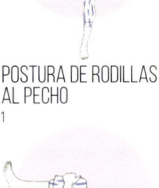

7 POSTURA DEL ÁRBOL
p. 122

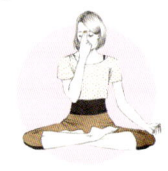

8 POSTURA DEL BARCO
p. 75

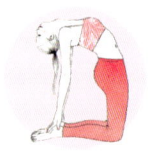

9 POSTURA DE LA PINZA SENTADA
p. 40

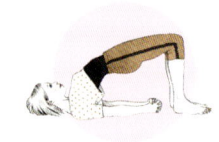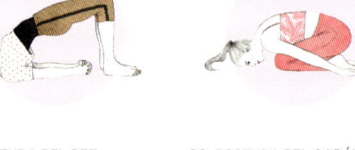

10 RESPIRACIÓN ALTERNA
p. 52

11 ÁNGULO ATADO
p. 21

12 TORSIÓN ABDOMINAL
p. 83

13 POSTURA DE RODILLAS AL PECHO
p. 41

14 RESPIRACIÓN ALTERNA
p. 52

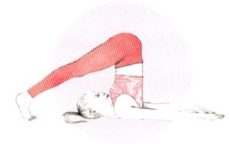

15 POSTURA DEL CAMELLO
p. 106

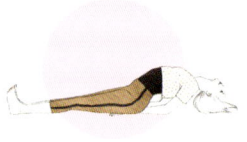

16 POSTURA DEL MEDIO PUENTE
p. 35

17 POSTURA DEL NIÑO
p. 65

18 POSTURA DE LA RUEDA
p. 184

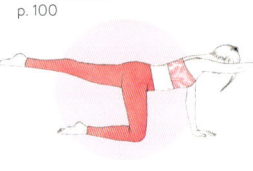

19 POSTURA DEL GATO EN EQUILIBRIO
p. 100

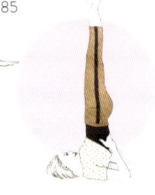

20 PARADA DE HOMBROS CON APOYO
p. 185

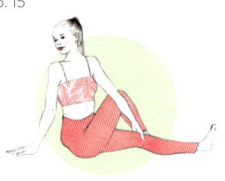

21 POSTURA DEL ARADO
p. 160

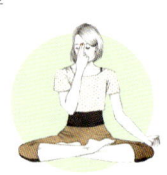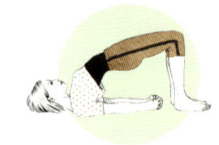

22 POSTURA DEL PEZ
p. 161

23 POSTURA DEL CADÁVER
p. 17

RUTINA INSOMNIO

Realiza estas 9 posturas con calma una vez antes de acostarte. Permanece en la postura del cadáver durante al menos 8–10 minutos.

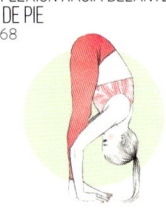

1 FLEXIÓN HACIA DELANTE DE PIE
p. 68

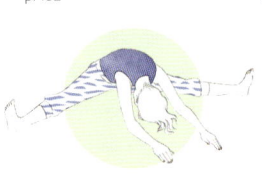

2 POSTURA DEL ÁNGULO ABIERTO
p. 152

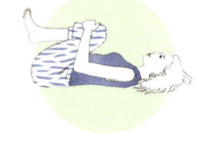

3 MEDIA TORSIÓN
p. 15

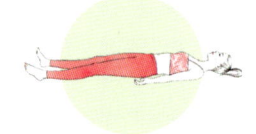

4 RESPIRACIÓN ALTERNA
p. 52

5 POSTURA DEL MEDIO PUENTE
p. 35

11 POSTURA DEL NIÑO
p. 65

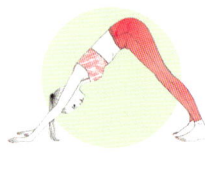
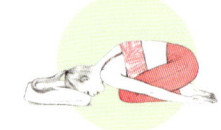

6 PERRO BOCA ABAJO
p. 118

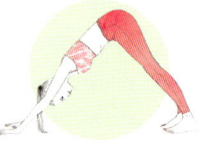

7 TORSIÓN ABDOMINAL
p. 83

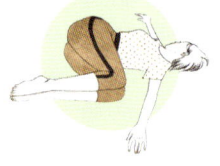

8 POSTURA DE RODILLAS AL PECHO
p. 41

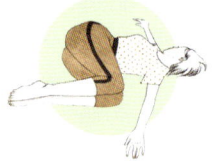

9 POSTURA DEL CADÁVER
p. 17

RUTINA POSPARTO

Espera 3 meses después del parto antes de practicar o hasta que tu médico lo apruebe.

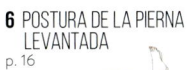
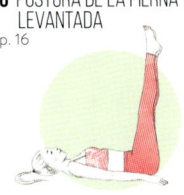

1 POSTURA DEL ÁRBOL
p. 122
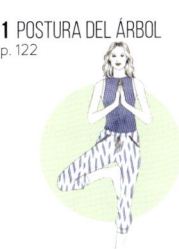

2 GUERRERO I
p. 30
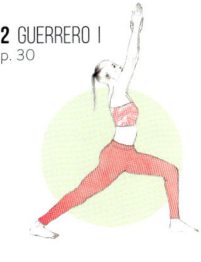

3 POSTURA DEL TRIÁNGULO
p. 74
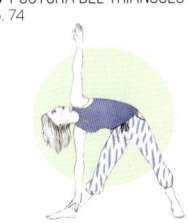

4 POSTURA DEL BARCO
p. 75
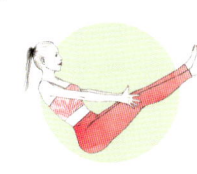
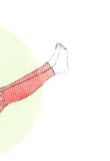

5 MEDIA TORSIÓN EXTENDIDA
p. 147

6 POSTURA DE LA PIERNA LEVANTADA
p. 16

7 TORSIÓN ABDOMINAL
p. 83
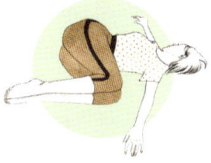

8 PERRO BOCA ABAJO
p. 118
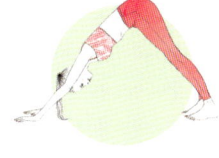

9 MEDIO PUENTE CON APOYO
p. 23

10 PERRO BOCA ARRIBA
p. 101

11 POSTURA DEL CADÁVER
p. 17

RUTINA ALIVIAR TENSIÓN

Haz todas las asanas una vez en una secuencia fluida. Practica la respiración completa 5 veces.

1 POSTURA DE LA MONTAÑA
p. 8

2 RESPIRACIÓN PROFUNDA DE PIE
p. 8

3 POSTURA DEL ÁGUILA
p. 145

4 FLEXIÓN HACIA DELANTE DE PIE
p. 68
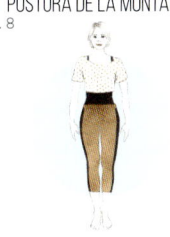
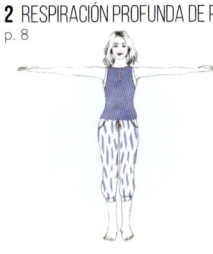

5 POSTURA DEL TRIÁNGULO
p. 74
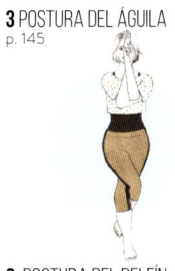
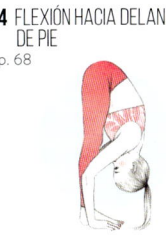
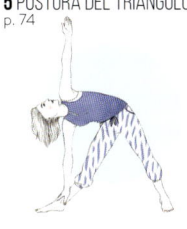

6 POSTURA DE LA PINZA SENTADA
p. 40

7 POSTURA DEL MEDIO PUENTE
p. 35

8 POSTURA DEL NIÑO
p. 65

9 POSTURA DEL DELFÍN
p. 142

10 POSTURA GATO-VACA
p. 58

11 POSTURA DEL CADÁVER
p. 17

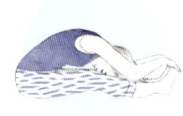
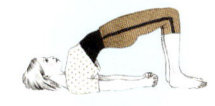
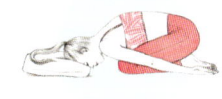
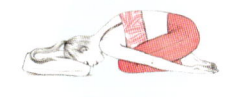
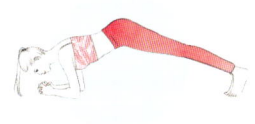
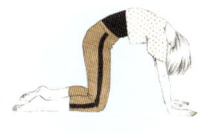
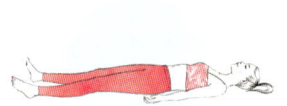

RUTINA MEJORAR POSTURA

Haz todas las asanas una vez. Esta rutina es ideal si has pasado horas sentado frente al ordenador.

1 RESPIRACIÓN PROFUNDA DE PIE
p. 8

2 APERTURA DE PECHO
p. 14

3 GUERRERO I
p. 30

4 POSTURA DEL ÁGUILA
p. 145

5 POSTURA DEL ARCO DE PIE
p. 67

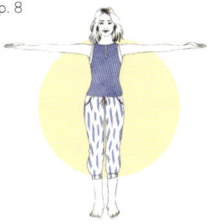
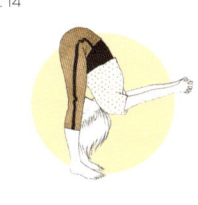
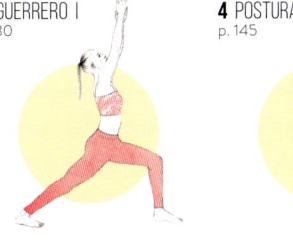
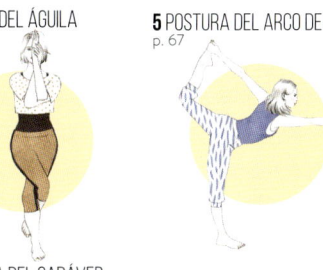

6 PERRO BOCA ABAJO
p. 118

7 POSTURA GATO-VACA
p. 58

8 POSTURA DEL CAMELLO
p. 106

9 POSTURA DEL MEDIO PUENTE
p. 35

10 POSTURA DEL CADÁVER
p. 17

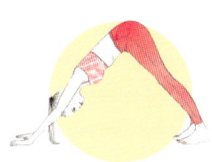
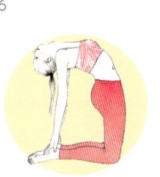
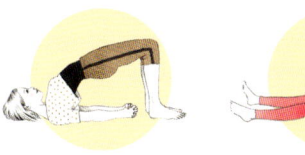
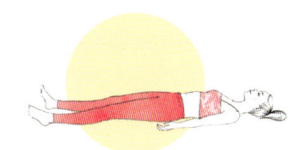

RUTINA MAYOR FERTILIDAD

Repasa todas las asanas una vez. Repítelas 3 veces por semana.

1 MONTAÑA-BRAZOS ARRIBA
p. 180

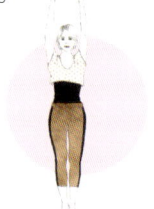

2 FLEXIÓN HACIA DELANTE DE PIE
p. 68

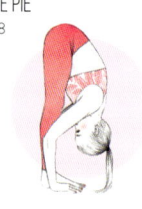

3 POSTURA DE LA DIOSA
p. 26

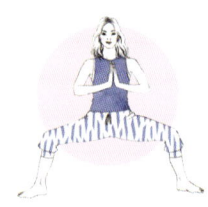

4 POSTURA DE LA GUIRNALDA
p. 146

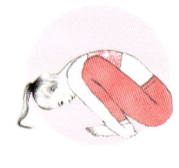

5 POSTURA DEL ÁNGULO ABIERTO
p. 152

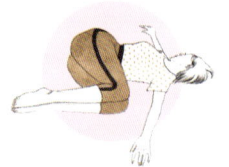

6 MEDIO LOTO/LOTO
p. 52 / 137

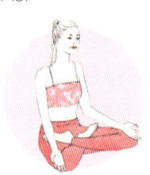

7 POSTURA DE RODILLAS AL PECHO
p. 41

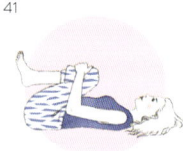

8 RESPIRACIÓN ALTERNA
p. 52

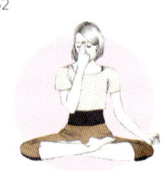

9 MEDIA TORSIÓN EXTENDIDA
p. 147

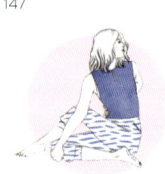

10 POSTURA DE LA PIERNA LEVANTADA
p. 16

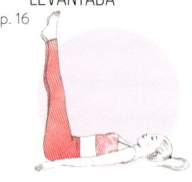

11 TORSIÓN ABDOMINAL
p. 83

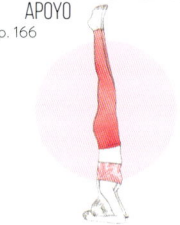

12 PERRO BOCA ABAJO
p. 118

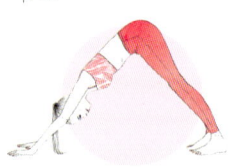

13 PARADA DE HOMBROS CON APOYO
p. 185

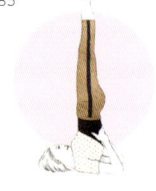

14 POSTURA DEL NIÑO
p. 65

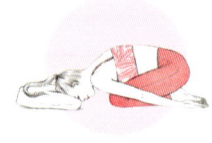

15 POSTURA DEL MEDIO PUENTE
p. 35

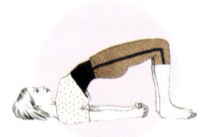

16 POSTURA DEL ARCO
p. 59

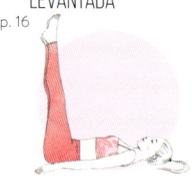

17 PARADA DE CABEZA CON APOYO
p. 166

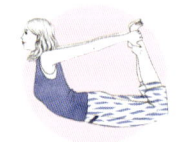

18 POSTURA DEL ARADO
p. 160

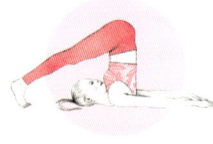

19 POSTURA DEL PEZ
p. 161

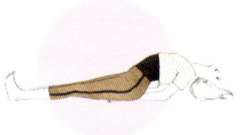

20 POSTURA DEL CAMELLO
p. 106

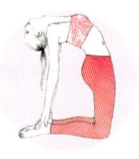

21 PERRO BOCA ARRIBA
p. 101

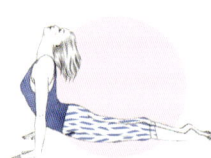

22 POSTURA DEL CADÁVER
p. 17

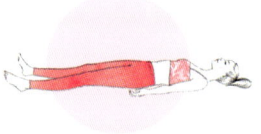

RUTINA MENOPAUSIA

Haz todas las asanas una vez. Permanece en la postura del cadáver durante al menos 8-10 minutos.

1 POSTURA DEL TRIÁNGULO
p. 74

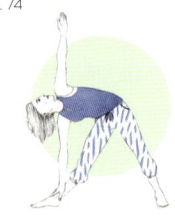

2 FLEXIÓN HACIA DELANTE DE PIE
p. 68

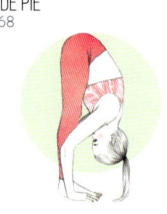

3 POSTURA DEL ÁNGULO ABIERTO
p. 152

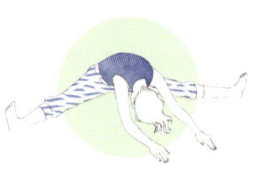

4 ÁNGULO ATADO
p. 21

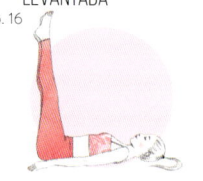

5 MEDIO PUENTE CON APOYO
p. 23

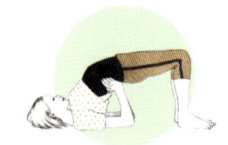

6 POSTURA DE LA PINZA SENTADA
p. 40

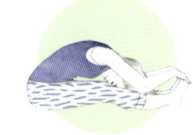

7 PERRO BOCA ABAJO
p. 118

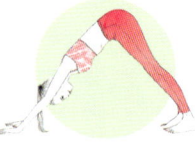

8 PARADA DE HOMBROS CON APOYO
p. 185

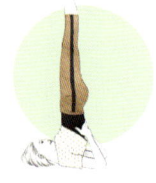

9 POSTURA DEL ARCO
p. 59

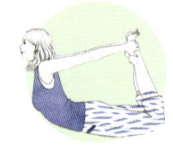

10 POSTURA DEL CAMELLO
p. 106

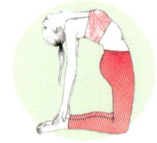

11 POSTURA DEL CADÁVER
p. 17

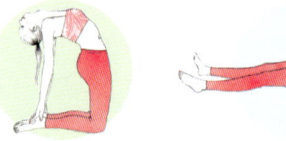

RUTINA SPM

Realiza todas las asanas una vez y luego relájate en la postura del cadáver durante 5–10 minutos.

1 POSTURA DEL NIÑO
p. 65
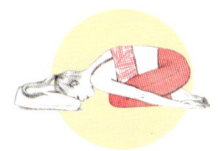

2 POSTURA GATO-VACA
p. 58
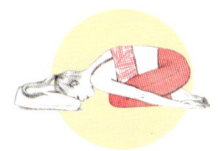

3 POSTURA DEL ÁNGULO ABIERTO
p. 152
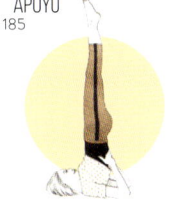

4 MEDIA TORSIÓN
p. 15
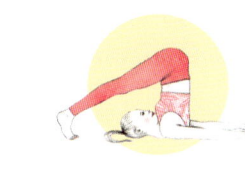

5 POSTURA DEL ARCO
p. 59
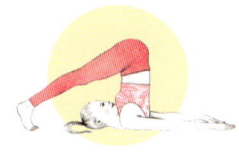

6 POSTURA DEL MEDIO PUENTE
p. 35
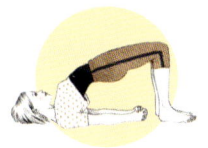

7 POSTURA DE RODILLAS AL PECHO
p. 41
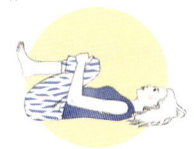

8 TORSIÓN ABDOMINAL
p. 83
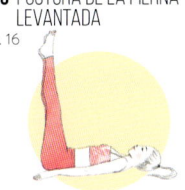

9 PERRO BOCA ABAJO
p. 118
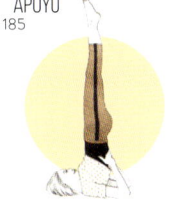

10 PARADA DE HOMBROS CON APOYO
p. 185
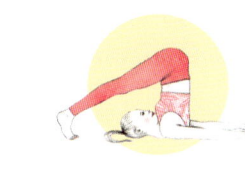

11 POSTURA DEL ARADO
p. 160
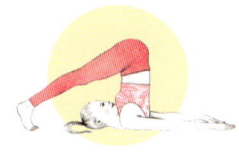

12 POSTURA DEL PEZ
p. 161
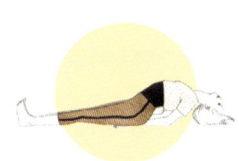

13 POSTURA DE LA PIERNA LEVANTADA
p. 16
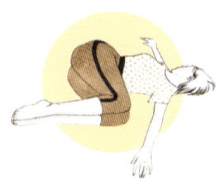

14 POSTURA DEL COCODRILO
p. 95
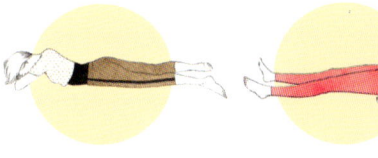

15 POSTURA DEL CADÁVER
p. 17
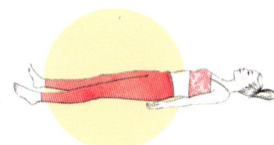

RUTINA DIGESTIÓN

Haz todas las asanas 2 veces. Practica la postura del cadáver durante 5–10 minutos al final.

1 FLEXIÓN HACIA DELANTE DE PIE
p. 68
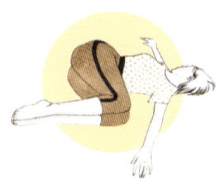

2 POSTURA DEL TRIÁNGULO
p. 74
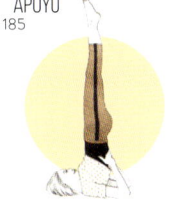

3 POSTURA DEL BARCO
p. 75
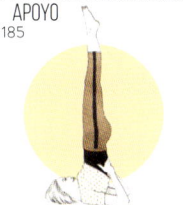

4 MEDIA TORSIÓN EXTENDIDA
p. 147
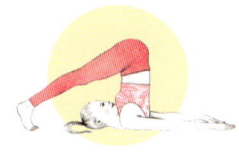

5 POSTURA DE LA PINZA SENTADA
p. 40
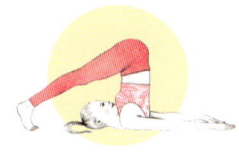

6 PERRO BOCA ABAJO
p. 118
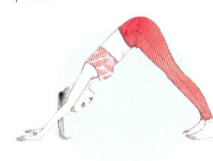

7 POSTURA DE RODILLAS AL PECHO
p. 41
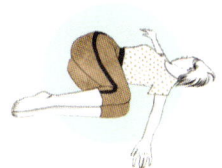

8 TORSIÓN ABDOMINAL
p. 83
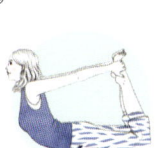

9 POSTURA DEL ARCO
p. 59
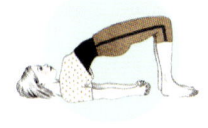

10 POSTURA DEL MEDIO PUENTE
p. 35
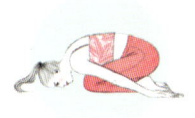

11 POSTURA DEL NIÑO
p. 65
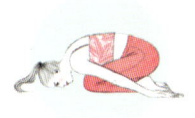

12 POSTURA GATO-VACA
p. 58
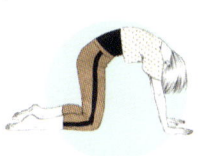

13 POSTURA DE LA MEDIA LANGOSTA
p. 124
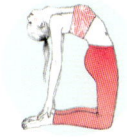

14 POSTURA DEL PEZ
p. 161
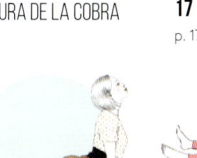

15 POSTURA DEL CAMELLO
p. 106
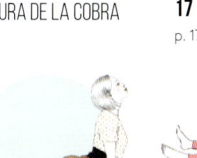

16 POSTURA DE LA COBRA
p. 29
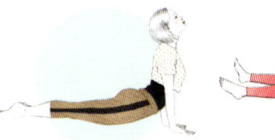

17 POSTURA DEL CADÁVER
p. 17
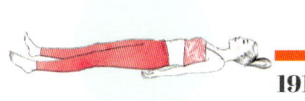

Índice

El nombre sánscrito de cada asana aparece en negrita y cursiva.

Sobre la autora

Linda Gaines vive en Melbourne (Australia), donde trabaja como entrenadora personal e instructora de yoga. Se formó en la Australian Yoga Academy y es profesora titulada de yoga.

Sobre la asesora

Emma Baldwin vive y trabaja en Londres. Posee certificaciones de varias instituciones de yoga y *fitness* y lleva nueve años enseñando. Emma disfruta del yoga como una pasión personal y le entusiasma introducir a nuevas personas en esta disciplina o ayudarlas a retomarla.

Sobre la ilustradora

Carole Wilmet es una ilustradora belga que trabaja principalmente en la industria de la moda y la belleza. También ha participado en numerosos proyectos editoriales, incluyendo las secciones de deporte en revistas como *Glamour* y *Grazia*.